KB259984

직장인 건강,
한방에 **답**이 **있다**

직장인 건강,

정이안 지음

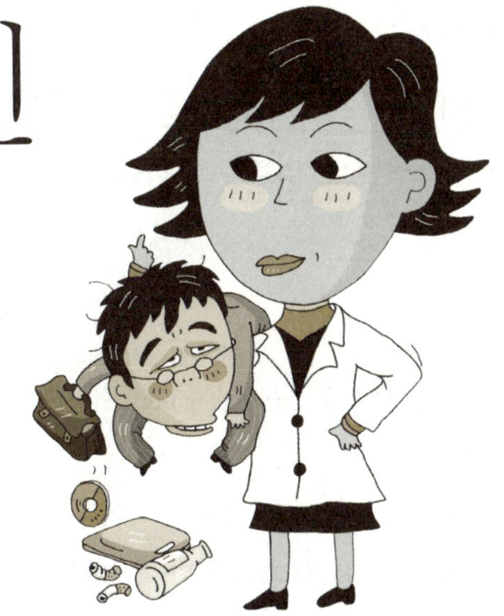

직장인 주치의의 비밀노트 **한방**에 **답**이 있다

맛있는책

직장인,
당신의 일 그리고 인생의 성공과
빛나는 미래를 위해

직장인 일 번지, 광화문에서 수많은 직장인들을 진료해오다 보니, 저도 모르는 사이 '직장인 주치의'라는 닉네임을 갖게 되었습니다. 그들의 기쁜 일, 안 좋은 일에 함께 웃고 아파했고, 인사이동, 감사 기간, 출장, 유학, 직무시험 준비, 휴가 등의 개인적·업무적인 행사에서 그들을 치료하고 격려하며 지금까지 함께 해왔습니다.

같은 부서 직원, 거래처 직원들을 여기서 자주 마주치곤 한다며 한의원이 회사 의무실 같다고 늘 농담하는 B 과장님, 과장이었을 때부터 치료를 받기 시작해서 부장 그리고 임원 승진까지 힘들고 지칠 때 늘 치료받으러 오시곤 했던 L 상무님, 평범한 샐러리맨으로 입사해서 대표이사로 승진하기까지 건강관리 철저히 하시던 K 사장님. 외국 유학 가 있을 때도, 다시 귀국해서 멋진 회사 입사해서 자리 잡아서도 아프면 국제 전화, 이메일로 치료지침을 전달받고, 급하면 국제택배로 약을 부치게 했던 P 본부장님, 회사에서 중요한 행사가 있거나 장기 출장가기 전엔 꼭 들러서 필요한 약을 지어가고, 미리미리 치료를 받곤 했던, 수퍼우먼 워킹맘 S 부장님. 이 분들이 장기출장 때는 어떤 약을 챙겨 보내야 할지, 휴가 때는 어떤 치료를 미리 받고 가야 할지 그리고 평소에 앓고 있는 지병과 해마다 받아오는 건강검진 결과까지 모두 알고 있으니, 저는 확실히 그들의 주치의가 맞는 것 같습니다.

지금껏 그들이 힘들어 하는 모습을 곁에서 지켜보면서 포기하지 않고, 함께 성장해갈 수 있도록 힘 닿는 한 열심히 도왔습니다. 그러나 한 사람 한 사람에게 더 많이, 자주 진료와 치료를 해드리고 싶지만 시간과 공간의 제약으로 일일이 조언하지 못하는 안타까움이 항상 있었습니다. 자신의 몸과 정신의 건강을 돌보는 것이 자신의 미래를 좌우한다는 사실을 충분히 아는 직장인들이 이책을 꼭 읽어보았으면 좋겠습니다. 그런 직장인에게 이 책은 성공의 충분한 밑거름이 될 수 있으리라 믿습니다.

stress편에서는 만병의 원인이라는 stress가 특히 직장인들에게 어떤 질환들을 불러올 수 있는지 사례를 들어 설명했습니다. working편에서는 건강을 관리할 정신적 시간적인 여유를 갖지 못한 채, 일터에서 컴퓨터를 껴안고 밤을 지새우는 직장인들을 위한 내용을, food & taste편에서는 직장인들에게 가장와 닿는 문제인 술, 담배, 커피, 그리고 하루 세 끼 식사 문제를, man&woman편에서는 남녀별로 직장생활에 따른 질병을 분류하고 정리했습니다. 마지막 leisure&wellbeing편에서는 열심히 일한 만큼 잘 쉬는 것도 중요하다는 점에서 여가생활에 도움이 될 내용을 담았습니다.

광화문에서 정 이 안

머리말 _ 4

01 Stress

02 Working

03 Food & Taste

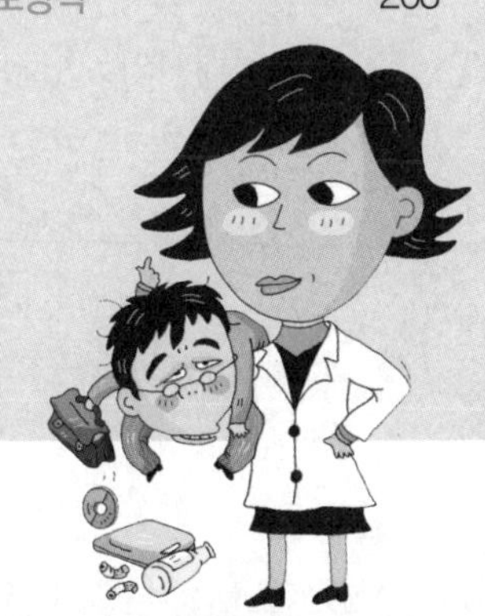

Stress

당신의 Stress 지수는?

측정방법 : 과거 1년 동안의 일을 점수로 합산한다.

- 배우자 사망 : 100
- 임신 : 40
- 별거 : 65
- 성생활에 대한 불만 : 39
- 자녀의 결혼 : 29
- 가족 일원의 사망 : 63
- 고부간의 갈등 : 29
- 이사 : 20
- 전학 : 20
- 친한 친구의 죽음 : 37
- 신체의 질병이나 부상 : 53
- 돈을 빌리거나 빚을 냄 : 31
- 감옥 : 63
- 실직 : 47
- 상사와의 갈등 혹은 불화 : 23
- 직장에서의 부서 이동 : 29
- 생활 조건의 변화 : 25
- 종교에서 활동을 바꿈 : 19
- 수면 습관을 바꿈 : 16
- 하던 일이 아닌 다른 일을 시작함: 39
- 큰 상을 받거나, 시험에 합격함 : 28
- 배우자가 직장을 그만두거나 또는 새로 시작함 : 26
- 출산이나 결혼으로 새로운 가족 구성원이 생김: 39

- 결혼 : 50
- 이혼 : 73
- 부부간의 갈등 : 45
- 배우자와의 잦은 다툼 : 35
- 식사 습관의 변화 : 15
- 심각한 가정불화 : 35
- 가족 구성원 중에 건강에 이상 : 44
- 졸업, 입학 : 26
- 방학 : 13
- 사소한 위법 행위 : 11
- 수입의 큰 변화 : 38
- 빌린 돈의 만기가 다가옴 : 30
- 휴가 : 15
- 이직 : 36
- 정년퇴직 : 45
- 개인 습관의 수정(금주, 금연 등) : 24
- 일하는 조건과 시간의 변화 : 20
- 할부로 물품 구매 : 17
- 애완동물을 기르게 됨 : 15

스트레스 지수의 합계가 높을수록 스트레스로 인한 발병위험은 증가한다.
연간 200점 이상이면 스트레스로 인한 발병 가능성이 매우 크다.
스트레스를 줄이기 위해서는 한 해에 스트레스 지수가 몰리지 않도록 주의해야 한다.

스트레스가 사람 잡는다

제1의 직업병, 직장인 스트레스

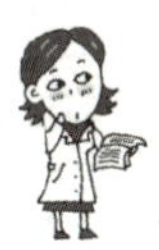

어느 날, 각 신문사 사회면에는 '스트레스와 업무 중압감 때문에 한강에 투신자살한 외국계 모 은행 서울 명동지점장 A씨(36세, 남) 이야기'가 일제히 보도되었다. 그는 새벽에 집을 나와 회사 근처에서 운동을 하고 8시 30분에 출근해서 컴퓨터로 매일 매일의 실적을 점검했다. 곧바로 세일즈 미팅, 예금파트 미팅, 대출파트 미팅 등을 돌아가며 진행하느라 마라톤 회의를 해야 했다.

일주일에 한 번 본점에서 열리는 지점장회의에서는 실적 분석이 진행되었고 질책과 독려가 이어졌다고 하는데, '프로핏 센터(profit center)'로 불리는 일선 영업부서 책임자인 그가 받는 스트레스는 엄청났다고 한다. 또 점심과 저녁식사는 늘 고객들과 함께했고 귀가시간은 언제나 밤 12시를 넘겼다. 격주로 쉬게 되어 있는 토요일도 거의 출근했고, 간혹 쉴 때에도 은행업무 관련 책을 빌려봤다고 한다.

　　그러나 이렇게 일에 빠져서 살던 그가 결국 선택한 길은 '스트레스 자살'이었다. 그의 자살 소식 이후 직장인들의 스트레스가 얼마나 심각한 상황인지에 대한 사회적 관심이 대단했던 것으로 기억된다.

　　2000년에는 업무 스트레스로 인한 우울증으로 자살한 공군 비행사 김 모 소령에 대해 국가유공자 등록 거부를 취소하라는 판결이 있었다. 이어서 2001년에는 회사에서 다른 부서로 일방적으로 전보돼 심한 피로와 스트레스로 자살한 것도 '업무상 재해'라는 판결이 나왔고, 업무상 스트레스로 투신자살을 기도해 입원 치료중인 여성 근로자에 대해 근 로복지공단이 산재를 인정하기도 했다.

　　S은행 B과장(40세, 남)은 실적관리 때문에 스트레스가 이만저만이 아니다. 대출해간 돈의 연체 관리 때문에 고객에게 전화로 독촉하는 것이 괴롭기 짝이 없다. 지점장에게는 매일 고객의 연체 때문에 잔소리를 듣는다. 게다가 얼마 전 다른 은행과 합병이 되면서 사람은 줄고 일은 늘어나고 월급은 대폭 깎였다.

　　H자동차회사 L영업과장(35세, 남)이 다니는 영업지점에는 구조조정으로 직원이 줄어서 2명이 하던 일을 한 명이 하게 되었다. 법적으로는 토요일은 근무를 하지 않는 날이지만 최근 경기가 침체하면서 영업실적이 좋지 않으니 토요일도 평일이나 다름없이 일한다. 일요일에도 사무실에 나와서 전시된 자동차를 보고 상담하러 들어오는 고객이라도 잡아야 한 대라도 더 차를 팔 수 있다는 생각에 365일 휴일 없이 일하고 있다.

⁞⁞⁞⁞ **삶을** 팽팽하게 **죄다**

스트레스(stress)는 라틴어의 '팽팽하게 죄다'라는 의미의 'stringer'에서 유래했다니 삶을 팽팽하게 죈다는 의미겠다. 마음의 안정이나 남과 어울려 사는 생활에 큰 불편을 주는 육체적 정신적 긴장, 또는 그런 긴장을 유발하는 것들을 흔히 '스트레스'라고 이야기한다.

우리가 살아가는 데 스트레스가 전혀 필요 없는 것은 아니다. 학생이 공부 때문에 지나치게 스트레스를 받으면 불안해서 제대로 공부를 할 수 없지만, 어느 정도의 스트레스는 있어야 공부를 열심히 하지 않는가? 이렇듯 적절한 스트레스는 긴장을 주기 때문에 인간 생존에 필요한 에너지가 되기도 한다.

그러나 사람의 몸과 정신은 서로 밀접한 관련을 맺고 있어서 심한 스트레스를 받으면 신체적인 이상 증상이 나타나게 되어 있다. '감당하기 어려운 정신적 자극'이 만성화되면 마음의 조화만 깨지는 게 아니라 몸에도 영향이 온다는 이야기다.

스트레스로 인한 증상은 사람마다 다양해서 신체적으로는 입과 목이 마르고 떨리며 심장이 두근거리고 설사와 변비, 빈뇨 증상이 나타나거나 두통, 불면증, 피로감, 목과 어깨 결림, 요통, 흉통, 소화불량 등이 생기기도 한다. 정신적으로는 불안, 우울, 급격한 기분변화, 신경과민, 자존심 저하, 분노, 좌절감, 적대감, 죄책감, 집중력 저하, 건망증 등이 나타난다. 또한 협심증, 고혈압, 위궤양, 천식 등 만성질환이 악화되기도 하며, 스트레스가 장기간 지속되거나 정도가 심하면 우울증이나 불안 장애 등의 정신질환으로 발전할 수도 있다.

한의원 진료실에서 가장 흔히 보는 직무 스트레스 환자의 증상은 대개 두통, 위장질환, 고혈압, 불면증 등이다. 그런데 이러한 증상들이 단순히 마음을 편히 먹거나 며칠 푹 쉬는 것만으로는 근본적으로 해결되지 못하고 있다. 이렇게 즉각 해소되지 않고 계속 몸속에 쌓인 결과는 성격장애 등의 정신질환은 물론이고 뇌졸중이나 심근경색, 기타 심혈관계 질환 등 심각한 육체적 질병으로까지 발전하게 된다.

||||| **무기력한** 직장인들, 급기야 **탈진하다**

한국 사회는 퇴근 후 가족과 함께 보내면서 스트레스를 풀 수 있는 구조가 아니라, 오히려 퇴근 후에 실질적인 비즈니스 문화가 이루어져 스트레스를 받는 절대적인 시간이 연장될 수밖에 없는 사회다. 한국의 40대 남성 사망률이 세계 최고고, 남성의 수명이 여성보다 8년 정도 짧아서 경제협력개발기구(OECD) 국가 중 가장 큰 격차를 보이는 것도 고(高)스트레스형 사회구조를 보여주는 것이다.

과거에는 직장인 스트레스라고 하면, 상사나 부하사원과 갈등이 있거나 업무가 너무 과중해서 생기는 직무 스트레스가 쌓여서 분노의 감정으로 발전하는 것이 대부분이었다. 예전에 개봉되어 큰 인기를 얻었던 '반칙왕'이라는 영화에서는 무기력하게 일상을 살던 은행원이 프로레슬링을 통해 변화해가는 모습을 그렸다. 여기서 소심한 성격의 주인공이 부지점장에게서 엄청난 스트레스를 받는 장면이 자주 나온다. 주인공은 이런 직장 스트레스를 레슬링을 통해 풀어가지만, 영화 밖 현실 속의 직장인들은 가슴

속의 분노를 삭이지 못해 가슴앓이를 하는 것이 보통이었다.

그러나 최근 경기침체가 이어지면서 직장 스트레스도 달라지고 있다. 요즘은 "회사가 장기 불황 속에서 잘 버틸 수 있을까?", "나는 구조조정에서 살아남을 수 있을까?", "사표를 써야 하는 것은 아닐까" 같은 미래에 대한 불확실성 때문에 긴장, 불안, 우울증 등의 정신적인 압박감이 생긴다. 특히 경쟁적이고 성취욕이 강한 사람, 정신없이 앞만 보고 달려온 사람일수록 갑자기 앞날에 대한 불안감이 밀려올 때 누구보다도 심한 스트레스를 받아 일상생활이 불가능해질 정도로 무기력에 빠지게 되는데, 이를 '탈진 증후군(Burn out syndrome)'이라고 한다.

노력해도 자기 발전의 기회가 없거나 박탈당할지도 모르는 곳이라는 것을 느끼게 되니 스트레스가 극에 달할 것은 당연하다. 증상은 무기력감뿐 아니라 만성피로, 근육긴장, 두통, 복통 등 신체적 고통은 물론이고 자존심 상실, 우울, 초조, 좌절 등의 심리적 변화가 일어나기도 한다. 괜한 비판을 자주 하거나 편집증상을 보이며 사소한 일도 결정하지 못하고 우왕좌왕하게 된다. 이러한 상태가 지속되면 자율신경계가 흥분하며 혈관이 수축되고, 심장은 수축력이 강해져 고혈압을 초래하기도 한다. 또한 체내에 저장되어 있던 지방들이 혈관 내로 유리되면서 고지혈증을 유발해 중풍의 원인이 되기도 한다.

⫸ **A형**이 B형보다 **심장병 발생률이 3배**나 높다

미국심리학회지에 발표된 예일대 연구팀의 논문에 따르면 우울증이 있는 근로자가 건강한 근로자보다 2배 많은 병가(病暇)를 사용하고, 출근은 하더라도 생산성이 현저히 감소한다고 밝히고 있다. 실제 미국에서는 스트레스로 인한 생산성 저하로 연간 3,000억 달러, 종업원 1인당 약 7,500달러의 비용이 드는 것으로 나타났다.

이 얼마나 엄청난 사회적인 손실인가? 이것은 단지 미국만의 일은 아니다. 우리나라도 직장인 100명 중 37명 정도가 직장에서 받는 스트레스 때문에 병원치료를 받는 것으로 조사되기도 했다. 주로 협심증, 고혈압, 위궤양, 천식 등이 스트레스 때문에 악화된다고 보고되고 있는데, 최악의 상황은 급사(急死)증후군으로 우리나라 중년층에서 많이 나타나고 있다. 적당한 스트레스는 생활에 활력을 주기도 하지만 지나친 스트레스는 만병의 근원이 된다. 일 자체가 사람을 죽이지는 않지만 업무 환경에서 오는 스트레스는 사람을 죽일 수도 있다는 점을 다시 한번 생각해봐야 할 것이다.

"왼쪽 가슴이 결리고 바늘로 콕콕 찌르는 것처럼 아프고 뭐가 들어있는 것처럼 묵직해요. 혹시 심장에 이상이 있나 싶어 병원에서 검사를 받아봤지만 아무 이상이 없대요. 맘 편하게 푹 쉬는 게 약이라고 하던데요."

한의원에서 이런 말을 하는 환자를 보는 일은 어렵지 않다. 이런 증상이 있으면 협심증이나 심근경색을 걱정하게 되지만 막상 병원에서 검사를 해보면 심장에는 이상이 없고, 스트레스가 때문에 발생하는 가슴 통증이라는 진단을 받기 일쑤다. 이럴 때 환자 본인은 여간 답답한 게 아니다. 신경을 바짝 쓰고 있는 일이 있기는 하지만 그렇다고 이렇게 가슴에 통증까지 오리라고는 상상도 못했던 일이었기 때문이다.

"조금만 열을 받으면 심장이 두근거리고 얼굴이 금방 벌겋게 달아오르면서 뒷목이 당기는 것을 느낍니다."

평소 혈압은 정상인데, 조금만 신경을 곤두세우면 금세 이렇게 심혈관 기능에 이상이 나타난다고 호소하는 사람이 많다. 실제로 스트레스를 쉽게 받는 성격의 A형(목표 지향적, 높은 경쟁심이 특징)은 낙천적이며 여유가 있는 B형보다 심장병 발생이 3배가 높다는 보고도 있다. A형은 관상동맥질환이 급격하게 증가하며, 특히 A형 성격을 가진 사람이 담배까지 피우는 경우에는 관상동맥질환이 7배나 증가할 수 있다.

▌▌▌ 언제까지 끌려다닐 것인가, 면역을 길러라!

스트레스가 건강에 영향을 미치는 것은 스트레스 자체가 아니라, 스트레스에 대한 반응이다. 심한 스트레스를 받더라도 효과적으로 대처할 능력을 갖추고만 있다면 스트레스를 쉽게 견뎌낼 수 있는 것이다. 스트레스는 객관적인 양보다 자신이 그것을 어떻게 받아들이느냐가 더 중요하며, 스트레스에 대응하는 능력은 개인에 따라 큰 차이를 보일 수밖에 없다. 결국 스트레스 해소법은 스트레스 자체를 없애는 것이 아니라 스트레스의 원인을 바라보는 사람의 생각이나 마음, 신념 등을 변화시켜서 좀더 여유 있게 스트레스에 대처할 수 있도록 하는 데 있다.

그렇다면 한국 직장인들이 스트레스를 푸는 방법으로 택한 것은 어떤 것일까. 가장 많은 응답은 폭음, 폭식 그리고 운동이나 동호회 활동, 수다, 잠의 순인 것으로 조사되었다. 이외에도 흡연, 문제회피 등이 있었는데, 이 같은 방법으로 일시적인 효과는 얻을 수 있지만 근본적으로 해결하기엔 역부족이다.

스트레스를 효과적으로 풀려면 자신이 현재 스트레스에 어떤 방식으로 대처하고 있는지 살펴보는 것이 우선이다. 스트레스를 받으면 쉽게 좌절하고 미리 겁먹는 것은 아닌지, 엉뚱한 곳에서 화풀이하는 것은 아닌지, 짜증을 잘 내서 주위 사람과 관계를 악화시키는 것은 아닌지, 음식을 먹고 술 마시고 줄담배를 피워서 몸에 스트레스를 더 쌓고 있는 것은 아닌지 살펴보고 그것부터 고쳐야 한다.

직무 스트레스를 이기는 능력을 키우는 데 도움이 되는 방법 중 한 가지는 효과적으로 업무 스케줄을 조절하는 것이다. 휴식시간 없이 장시간 또는 장기간 일하게 되지 않도록 업무 스케줄을 조절하고 순서를 정하는 것을 말한다. 사실 직장에서의 일이 개인적으로 스케줄을 조정할 수 없는 경우가 더 많기는 하다. 나만의 문제가 아니라 부서, 팀별로 업무 스케줄이 돌아가는 일이 많기 때문이다.

그러나 전체 스케줄에 따라 쫓아가더라도 집중적으로 계속 일을 했다면 자신에게 어느 정도의 휴식을 취할 시간은 주어야 한다. 사람은 기계가 아니다. 하루 중에 아무에게도 방해받지 않는 나만의 자유시간 30분을 개발하자. 음악, 책, 명상, 복식호흡 등 이 시간 동안 가장 편안하고 좋아하는 것을 즐기자. 밥 먹고 잠자는 시간이 기본적으로 필요하듯이 이렇게 편안히 긴장을 이완시키는 시간도 필요한 것이다.

특히 스트레스를 받아 지나치게 흥분한 몸과 마음을 다스리는 방법으로 권할 만한 것이 바로 참선 호흡법이다. 바닥에 결가부좌를 하고 허리

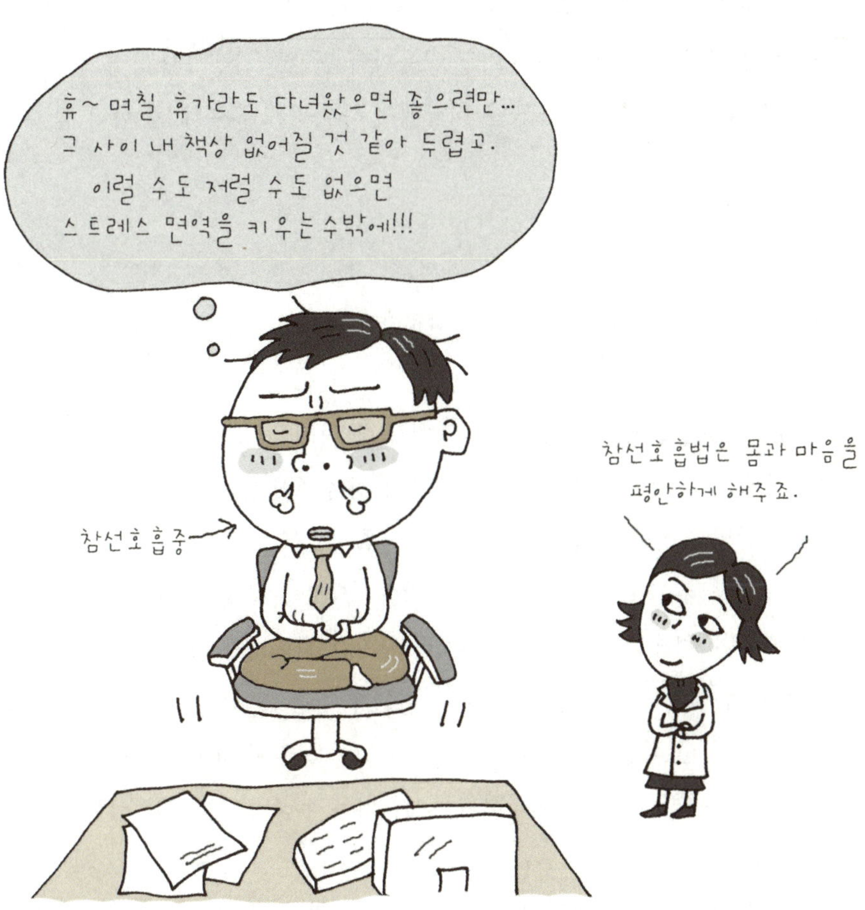

스트레스 면역을 키우는 방법

를 편다. 두 손은 배꼽 아래 단전에 편안히 내려두고 시선을 코끝에 집중시킨다. 그리고 코를 통해 우선 숨을 천천히 밖으로 내어보낸 후 다시 천천히 들이마시되 숨소리가 밖으로 들리지 않고 호흡의 표시가 나지 않을 정도로 조용히, 그리고 천천히 호흡을 한다. 이때 들이마실 때보다 내쉴 때 더 천천히 해야 한다. 매일 10~30분 정도 하면 스트레스로 흥분되었던 교감신경이 진정됨으로써 몸은 물론이고 마음까지 편안한 안정상태를 유지할 수 있어서 복잡하고 스트레스 많은 직장에서 하루를 보내는 데 큰 힘이 될 수 있다.

‖‖‖ 원인 모를 **신경성 질환, 한의학**으로 다스린다

한의학에서는 일찍부터 사람의 감정이 몸에 막대한 영향을 미친다는 이론이 있으며, 특히 정신적인 스트레스가 질병을 유발한다는 점에 주목해왔다. 사람의 감정을 일곱 가지로 나누어 '칠정(七情)', 즉 기쁨(喜), 노여움(怒), 근심(憂), 생각(思), 슬픔(悲), 놀램(驚), 두려움(恐)으로 분류했다. 그리고 이러한 감정이 지나치게 한쪽으로 치우치거나 장기간 지속되면 인체의 생리 기능에 영향을 미쳐 병이 된다고 했다. 지나치게 화를 내면 간을 상하고(怒傷肝), 너무 기뻐하면 심장을 상하고(喜傷心), 너무 고민을 많이 하면 비장을 상하고(思傷脾), 너무 슬퍼하면 폐를 상하고(悲傷肺), 너무 두려워하면 신을 상한다(恐傷腎)고 했다.

　누구나 힘들고 바쁜 직장생활을 하다보면 여러 가지 스트레스를 받는다. 스트레스의 종류에 따라 사람마다 감정 표출이 다르다. 스트레스를 받더라도 어떤 때는 화가 치밀어 오르고, 어떤 때는 짜증이 나고 우울해지기도 하며 고민에 빠지게 되기도 한다. 이것이 심해지고 장기간 지속되면 오장육부의 조화에 영향을 미치게 되어 질병이 생긴다는 것이다.

어떤 사람들은 피곤해 죽겠는데 도무지 잠을 잘 수 없다고도 하며, 자긴 하는데 깊이 잠들지 못하고 밤새 꿈에 시달린다고 한다. 스트레스가 너무 심해지면서 가슴이 원인 모르게 쿵쿵 뛰고 귀에서 기계 돌아가는 소리가 들린다고도 하며, 입맛이 뚝 떨어지며 체중이 쑥 빠지는가 하면, 스트레스를 식욕으로 풀다보니 체중이 걷잡을 수 없이 늘어나기도 한다. 여성들은 생리불순이나 무월경, 생리통이 발생하기도 하고, 남성의 경우는 성 기능에 문제가 생기기도 한다.

스트레스로 인한 이런 질병은 병원에서 각종 검사를 받아도 아무 이상이 없다며 '신경성' 질병이니 마음을 편안히 가지라는 처방밖에 받지 못한다. 양방에서는 가벼운 신경성 질환은 본인이 마음을 편히 먹으면 해결되므로 치료할 방법이 없다고 하고, 심한 경우는 신경과 치료를 받게 한다. 이와는 달리 한방에서 스트레스로 인한 질병을 다스리는 방법은 너무나 다양하다.

스트레스 질환에 대한 치료처방으로 가장 흔한 것은 '가미온담탕(加味溫膽湯)'이다. 스트레스로 교감신경이 지나치게 항진되어 심장이 두근거리고 불면증에 시달리며 뒷목과 어깨가 경직되는 등의 증상이 있는 사람에게 주로 처방하는데, 교감신경을 진정시켜 긴장된 신체를 편안히 다스려준다.

또 스트레스를 너무 많이 받아 잠도 못 자고 심각하게 고민하면서 식욕까지 뚝 떨어져 몸이 날로 여위는 증상이 있는 사람에게는 '가미귀비탕(加味歸脾湯)'을 처방한다. 마음을 편안히 만들어줘서 식욕도 생기게 하고 잠도 편히 잘 수 있도록 조절해준다. 이런 처방의 도움을 받아 몸이 회복되면 정신적인 피로도 금세 풀어질 수 있을 것이다.

이외에 직접 해볼 수 있는 치료방법도 많다. 스트레스로 두통이 심할 때는 들국화(한약재 시장에 가면 '감국'이라는 약재명으로 판매하고 있다) 끓인 물을 차처럼 마시면, 머리가 개운하고 시원해지는 것을 느낄 수 있다. 스트레스로 잠을 제대로 못 자고 변비도 생길 때는 호두를 먹으면 체력도 좋아지고 잠도 편히 잘 수 있고 대변도 부드러워진다.

정신적, 육체적으로 지쳐 있을 때는 오미자로 차를 끓여 꿀을 조금 타서 마시면 금세 회복된다. 오미자는 뇌를 자극하는 성분이 있어서 과로로 집중력이 떨어지거나 기억력이 감퇴하는 것을 회복시킬 뿐 아니라, 유기산도 풍부해서 근육에 쌓이는 피로물질인 젖산을 분해해 신체적인 피로도 풀어준다. 한약재 중에 향기가 많이 나는 당귀, 곽향, 용뇌, 박하, 정향 등을 망사 주머니에 넣어서 사무실이나 자동차 내에 비치해두면 머리가 상쾌해지는 것을 느낄 수 있다.

또 퇴근 후에는 세숫대야에 따뜻한 물을 붓고 라벤더 오일이나 페퍼민트 오일, 그것도 없을 경우는 레몬 한 조각을 띄운 후 발을 담가보자. 10분 정도 있으면 몸과 마음의 피로가 한꺼번에 풀어지는 것을 느낄 수 있다. 목욕물에 라벤더, 또는 카모마일 등의 오일을 몇 방울 떨어뜨린 후 몸을 담그면 피로물질이 신속히 배출되면서 스트레스가 풀어지는 것을 느낄 수 있다.

직무 스트레스 자가 진단

자신에게 해당되는 것이 몇 개인지 세어보세요.

- 직장에 출근하는 것이 부담스럽거나 두렵다.
- 내 일에 흥미가 없고 지겹게 느껴진다.
- 최근 업무와 관련해서 문제가 발생한 적이 있다.
- 내 업무 능력이 남들보다 뒤떨어지는 느낌을 받는다.
- 직장 일에 집중하기 힘들다.
- 항상 시간에 쫓기면서 일한다.
- 내 업무 책임이 너무 크다고 느낀다.
- 직장에서의 일을 집까지 가져가서 할 때가 많다.
- 업무가 내 능력과 흥미에 잘 맞지 않는다고 느낀다.
- 내 일이 미래에 대한 전망이 별로 없다고 느낀다.
- 우울하다.
- 별다른 이유 없이 긴장이 되거나 불안할 때가 있다.
- 잠을 잘 자지 못한다.
- 짜증이 자주 나서 배우자나 가족들과 자주 다툰다.
- 사람들과 어울리지 않고 혼자 지내는 시간이 많다.
- 대인관계가 원만하지 못할 때가 있다.
- 최근 지나치게 체중이 늘거나 혹은 지나치게 체중이 빠졌다.
- 쉽게 피곤해진다.
- 무기력감을 느끼거나 멍할 때가 있다.
- 술, 담배를 이전에 비해 많이 한다.

10가지 이상－상당한 스트레스를 받고 있는 것으로 심리적인 부담뿐 아니라 신체적 피로가 누적되어서 근무 의욕이 떨어지고 있는 상태다. 스트레스를 현명하게 해소하기 위한 방법을 빨리 찾아보는 것이 좋다.

15가지 이상－과도한 스트레스 상태에 있다. 건강에 심각한 문제가 생길 수 있거나 이미 발생했을 가능성도 있으니 전문가의 도움을 받을 필요가 있다.

아파 죽겠는데 이상 없다?

검사로는 알 수 없는 신경성 위장병

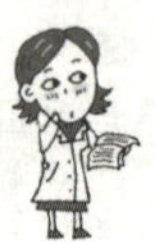

ⅠⅠⅠⅠ 신경 쓰지 않고 살면 돼? 약도 없다고?

가리는 음식 없고, 평소 식욕도 왕성해서 위장 하나는 튼튼하다고 믿었던 L씨(40세, 남). 그는 6개월 전에 부서 이동이 있은 후부터 야근이 잦아지고 업무 스트레스도 많아졌을 뿐 아니라, 운동할 시간이 없어졌고 식사시간도 불규칙해졌다. 어느 날부터는 먹기만 하면 가스가 차고 헛배가 부르며 신트림이 자주 나면서 체한 것 같은 느낌이었다. 게다가 설사와 변비가 반복되고 늘 피곤해서 짜증스러웠다.

큰 병이 아닌가 걱정이 돼서 병원에서 각종 검사를 다 받아봤지만 '신경성' 질환이니까 신경 쓰지 말고 살면 된다고만 한다. 약도 없단다. 소화가 잘 안 되는 듯해 식후에 소화제를 꼬박꼬박 챙겨 먹는데, 어쩌다 깜박 잊고 소화제를 안 먹은 날은 속이 갑갑해서 더 미칠 것 같다. L씨는 소위 말

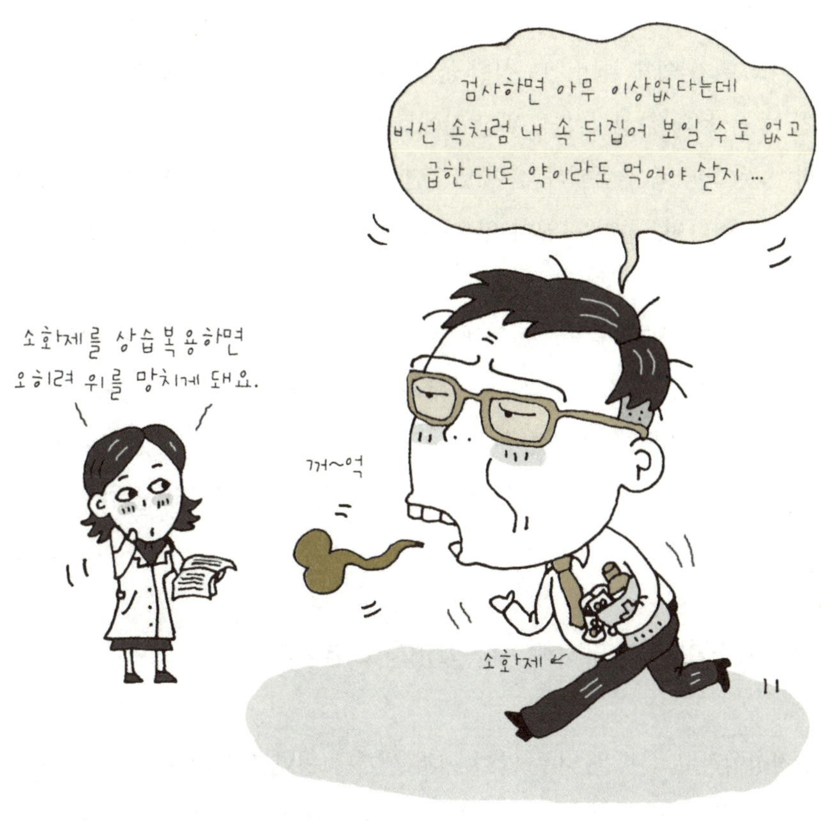

상습적인 소화제 복용은 금물

하는 '신경성 위장 증상'을 가지고 있는 것인데, 검사로는 병의 상태를 파악하기 힘들지만 분명히 불편한 증상은 존재하는 '기능성' 질환이다.

우리 몸의 내장기능은 자율신경의 지배를 받기 때문에 일일이 뇌에서 장기를 움직이도록 명령을 내리지 않더라도, 음식물을 섭취하면 스스로 소화액이 분비하고 영양분을 흡수하며 남은 부분은 배설하도록 만들어져 있다. 그런데 스트레스를 받거나 슬픔과 근심이 있으면, 자율신경이 위를 압박해 위장의 운동력을 떨어뜨리고 위산의 분비도 줄어들게 하여 조금만 먹어도 위가 쉽게 늘어나며 심한 불쾌감이 들게 된다. 때문에 불안, 신경과민, 우울 등의 감정적이 곧 위장 장애로 연결되어 기능성 위장 장애가 발생하는 것이다. 즉 슬픔과 근심이 있으면 위가 잘 움직이지 않고 위산 분비가 다소 늘어나며, 즐거운 일이 있으면 위가 활발하게 움직이고 소화도 잘되는 이치이다.

지나친 약물 남용으로 인해 위장 자체의 기능이 심하게 저하되어 있는 경우도 흔하게 볼 수 있는데, 손쉽게 구할 수 있는 소화제나 드링크 제제를 먹지 않고는 견딜 수 없다는 유형이 이 경우다. 이는 약물을 복용함으로써 위장 기능이 점차 무력해진 것이므로 2차적인 위장기능 장애라고 볼 수 있다.

▥▥ **신경성도** 가지가지, 사람마다 **다르다**

신경성이라고 신경을 너무 많이 써서 생겨난 병만을 뜻하는 것은 아니다. 신경성 위장병에는 여러 가지가 있다. 직장에서 겪는 갈등과 과로, 대인관계의 어려움 등 일상생활에서 겪는 문제 때문에 나타나는 스트레스 반응으로서의 위장장애가 있고, 불안증이 위주인 건강 염려증, 그리고 위장의 기능 자체가 저하되어 오는 기능성 위장장애, 또는 우울증이나 간질 등의 증세로 인한 위장장애가 나타날 수 있다.

이처럼 신경성이란 포괄적인 말이고, 사람마다 그 원인이 다르게 위장장애가 나타난다. 신경성 위장병은 요즘 사회가 복잡해지면서 더욱 많아지고 있는 추세다. 스트레스는 사람들과의 사이에서뿐만 아니라 환경으로부터도 많이 발생한다. 내과의사가 보는 환자의 반수 이상은 신경성이라 할 수 있는데, 한국인에게서는 특히 위장증상이 많다. 그 이유는 커피나 독한 술 등 위장을 자극을 주는 음식을 많이 먹기도 하고, 늦게 자며 식사를 불규칙하게 하는 사람들이 많기 때문이다. 대장질환도 점점 늘어나는 추세인데 서양음식을 선호하는 경향으로 바뀌는 것이 원인으로 추정되고 있다.

‖‖‖‖ **간장의 기운이** 응어리진 울화병

한방에서는 마음의 감정변화가 몸에 영향을 미쳐 발생하는 질환(심신증, 心身症)을 일찍부터 문헌에 기록하고 있는데, 신경성 위장질환은 다양한 심신증 중의 한 가지 유형이다. 신경성 위장질환은 마음의 감정변화 중 '근심, 분노, 슬픔, 비통, 두려움, 놀람'으로 인해 발생한다. 스트레스(특히 근심, 분노의 감정으로 인한 스트레스)는 간장의 기운을 쉽게 응어리지게 하며 울화(鬱火)를 발생시킨다(한방 용어로는 '간기울결(肝氣鬱結)'이라 한다). 스트레스를 받으면 화가 나게 되는데 이는 울화 때문이다. 울화는 다른 병리적인 증상도 물론 발생하게 하지만 특히 위장기능에 영향을 미쳐 기능을 저하한다.

위장 자체에는 아무 문제가 없지만 기능상의 장애가 발생하게 되므로 소화제 종류의 약은 아무리 열심히 복용해도 증상이 좋아지지 않는다. 또한 스트레스는 '氣(생체 Energy)'의 원활한 운행을 방해하므로, 소화기관이나 소화와 관련된 경혈을 막히게 하고 이로 인해 소화불량이 발생한다. 이 외에도 양약의 지나친 남용으로 위장운동기능과 소화 흡수력이 감소하여 발생하는 경우도 흔하다. 약물에 너무 의존하면 원래의 제 기능을 잃게 되기 때문이다.

최근 한 보험회사가 남자 직장인 600명을 대상으로 한 설문조사에 따르면 응답자의 94.8%가 직장생활로 스트레스를 받고 있다고 답했으며, 응답자의 82%는 스트레스로 인한 질병을 앓은 경험이 있는 것으로 나타났다. 두통이 31.7%로 가장 많았고, 위장장애 21.3%, 불면증 10.8%, 탈모 5.7%, 변비 또는 설사 4.3%, 심장 호흡질환 3.5% 순으로 조사되었으니, 스트레스 때문에 위장증상을 앓고 있는 직장인이 그만큼 많다는 것이다.

또한 임상보고마다 조금씩의 차이는 있지만 소화불량 증상이 있을 때 기능성 장애가 원인일 확률은 열 명 중 적게는 4명에서 많게는 8명까지라고 하니, 정신적인 스트레스가 위장 운동에 얼마나 막대한 영향을 끼치고 있는지 충분히 짐작이 간다. 소화불량 증상이 있는 사람이 기질적인 질환, 즉 소화성 궤양이나 역류성 식도염 등으로 밝혀지는 경우는 여러 가지 검사를 통해 충분히 조기 발견이 가능하다. 또 양·한방 치료로 비교적 어렵지 않게 회복되므로 기능성 질환의 경우보다 오히려 치료 성과가 구체적이고 객관적이라고 할 수 있다.

물론 소화불량 증상이 있다고 해서 모두 위장질환이 원인이라고 보기는 무리가 있는데 담석, 만성췌장염, 췌장암, 간암, 당뇨병, 갑상선 질환, 폐결핵, 심부전증, 악성 종양 등의 질환이 있을 때도 소화가 안 되는 것 같은 증상이 나타나기 때문이다. 그래서 이런 질병 때문에 생기는 소화불량 증상인지부터 병원검사를 통해 감별하는 과정은 필수적이다.

||||| 검사로는 알 수 없는 답답한 병

신경성 위장병을 가진 사람들이 느끼는 공통적인 증상은 대개 '소화가 안 된다'라는 것인데, 좀더 자세히 보면 속이 메스껍고 입맛이 없으며, 가끔 배가 아프고 식사 후 트림이 심하게 난다. 가슴이 뻐근하거나 결리고, 음식을 삼킬 때 목에 무엇이 걸린 것 같이 답답하다. 복부가 차갑고 변비나 설사가 자주 생기며, 신경이 예민해지고 불안, 초조하며 잠을 깊이 자지 못한다. 특징은 증상이 호전과 악화를 반복하고 스트레스의 강약에 의해 위장 기능의 변화가 무척 심하다는 것.

또한 사상체질 중 '소음인'에게서 가장 많이 볼 수 있는데 그 원인은 선천적으로 위장이 차고 약하며 내성적인 성격인데다가, 스트레스를 그 자리에서 풀어내지 못하고 마음에 담아두는 경향이 많아 다른 체질에 비해 신경성 위장질환이 오기 쉽기 때문이다. 소음인은 신경성 위장질환뿐 아니라 만성 소화불량이나 명치 결림, 가슴 또는 복부 위쪽에 이상을 호소하는 경우가 많다.

심하게 피로하며 매사에 의욕이 없는 등의 다양한 증상이 나타나지만 이 증상들을 유형별로 묶어서 분류해볼 수 있다. 먹기만 하면 소화가 안 되고 명치끝에 무언가 걸려 있거나 꽉 찬 듯하며 복부 전체에 가스가 가득 찬 듯 속이 더부룩하여 불편한 '위장 운동 장애형'은 신경성 위장병의 절반을 차지하며 위장 운동이 잘되지 않아서 오는 유형이다. 빈속일 때는 명치 끝 부분이 쓰리거나 바늘로 콕콕 찌르는 듯한 증상이 나타나며 식사를 하거나 제산제를 복용하면 불편함이 덜해지는 '궤양형'이 있고, 자꾸 신물이 넘어오고 가슴이 타는 듯한 '역류형', 이 세 가지 유형이 함께 발생하는 '복합형'이 있다.

물론 혈액검사, X레이, 위내시경, 초음파검사 등의 일반적인 검사를 하면 위장 자체에는 별 이상이 없는 것으로 나오므로, 증상을 느끼는 사람은 괴로운 병이지만 주위에서 보아서는 꾀병이 아닐까 싶기까지 하다.

"원장님, 이렇게 제 속이 불편한데도 검사를 하면 아무 이상이 없다고 하니, 버선 속처럼 속을 뒤집어 보일 수도 없고 정말 답답하기만 합니다."

신경성 위장병을 가진 환자들이 이렇게 하소연하는 것도 이처럼 증상은 있지만, 눈에 보이는 기질적인 검사 결과가 없기 때문이다.

▨ 툭 하면 **신경성, 어쩌란 말이야!**

우리가 소화불량으로 병원에서 진단을 받을 경우 가장 흔하게 듣는 병명 중의 하나가 신경성 위장병일 것이다. 간단한 혈액검사나 내시경검사 후에 특별한 질환이 발견되지 않았을 때 의사들이 가장 많이 사용하는 진단명이기 때문이다. 그러나 이러한 경우에도 조금 더 신중한 검사와 진단이 필요한 것이 사실이다. 왜냐하면 과거의 제한된 진단 방법으로 진단되지 않는 경우에 신경성 위장병이라는 진단을 너무 쉽게 내리기 때문이다.

위 장관의 운동장애인지 감각장애인지를 구별하고, 감각이 예민해져 있다면 그중에서도 중추신경의 문제인지 정신 신경증인지 말초적인 감각의 문제인지를 구분하는 노력이 필요하다. 실제로 일반적인 위장약으로 증상이 호전되지 않고 간단한 검사 소견으로 아무 이상이 없다는 이유로, 위 장관 운동장애 환자가 정신과 환자로 취급되어 신경안정제를 장기적으로 복용하면서 고통을 받는 경우도 있다.

그래서 최근에는 병원에서 기존의 혈액검사, 대소변 검사, 복부 초음파검사, X선 검사, 내시경 검사 등의 검사법으로 원인을 밝힐 수 없는 기능성 위장질환일 경우, 정확한 진단을 위해 식도 내압검사, 동위원소를 이용한 위 배출능력검사, 대장 및 항문운동검사 등의 추가 검사방법까지 마련하고 있다. 단순히 신경성 위장질환으로 진단됐더라도 이런 검사를 해보면 식도가 늘어나서 잘 움직이지 않는 식도운동장애가 있지는 않은지, 위무력증이 있는 것은 아닌지 자세히 알 수 있어서 좀더 확실한 원인 분석이 가능하기 때문이다.

▥ **한약, 침, 약침, 뜸, 향기** 치료를 동시에

서양의학적인 치료방법은 증상이 있을 때는 증상을 완화하는 약물을 투여하는 대증 치료가 우선시되고 있다. 즉 위산 분비를 억제하는 약, 위 운동을 촉진하는 약, 제산제 등이 처방되며 스트레스가 너무 심하면 항우울제, 진정제 등의 신경 정신과 처방을 함께 한다. 물론 만성화된 경우에는 식사습관을 조절하도록 하고 취미생활과 가벼운 운동을 권하기도 한다.

이렇게 치료를 받는 중에도 늘 속이 불편한 증상이 없어지지 않아서 한방으로 치료해보려고 한의원을 방문하는 사람이 많다. 이 사람들이 공통적으로 호소하는 증상은 병원에서 치료를 계속 받고 있는데도 여전히 조금만 신경 써도 속이 답답해지면서 소화가 안 된다, 소화제를 늘 가지고 다닌다, 명치끝에 항상 무언가가 걸려 있는 느낌이다, 약국에서 약을 사먹을 때는 괜찮은 것 같다가 약을 안 먹으면 금세 증상이 시작된다, 병원에서는 신경성이라 약이 없고 마음을 편히 가지라는데 마음대로 안 된다, 소화가 안 돼서인지 항상 두통에 시달린다, 소화가 안 되면 등 위쪽도 뻐근하게 결린다, 근본적으로 치료할 수 있는 방법은 없는지 답답하다는 것이다.

한방 치료는 정신적인 면(스트레스)과 육체적인 면(소화기능)을 동시에 치료하기 때문에 당장 증상을 개선하기 위해 약을 처방하는 서양의학적인 치료와는 구별된다. 게다가 한방 치료의 매력은 장기 치료를 받더라도 위장에 부담이 없고 오히려 위장기능이 점점 향상된다는 점이다.

위장이 평소 손발이 차고 아랫배도 차가웠던 사람은 위장을 따뜻하게 치료함으로써 위장 치료 후 전신이 동시에 따뜻해지는 것을 느낀다. 위장에 열이 많은 사람은 위장의 열을 내림과 동시에 얼굴과 인후, 기관지 등의 상초의 열을 내리도록 치료함으로써, 상초의 기타 질병(두통, 기관지, 얼굴 등에 발생하는 병증)도 함께 치료되는 부수적인 효과를 볼 수 있다.

만성적인 위장질환으로 인해 소화기능이 약해지면서 전신 기혈의 순환이 순조롭지 못하여 점차 체중이 늘었던 사람은 위장 치료 후 전신 기혈의 순환이 순조로워지면서 동시에 체중이 줄어드는 효과를 볼 수 있다. 소화기능의 저하로 인해 영양공급이 불충분하여 면역기능이 저하되어 항시 감염성 질환에 잘 걸리던 사람은 위장기능을 순조롭게 도와주는 치료를 함으로써 면역기능이 회복되어 감염성 질환에 잘 걸리지 않는 효과를 볼 수 있다.

　　한방 치료방법은 일정 기간 동안 한약, 침, 약침, 뜸, 향기 치료를 동시에 하게 된다. 한약은 정신적인 스트레스로 인해 울체된 기를 풀어주는 '향부자'와 '치자', 허약해진 위장의 기운을 튼튼히 북돋워주는 '백출' 등의 다양한 한약재로 구성되어 있어서 정신적인 면과 소화기능적인 면을 동시에 도와주는 역할을 한다. 침과 뜸 치료는 스트레스 때문에 온몸의 기가 제대로 돌지 못하고 있으므로 기(氣)가 응결된 경혈을 침으로 자극하여 기운을 순환시키며, 정신적인 안정을 취하게 하는 경혈을 선택하여 침을 놓음으로써 마음을 가라앉히도록 도와준다.

　　쑥뜸 치료는 쑥뜸의 온열 자극과 쑥의 약 성분으로 복부의 주요 치료 경혈을 따뜻하게 하는 효과가 있으므로, 급성 및 만성의 위장질환에 두루 응용되는 치료법이다. 약침 치료는 침과 한약의 효과를 동시에 볼 수 있는 치료법으로 위장의 기능을 바로 잡아주는 한약재의 추출액을 등과 복부의 중요 경혈에 맞음으로써 만성화된 위장 기능저하를 극복하는 데 도움을 준다. 향기요법은 소화를 용이하게 하고 정신을 안정시키는 한약재의 향을 정유 성분으로 추출한 것을 비강에 분무하거나 직접 코 안쪽 벽에 발라 향기를 맡게 하는 방법으로 침, 뜸, 한약 등의 치료에 보조적으로 사용한다.

▥ 치료보다 더 중요한 **생활습관 몇 가지**

양방과 한방의 치료방법이 달라도 치료를 위해 지켜야 할 점 몇 가지는 다르지 않다. 엄밀히 말하자면 치료보다 더 중요하다고 볼 수도 있다. 우선

식사습관을 스스로 조절해야 한다. 될 수 있으면 간단하게라도 아침식사는 꼭 하는 것이 좋다. 진료실에서 수많은 직장인 환자를 진찰하면서 아침을 먹고 출근한다는 직장인을 만나는 일이 흔하지 않다.

아침을 저녁식사처럼 갖출 것 다 갖춰서 먹을 필요는 없다. 컴퓨터를 부팅시키려면 power 스위치를 눌러야 하듯이, 아침을 먹는 일은 신체가 하루를 시작하려는 시점에서 밤새 쉬었던 위장에 power 스위치를 눌러서 인체 시스템을 부팅시켜주는 것과 같은 일이다. 그리고 세 끼 식사는 항상 일정한 시간에 맞춰 먹도록 신경 써야 하며 즐거운 마음으로 식사해야 한다.

식후 30분간은 간단한 산책을 즐길 수 있는 여유를 가져보도록 노력한다. 또한 한 끼의 식사량은 줄이되 식사 횟수는 늘리는 것이 좋고, 약간 적은 듯하게 먹는 것, 그리고 식사 중간마다 간단히 간식을 섭취하고 취침 전에는 아무것도 먹지 않는 것이 좋다. 술, 담배, 커피, 탄산음료를 삼가는 것은 물론이고 맵고 짠 음식을 즐기거나 폭식하지 않도록 한다.

속이 늘 불편해서 자주 체하거나 탈이 잘 나는 사람이 흔히 습관적으로 사용하는 위장약은 주로 소화제나 제산제다. 그러나 이런 약들을 늘 사용하게 되면 소화 효소가 지나치게 분비되거나 위산이 지나치게 억제되어 위장의 방어력이 떨어지게 되어 오히려 위장을 해치게 된다. 손쉽게 살 수 있는 드링크제(소화제)를 상습적으로 복용하는 것도 마찬가지로 도움이 되지 못한다. 자주 체하거나 항상 속이 좋지 않은 경우는 함부로 자가 진단하지 말고 가까운 한의원을 찾아 상담을 받아보는 것이 현명할 것이다.

내 뱃속이 내 맘대로 안 된다
과민성 대장 증후군

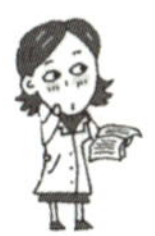

ⅢⅢ 시도 때도 없이 화장실을 들락날락

내 의지와는 상관없이 시도 때도 없이 변이 마렵다면 어떨까? 공기업체에 근무하는 K씨(40세, 남)는 언제부터였는지 기억은 안 나지만 늘 아랫배가 더 부룩하고 가스가 찬 듯한데 변은 시원하게 나오지 않는다. 게다가 조금만 신경 쓰면 아랫배가 살살 아프면서 화장실로 달려가야 할 뿐 아니라, 대변이 곧잘 점액질 형태가 되고 방귀가 잦은 등의 증상이 계속 반복되고 있다.

집에 있을 때는 괜찮은 것 같다가도 집만 나서면 곧 마음이 불안해지면서 화장실이 주위에 보이지 않으면 초조해지고 배가 살살 아프기 시작한다. 그러나 급하게 화장실을 찾아 들어가면 막상 대변은 시원하게 나오지 않는다. 병원에서 장 내시경검사 등 몇 가지 검사를 해봤지만 대장 점막에는 이상이 없다고 한다. 스트레스 질환이니 크게 신경 쓰지 말고 살라는

의사의 말을 듣고 나니 병원에서도 고칠 수 없는 병인가 싶어 눈앞이 캄캄
해졌다.

⫼ **민감한 장,** 스트레스 받네

장이 좋지 않아 늘 배가 불편하다며 한의원을 찾아오는 환자들 중 대부분이
'과민성 장 증후군'인데, 생명에 지장을 주진 않지만 오랜 기간 동안 환자
들이 고통을 겪는 가장 흔한 내과질환 중 하나다. 미국 남북전쟁 때 격렬한
전투를 앞두고 병사들이 전염병에 걸린 듯 복통을 호소하는 일이 자주 발생
했다. 그런데 실제로 장에 염증이 있어서가 아니라 전투에 대한 스트레스
때문에 발생한 예민반응 증상인 것으로 알려졌다. 이때부터 이러한 증상들
을 통틀어 과민성 장 증후군으로 불리게 되었는데, 경쟁적이고 복잡한 사
회구조 속에서 스트레스를 심하게 받는 수험생, 직장인, 사업가들이 겪게
되는 일종의 현대병인 셈이다.

　　과민성 장 증후군이 생기는 원인은 아직 정확하게 밝혀지진 않았지
만 유전, 과보호, 부적절한 식사, 잘못된 배변습관, 신경질적인 성격 등을
들 수 있다. 예전에 우리네 식탁이 김치나 나물 등 섬유질이 풍부한 식품으
로 채워졌을 때엔 드물었지만 우유, 빵, 달걀, 육류 등 서구식 메뉴로 바뀌
면서 흔한 질병이 되었다는 점은 시사하는 바가 크다.

　　특히 요즘엔 정치·경제·사회의 갑작스런 변화에 따르는 여러 가
지 문제들, 순조롭지 않은 인간관계, 질투나 경쟁심, 경제적 상실감, 좌절
감 등이 더 큰 원인으로 작용하고 있는 것으로 알려져 있다. 진료실에서 수

많은 과민성 장 증후군 환자를 마주하면서 느낀 점도 가정, 직장, 사회에서 경험하는 정신적인 스트레스가 이 병의 1차 주범이란 것이다.

장은 심리상태에 따라 예민하게 반응하는 장기다. 정신적인 스트레스를 받으면 장의 운동을 지배하는 자율신경을 자극하게 되고, 결과적으로 장운동을 둔화시키거나 혹은 반대로 촉진하게 되어 과민성 장 증후군을 일으킨다. 또 섬유소 성분이 거의 없는 육류를 장기간 섭취할 경우에도 장의 운동을 둔화시킨다. 과거 장염을 앓았거나 변비약을 오래 복용한 사람도 신경세포가 파괴되거나 기능 이상 등으로 대장 감각이 둔해짐으로써 발병할 수 있다.

▨ 가스 찬 듯 더부룩, **배가 살살 아파요**

과민성 장 증후군은 복통과 함께 대변 습관이 변하는 것이 주요 증상인데, 수년 또는 수십 년 지속되는 경우도 많다. 복통은 하복부에 잘 생기고 식후에 심해지는 경향이 있다. 전형적 증상은 설사와 변비가 번갈아 나타나는 것인데, 종종 배가 쥐어짜거나 찌르는 듯하게 아프다. 이 경우 변이 가늘고 잘 풀어지기도 하며, 배에 가스가 찬 듯한 팽만감과 함께 고약한 냄새의 방귀를 자주 내뿜기도 한다.

아랫배가 더부룩한데 막상 대변을 보면 시원하게 나오지 않고, 조금만 신경을 썼다 하면 바로 아랫배가 아프고 화장실을 계속 들락거려야 한다. 심하면 복부 증상 말고도 빈혈, 불면, 수면장애까지 나타나고 심리적인 요인에 따라 증상이 호전과 악화를 반복하는 것이 특징이다. 따라서 스트레스나 과도한 정신적 긴장이 있으면 쉽게 악영향을 받게 된다.

　이런 증상이 1년 이상 반복되거나 지속되더라도 체중 변화는 별로 없는 것도 특징이다. 또한 대장점막은 정상이기 때문에 내시경 검사 등을 해도 이상이 발견되지 않는다. 따라서 환자의 대부분은 많은 시간과 돈을 낭비하면서도 불필요한 검사와 임시방편적인 치료를 받을 수밖에 없기 때문에 치료 결과에 대한 환자들의 불만이 점점 많아진다. 원인은 마음에 있는데 증상만 쫓아다니는 치료밖에 못하니 불만이 생기는 것은 당연하다.

　"뱃속에 늘 가스가 가득 차 있는 것 같다"는 말은 과민성 장 증후군 환자가 제일 많이 호소하는 증상이다. 이렇게 복부 팽만감을 느끼는 것은 정상인보다 장내 가스가 유난히 더 많아서가 아니라, 같은 양의 장내 가스에 대해 통증을 쉽게 느끼기 때문이다. 즉 대장이 바짝 긴장해 있기 때문에 복통과 팽만감이 생기는 것이며, 팽팽한 장을 가스가 통과할 때 부글거리는 소리가 나는 것이다.

　"배가 살살 아프다"는 말도 많이 하는데 환자의 대장이 정상인보다 외부적인 자극에 너무 예민하므로, 음식물이 대장 벽에 가하는 압력에 대장이 과잉반응하면서 통증을 느끼기 때문이다. 또 "변이 가늘게 나오고 변을 분 후에도 시원하지 않다"고 느끼는 것은 대장에서 수분을 충분히 섭취하지 못해서 변이 묽어지고 잘 부서지므로, 묽은 변이 좁은 항문을 통과할 때 가늘어지는 것뿐이다. 이외에도 항상 불편을 느끼는 증상이 많지만 실제로 검사를 해보면, 대장 내에 암이나 궤양 등의 질환은 없이 대장이 과민하게 반응해서 꼭 기질적으로 병이 있는 것처럼 느껴지는 것이 이 병의 특징이다.

⫿⫿ 장도 **성격과 체질** 따라간다

과민성 장 증후군이 나타나기 쉬운 사람은 감정적인 자극에 쉽게 반응하는 경향이 있는 유형이다. 따라서 남성보다는 주로 여성에게 많으며(남성의 2배), 남성 중에서도 내성적이고 여성적인 성향이 있는 경우에 흔히 볼 수 있다. 과거 장염을 앓았거나 변비약을 오래 복용한 사람도 신경세포가 파괴되거나 기능 이상 등으로 대장 감각이 둔해짐으로써 걸릴 수 있다.

또한 이 병을 앓고 있는 대부분의 환자는 매사 신경질적이거나 우울하고 의심이 많으며 히스테리적인 성격인 경우가 많기 때문에 병의 원인과 치료방법에 대한 충분한 대화를 통해 환자와 의사가 서로 신뢰를 바탕으로 치료에 임하는 것이 중요하다. 주로 신경을 많이 쓰거나 스트레스를 잘 받는 사람, 위장이 약한 사람, 꼼꼼하고 소심한 사람들이 잘 걸린다. 후진국보다는 선진국, 시골보다는 도시에서 거주하는 사람에게 많이 발생하는 대표적인 현대병이며, 우리나라 전 인구의 30% 정도에서 나타나는 국민병이다.

소화기내과를 찾는 환자들의 50% 이상은 과민성 대장 증후군을 앓고 있거나 다른 소화기계 질환과 합병된 경우이다. 이 병은 스트레스와 좌절이 많은 시기인 40~50대에 많지만 요즘은 20~30대도 많으며 최근에는 어린이와 중고등학생에게서도 많이 발생하고 있다. 절반 이상은 35세 이전에, 40%는 35~50세에 병이 시작된다. 남자는 설사나 무른 변이 나오는 경우가 많고, 여자는 변비나 복통 또는 변비와 설사가 반복되는 유형이 많다.

또한 과민성 대장 증후군 환자는 과민성 대장 증후군 부모에게서 나온다는 말이 있을 정도로, 가족 중에 증상이 있는 사람에게 나타나기 쉽다.

국내에서 대학생을 대상으로 설문조사한 결과를 보면 대학생 4명 중 1명은 과민성 장 증후군으로 고통을 받고 있는 것으로 나와 있다. 이는 대학생들이 젊은 나이에도 불구하고 불규칙한 식습관과 심각한 청년 취업난 속에서 스트레스를 많이 받기 때문인 것으로 풀이할 수 있겠다.

한방에서는 스트레스 많거나 기가 약한 사람들에게 많이 생긴다 해서 기비(氣秘, 스트레스로 인한 변비) 또는 칠정설(七情泄, 정신적인 긴장이나 스트레스 때문에 생기는 설사)이라고 부른다. 증상을 악화시키는 요인은 주로 스트레스나 술이다. 긴장이나 음주가 대장을 과민하게 반응하도록 부추기는 것이다.

체질에 따른 과민성 장 증후군의 통계보고도 있는데, 경희대 한방병원 내과에서 과민성 대장 증후군 환자 1,467명을 대상으로 한 조사에 따르면 소음인이 43%, 태음인이 38%, 소양인이 19%를 차지하는 것으로 나타났다. 소음인과 태음인이 전체의 81%를 차지하는 이 같은 결과는 음인(陰人)이 선천적으로 위장과 대장이 취약하고, 대개 스트레스를 즉시 해결하지 못하고 마음에 항시 담아두는 내성적인 성격이 많아서 신경성 질환, 특히 신경성 위장 및 과민성 대장 증상이 많이 발생한다고 볼 수 있다. 외부에서 가해지는 스트레스는 우리 몸의 호르몬 계통과 자율신경 계통에 영향을 미치게 되는데, 위장과 대장 등의 소화장기는 자율신경계의 영향을 가장 많이 받는 장기이기 때문이다.

▒▒ 한 발짝 물러서서 나를 돌아보자

과민성 장 증후군은 그 전형적인 증상만 가지고도 진단을 내릴 수 있긴 하지만 대변검사, 대장 내시경검사, 대장 X선 검사 등을 실시해서 대장에 만성 염증성 병변이나 암 등 기질적 질환이 있는지 확인할 필요가 있다. 특히 60세 이상의 연령층이나, 배가 팽팽해지고 가스가 차는 등의 증상이 최근에 갑자기 생긴 경우, 자다가도 배가 아파 잠을 깨는 경우, 최근 6개월에서 1년 사이에 체중이 10% 이상 감소했거나, 변비나 설사 이외에 변에 피가 섞여 나오는 경우라면 반드시 각종 대장검사를 선행해서 장에 기질적인 문제가 없는지 우선 확인해야 한다.

과민성 장 증후군 환자는 자신의 생활을 한발 물러서서 관찰하여 자신의 생활이 병의 악화와 호전에 어떻게 영향을 미치는지를 파악, 행동을 수정하면 증상이 크게 좋아진다. 즉, 스트레스에 대해 스스로가 취하고 있는 부정적인 반응 패턴을 기록하고 수정하는 방법이다. 예를 들어 실수로 일을 그르쳤을 때 자신을 가혹하게 나무라면서 늘 배가 아프고 설사가 났다면, 동일한 경우에 자신을 심하게 책망하는 대신에 '내가 실수를 했지만 다음부터는 이런 일이 없을 거야' 정도로 스스로를 위로해주면 복통 설사 증세가 누그러진다. 하루 동안 해야 할 일을 다 끝내지 못했다고 초조해하지 말고 '오늘 열심히 하느라고 했으니 하는 데까지만 하자'라고 생각을 바꾸면 복통이 한결 덜하다.

이 병은 만성적으로 몸을 괴롭히기는 하지만 생명을 위협할 정도로 치명적인 질환은 아니며, 증상이 장기간 지속되더라도 대장염이나 대장암으로 변질하거나 악화되는 병은 아니다. 또 수술해서 낫는 병도 아니라는 것을 환자가 우선 인식하고, 꾸준한 노력만이 가장 좋은 치료방법임을 깨닫는 것이 중요하다. 대부분의 과민성 장 증후군 환자는 성격이 예민하고 걱정이 많아서 치료에 금방 효과가 없으면 다른 병원 찾기를 반복하며 스스로 병을 장기화시킨다. 중요한 것은 한 명의 의사와 긴밀한 관계를 유지하며 지속적이고 관심 어린 치료를 받는 것이다.

양·한방 의학이 이 병에 접근하는 방법은 큰 차이가 있어서 치료방법 또한 판이하다. 그러나 공통점은 있다. 수술이나 약물로 단번에 완치할 수 있는 방법은 어디에도 없다는 것, 치료의 대원칙은 '완치'보다는 '조절'에 중점을 둔다는 것, 치료 경과는 식이요법을 함께 시행할 때 효과가 좋다는 것, 수면시간이 충분하고 규칙적으로 식사하고 운동하는 사람의 치료 경과가 훨씬 좋다는 것이다.

⁞⁞⁞ 정신적인 안정, 육체적인 증상을 동시에 치료한다

서양의학적인 치료방법은 증상이 있을 때는 우선 증상을 완화하는 약물(항경련제나 섬유소 제제) 위주로 투여하고, 스트레스가 너무 심하면 정신과 약물(신경안정제, 항우울제, 항불안제)을 처방하며, 섬유소 위주의 식단과 규칙적인 식습관 및 가벼운 운동을 권장한다. 이렇게 치료방법을 나열해놓고 자세히 들여다보면, 서양의학적인 치료가 대부분 그렇듯이 다분히 대증치료에 치중하고 있다는 것을 알 수 있다.

이와 비교해본다면 한의학적인 치료방법은 그야말로 인간적이다. 우선 허약해진 위장과 대장을 튼튼하게 해주는 백출·산약·연육, 차가운 대장을 따뜻하게 해주고 전반적인 체내의 양기를 북돋워주는 육계·오수유·파고지, 자율신경을 조절해주고 정신적인 스트레스를 해소해주는 복신·원지·치자·향부자 등으로 구성된 처방을 투여한다. 그래서 과민해진 뇌신경을 차단하는 진정안신(鎭定安神), 위장 운동을 정상화하는 보비익기(補脾益氣), 장내 독소를 제거하는 정장(淨腸), 위장관의 흡수율을 높이고 과민성을 조절하는 보신양(補腎陽) 등의 효과를 얻는다. 즉 정신적인 안정과 육체적인 증상을 동시에 치료한다는 의미다.

또한 스트레스 때문에 온몸의 기 순환이 순조롭지 못하므로 정신적인 안정을 취하게 하는 경락과 경혈에 침을 놓아 기운을 순환시키고, 과민하게 반응하는 대장을 안정시키는 효과가 있는 경락과 경혈을 자극한다. 그리고 쑥뜸 치료도 병행하는데, 쑥뜸의 온열 자극과 쑥의 약 성분으로 복부의 주요 치료 경혈을 따뜻하게 해서 급성 및 만성 대장질환에 두루 사용하는 요법이다.

뿐만 아니라 향기요법도 응용하고 있는데, 소화를 도와주고 정신을 안정시키는 한약재의 향을 정유 성분으로 추출한 것을 비강에 분무하거나 직접 코 안쪽 벽에 발라 향기를 맡게 하는 요법이다. 최근 많은 관심을 끌고 있는 '아로마(aroma) 요법'을 한방 이론에 맞게 응용한 치료법으로 침, 뜸, 한약 등의 치료에 보조적으로 사용한다.

근래는 위장의 기능을 바로 잡아주는 한약재의 추출액(약침액)을 등과 복부의 중요 경혈에 침과 함께 극소량씩 투입함으로써 약물적인 효과와 침 치료 효과를 동시에 볼 수 있는 약침(藥針) 치료까지 침, 뜸, 한약 치료와 함께 병행함으로써 더욱 큰 효과를 기대해볼 수 있다.

⫼⫼ 즐겨 먹는 음식, **장도 좋아할까?**

과민성 장 증후군은 치료에 도움이 되는 생활수칙과 식사방법을 지키는 것도 무척 중요하다. 우선 규칙적인 생활습관을 유지하고 꾸준한 운동과 수면, 규칙적인 식사와 배변 습관을 기르는 것이 중요하다. 이는 정신적인 안정과 함께 적정한 대장리듬을 유지할 수 있어서 치료에 많은 도움이 된다.

또한 자신의 증상을 악화시키는 음식의 목록을 만들어보도록 하자. 즉 어떤 특정 음식을 먹었을 때 항상 증상이 악화되었다면 하나씩 적어보고 그 음식을 피하는 방법이다. 그 외에도 체질에 관계없이 장에 나쁘게 작용하는 음식인 술, 기름진 음식, 고칼로리의 푸짐한 식사, 탄산음료, 유제품, 찬 음료, 자극적인 음식, 라면, 커피, 오렌지 주스 등은 적극 금한다. 반면에 장을 이롭게 하는 음식으로 추천할 만한 것은 청국장, 된장, 매실이다.

과민성 장 질환이 아니더라도 갑작스럽게 배가 사르르 아프며 설사가 나거나, 배가 더부룩하며 소화가 안 되거나, 가스가 차고 냄새가 심하거나, 트림이 잦고 변비와 설사가 반복되기도 하는 등의 장 증상이 나타나는 것은 평소 자주 먹는 음식과 밀접한 연관이 있다. 가령 고기를 자주 먹는 사람들은 장내 가스가 많이 발생해서 트림이나 방귀 냄새가 지독한 것을 알 수 있다. 이는 육류 등의 단백질이 장내에서 아미노산으로 분해되어 세균들과 반응하는 과정에서 유독가스를 많이 발생시키기 때문이다.

그렇다고 야채나 과일은 소화가 잘되는가 하면 꼭 그렇지만도 않다. 야채나 과일 중에서도 장을 과민하게 만드는 것들이 있다. 예를 들면 콩이나 감자, 고구마, 옥수수, 양배추, 브로콜리, 오이, 양파, 메론, 참외, 사과, 배, 복숭아, 바나나, 건포도 등이다. 콩에는 올리고당이 함유되어 있는

데, 올리고당을 분해하는 능력이 부족한 과민한 체질의 사람은 콩만 먹으면 복통과 설사를 한다.

뿐만 아니라 장 속에 유산소화효소가 적은 사람도 버터, 아이스크림, 우유 같은 낙농제품만 먹으면 속이 더부룩하며 가스발생이 잦아진다. 우유만 먹으면 설사를 한다는 사람이 바로 이 경우에 해당하는데, 이런 사람들이 의외로 많다. 그밖에도 오이, 참외 등은 칼륨작용으로 인해 체내 염분과 함께 아래로 쓸어내리는 배설작용이 강하기 때문에 위장이 약한 사람에게는 설사를 일으킨다. 반면 대추와 생강은 과민성 장 증후군을 치료하는 데 좋은 식품으로 권장된다. 특히 대추에는 장내 독성을 줄이는 플라보노이드, 미네랄 성분이 함유되어 있어 가스 유발을 막는 데 도움이 된다.

또한 변비가 주 증상일 때는 섬유질이 많은 음식인 현미, 상추, 당근, 샐러리, 양상추, 브로콜리 등의 채소와 과일 등을 많이 먹고 물도 많이 마시는 것이 좋다. 섬유소는 체내에 흡수되면 장내에 오래 머무르기 때문에 대변의 양이 많아지고, 대장의 이유 없는 경직을 완화해 복통이나 배변 습관의 변화를 없애줄 수 있다. 뿐만 아니라 수분과 암을 유발하는 음식물의 독소까지 흡수해 배출하는 작용을 한다. 설사가 주 증상일 때는 밀가루 음식, 지방질, 커피 등의 섭취를 줄이고 인삼차, 생강차, 감, 밤, 찰밥, 감자, 닭고기, 도토리 묵 등을 먹는 것이 좋다.

곧 죽어버릴 것 같은 공포, 숨이 막힌다

공황장애

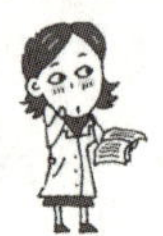

|||||| 심장이 두근거리고 식은땀이 난다

45세인 C씨는 성공한 기업가로 사회활동도 많은 편이며, 평소 운동으로 다진 체력이라 건강에도 자신이 있었다. 그런데 어느 날 집에서 TV를 보며 쉬고 있던 중 갑자기 가슴이 답답하고 어지러운 것을 느꼈다. 심장마비로 죽는 게 아닐까 하는 공포감에 휩싸여 일이십 분을 보내자 가까스로 진정은 되었다. 심장에 이상이 있어서 그런 것 같아 즉시 병원을 찾아 종합검진을 받았으나 아무 이상도 발견하지 못했다.

그리고 한 달쯤 지나서 출근길에 혼자 운전을 하던 중이었다. 도로가 너무 막혀 오도 가도 못하는 상황이 되었는데, 갑자기 심장이 두근거리고 가슴이 답답해지면서 숨이 가빠지고 온몸에 식은땀이 흘렀다. 갓길에 차를 세워두고 응급차를 불러 바로 병원 응급실로 가서 3일 동안 심장 정밀

검사를 비롯한 각종 검사를 다시 받아보았다. 그러나 역시 아무런 이상이 없다고 한다.

C씨가 한의원을 방문한 것은 병원에서 퇴원한 지 며칠이 지나지 않은 때였다. C씨는 금방이라도 죽을 것만 같던 그 증상이 다시 찾아올 것만 같아 너무 불안해서 혼자 운전하는 것은 물론이고 혼자 집에 있는 것, 엘리베이터에 혼자 타고 있는 것도 무서워졌다고 한다. 큰 병원이 없는 지방으로 출장 가는 일은 더욱 불안해서 꿈도 꿀 수 없다고 한다.

건강해 보이고 사업도 척척 잘되는 듯 보였던 C씨는 상담 결과, 얼마 전 사업상 큰 경제적인 손실을 입어 회사 경영에 치명타를 입을 정도로 큰 피해를 보았고, 이 때문에 한동안 체중이 급격히 감소하면서 불면증이 생길 정도로 스트레스를 심하게 받은 적이 있었다는 것을 알게 되었다. C씨를 '공황장애'로 진단하고 한약을 처방하고 침술 요법도 병행해 치료하기를 한 달, 증상의 재발은 물론이고 불안감도 차차 없어지기 시작했다. 이후 두 달의 치료 기간이 지나자 언제 그런 증상이 있었느냐는 듯이 다시 정상적인 사회생활을 할 수 있을 정도로 회복되었다.

C씨와 같은 '공황장애'는 양방검사를 충분히 받은 후 한방치료로 극복해보려고 한의원을 찾게 되는 대표적인 질병 중 하나다. 갑자기 극심한 불안과 함께 심장이 조이는 듯한 통증이 생기고 식은땀이 나는 등 온몸에 신체증세가 나타나는 '공황 발작'이 되풀이되면서 증세가 심해져, 불안과 공포 때문에 생활에 지장이 생기는 병으로 불안증상의 일종이다.

특별한 위험이나 자극, 스트레스가 없는 상황에서 갑자기 신체의 경고반응이 작동해서 자율신경 계통의 신체변화를 초래하는 현상으로, 건강상 위험 요인이 전혀 없는데도 몸이 심장발작이나 뇌졸중 · 질식사 · 돌연사 등에 해당하는 위험신호를 보낸다. 그래서 식은땀이 나고 가슴이 답답해지며, 심장이 두근거리고 빨리 뛰며 머리가 휑하고 어지러워지면서, 심하면 정신을 잃는다든지, 심장마비나 뇌졸중 등으로 죽을 것 같은 긴박감을 느끼게 된다.

　　손발이 차고 마비되는 증상까지 겹치면 최악의 상황이 되는데, 이런 경험은 뇌리 속에 깊이 각인돼 어떤 계기로 회상을 할 때마다 즉시 불안감이 생기게 된다. 이 병은 실제로 위험에 빠뜨리는 대상이 없는데도 극도의 공포감으로 자제력을 잃어서 현실에서 벗어나려는 정신질환의 일종으로, 정신과 영역에서는 현대인의 스트레스와 가장 밀접한 관련이 있는 병으로 손꼽힌다. 생각보다 상당히 흔한 병이며, 사람을 공포의 틀 속에 가둬둘 수 있는 무서운 병이기도 하다.

▒ **죽거나** 미치거나

공황장애에 걸리면 중증의 심장마비와 비슷한 발작을 되풀이, 병원 응급실에 후송되기 일쑤다. 미국의 경우 실제로 심장병 전문 클리닉에 응급 후송된 환자의 59%가 공황장애환자라는 조사결과가 있을 정도다. 우리나라도 2004년에 10개월간 모 대학병원 심장센터를 방문한 흉통환자 다섯 명 중 한 명은 심장질환(심근경색 등)이 아닌 정신증상으로 인한 흉통인 것으로 조사되었는데, 그 대부분이 공황장애 환자라는 것이었다.

　　공황장애의 실체가 드러난 것은 불과 20여 년 정도밖에 되지 않았지만, 공황장애가 병으로 인식되면서부터 정신과 환자의 30~40%를 차지할

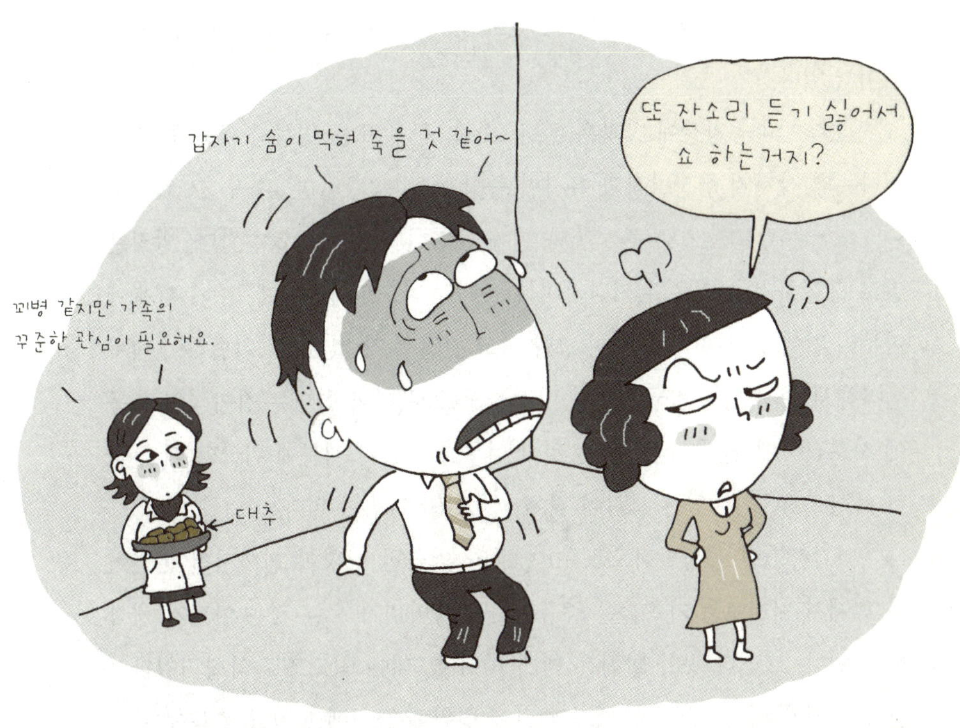

죽거나 미치거나

정도로 흔해졌다. 국내에는 60만~150만 명의 환자가 있는 것으로 추정되며 여자가 남자보다 2~3배 더 많고, 흔히 젊은 성인(10대 후반에서 20대 초반)에서 가장 많이 발병하지만 어느 연령대에서나 나타날 수 있다.

　　여기서 주목할 만한 사실은 건강한 정상인이라도 일생에 한 번 이상 공황 발작을 겪을 확률이 30%에 이른다는 점이다. 발작의 지속기간은 사람마다 다른데 짧게는 2~4분에서 길게는 20분 이상까지 이어지고, 발작의 주기도 개인차가 심하지만 병이 오래될수록 그 주기가 짧아지는 경향이다. 실제로 한의원 진료실로 공황장애 때문에 찾아오는 환자들은 대부분 20~30대의 젊은 사람이었고 재발이 잦았으며 재발 주기가 점점 짧아지는 공통점이 있었다.

　　최초의 공황장애 발작은 운전, 쇼핑, 근무 또는 평상시 활동 중에 일어나는데 갑자기 심장발작과 유사한 증상(심장 박동증가, 현기증, 숨 막힘, 가슴 통증, 식은땀, 가슴이 답답하고 조여 오며 질식하는 느낌)과 함께 극심한 공포감을 경험한다. 발작은 말로 표현하기 어려운 위기감과 심한 불안, 극도의 공포감을 주기 때문에 아무리 간이 큰 사람도 도저히 그냥 참고 견딜 수가 없다. 그 위협감이 너무 심각해서 즉시 병원 응급실이나 안전한 곳으로 가야 한다는 강박적인 충동에 사로잡히게 된다. 혼자 있는 것이 너무나 두렵기 때문에 위급할 때 누군가 즉시 도와줄 수 있는 사람이 곁에 있어야만 안심이 된다.

　　갑작스런 공황발작으로 10여 분간 긴급한 상황이 벌어지면 본인이나 옆에서 지켜보는 가족들은 중풍이나 심장마비가 오는 것은 아닌가 생각하기 쉽다. 그러나 공황 발작은 대개 10여 분 내에 최고조로 악화되었다가 금세 상태가 정상으로 회복되기 때문에 병원 응급실에 도착할 즈음에는 모든 증상이 사라져서 제정신을 되찾는다. 이때는 심전도 등 심장검사를 해봐도 '이상 없음'으로 나타난다.

그래서 대부분의 공황장애 환자들은 내과의사를 찾아가 10회 이상 치료를 받고 별 차도가 없다는 것을 확인한 후 뒤늦게 정신과 의사에게 의뢰되어 비로소 공황장애라는 정확한 진단을 받게 된다. 한의원에 오게 되는 경우도 수차례의 재발을 겪게 되면서 각종 검사를 다 마친 후 병원치료를 접어두고 나서이다.

'내가 곧 죽거나 나도 모르게 자제력을 잃고 무슨 일을 저지른다든지 미칠지도 모른다'라는 생각으로 머릿속이 온갖 공포로 가득 차게 되는데, 금방 죽을 것만 같은 그 상황을 겪어보지 않은 사람은 사실 이해하기 어려운 일이다. 진료실에서 만났던 어떤 공황장애 환자는 이발소에서 머리를 깎다가 공황이 엄습하여 반만 깎은 채로 뛰쳐나온 경우도 있고, 운전 중에 터널이나 고속도로에서 앞뒤로 꽉 막힌 상황을 만나면 차를 버리고 뛰쳐나가고 싶다는 환자도 있었다.

⑩⑩ 언제 올지 모르는 발작, 두렵다

초기 발작이 생긴 이후 더 문제가 되는 것은 초기 발작 이후에 또 언제 일어날지 몰라 두려워하는 '예기(豫期)불안'이 생기게 되고, 이로 인해 사회생활에 제약을 많이 받게 되어 삶의 질이 떨어진다는 점이다. 언제 올지 모르는 발작을 걱정하다보면, 중요한 자리나 사람이 많은 장소에서 심각하게 불안감을 드러내거나 불면증을 겪기도 한다. 업무 및 학업능률이 떨어지고 심하면 우울증으로 발전한다.

또한 공황장애 환자들의 50% 이상이 사람이 많은 장소를 기피하는 광장 공포증을 가지고 있다. 그래서 백화점·극장·공연장은 물론 거리에 다니는 것조차 힘들게 되며, 운전은 물론 지하철이나 버스 같은 대중교통 수단을 피하게 된다. 심하면 혼자서는 집 밖으로 나가는 것도 힘들어질 정도가 되는 것이다. 만성 환자는 심각한 우울증으로 자살충동을 느끼거나, 발작의 불안감 때문에 술과 마약을 찾게 된다. 직장생활이 어려운 것은 물론 치료에 지친 가족의 외면으로 결국 약물이나 극단적인 현실도피 방법을 선택하는 것이다.

십여 년 전에는 국가가 지하철 기관사의 공황장애를 직업병으로 공식 인정하는 사건이 있었다. 공황장애를 앓고 있는 기관사를 근로복지공단에서 국내 최초로 산업재해 환자로 인정한 것이다. 지하철 기관사인 A씨는 서울 지하철 6호선 운전 중 갑자기 혈압이 올라가고 구토증세를 느끼며 열차에서 뛰쳐나가고 싶은 충동을 강하게 느껴 병원진료를 받은 결과, 공황장애라는 진단을 받았다.

모 대학병원 신경정신과에서 얼마 전 두 달 동안 서울지하철공사, 도시철도공사, 철도청 등 기관사 628명을 조사한 결과, 절반이 넘는 사람들이 운행 중 승객이 선로로 뛰어내려 자살하는 사고를 경험했으며, 이런 사고 경험이 있는 사람 6명 중 1명은 공황장애를 겪고 있다고 나왔다. 이 결과를 보면 최근 지하철 내에서 자주 발행하는 자살사고, 방화사건 등의 직무상 스트레스가 사람에게 얼마나 심각한 정신적 질병을 만드는지 알 수 있다.

ⅠⅢⅢ 죽지 않는다, **난 죽지 않는다**

인체에 위기가 생기면 뇌에서 자율신경계를 흥분시켜 몸에 경고 메시지를 보내게 되는데, 이러한 시스템이 고장 나서 사소한 자극에도 신경계가 흥분하고 몸이 과도하게 반응하는 것이 공황장애가 일어나게 되는 과정이다. 마치 불이 나지도 않았는데 화재를 감지하는 화재경보기가 제멋대로 작동하는 것과 같은 이치다. 평소에 스트레스와 과로가 누적돼 있는 경우 이 시스템이 고장 나기 쉽다.

공황 발작의 계기가 되는 스트레스의 유형도 매우 다양한 편인데, 남자에게는 경제적인 실패(26%), 가까운 친지의 죽음과 직장에서의 갈등(18%)이 많았다. 여자의 경우는 부부싸움 등 가정 내 문제(21%), 고부간의 갈등(16%), 가까운 친지의 죽음(13%) 등의 순서로 나타난다. 또 가족 중에 공황장애가 있는 사람에게도 나타나기 쉽다.

한의학의 바이블이라고 할 수 있는 황제내경(皇帝內經) ‘소문(素門)’편에서는 “심(心)은 군주지관(君主之官)이라 해서 인체를 움직이는 사령탑과 같다고 보았다. 심(心)이 제 작용을 하지 못하면 오장육부가 위태롭게 되고, 돌아가는 길이 막혀 잘 통하지 못하면 형체가 몹시 상하게 된다”고 했다. 그 옛날에 공황장애를 알았을 리 없는데도 유사한 증상을 설명해놓은 것을 보면 감탄스러울 뿐이다.

공황장애는 꾀병도 아니고 마음이 여려서 생기는 병도 아닌, 누구에게나 생길 수 있는 질환이다. 치료의 기본은 몸의 병과 마음의 병을 함께 치료해야 한다는 것이다. 공황장애 치료를 위해 병원에서는 크게 3가지 방법으로 치료하고 있다. 우울증치료제를 먹도록 하는 ‘약물요법’, 환자에게 자신의 상태를 정확히 알고 대응책을 찾도록 도와주는 '인지행동치료', 몇 명의 환자를 함께 치료하면서 다른 환자의 모습을 객관적으로 보게 하는 '집단치료' 요법이다.

약을 먹고 병을 치료하는 것이야 익히 알려진 요법이니 설명이 필요 없지만, 인지행동치료라는 이름의 낯선 치료법은 설명이 좀 필요할 듯싶다. 항우울제 등의 약물치료는 보통 3~5년씩 장기간 복용하는 데 따른 중독위험이 있다. 게다가 두통, 불면, 오심, 구토 등이 발생하고 고혈압 등도 유발할 수 있으며, 약을 끊으면 50%가 재발한다는 사실 때문에 도입된 것이 '인지행동치료'다.

이 치료법은 말 그대로 환자가 자신이 가지고 있는 병의 성격과 증상을 제대로 파악하고, 공황장애 증상이 불안심리에 따른 자연스러운 반응이라서 죽지는 않는다는 것을 이해하는 것이다. 또한 발작의 예방 및 극복을 위한 복식호흡법과 근육이완법 등을 가르치고, 발작이 일어나기 쉬운 환경을 인위적으로 만들어서 발작 대처방법을 배우게 한다. 이 방법은 공황장애를 극복하는 데 좋은 치료 방법으로 알려져 있다.

ⅠⅠⅠⅠⅠ 2~3개월의 한방치료면 90%가 낫는다

한방에서는 청심안신(淸心安神, 심장에 머물러 있는 열을 진정시키고 보강해주며 정신을 안정시킴)의 효과가 있는 한약을 처방해서 공황장애를 다스리는데, 심하지 않은 경우 1~3개월 정도의 치료로 90% 이상의 환자들이 일상생활에 불편이 없을 정도로 좋아졌다는 임상발표가 있었다. 이외에도 심장을 진정시키고 심화(心火)를 내리는 데 많이 사용하는 귀비탕(歸脾湯)이나 안신탕(安神湯) 등을 활용하면 환자의 상태를 호전시키는 데 큰 도움이 된다.

가슴이 두근거리고 잠을 도저히 잘 수 없을 때 가정에서 쉽게 만들 수 있는 약차(藥茶)로는 대추산조인차가 있다. 대추는 심장을 안정시켜 마음을 평안하게 하는 효과가 있고, 산조인(酸棗仁, 멧대추씨)은 불면증에 효과적이다. 씨를 뺀 대추 4~5개를 잘게 썰고, 산조인은 강한 불에 살짝 볶은 뒤 물을 붓고 중간 불에 30분 정도 끓여낸 물을 수시로 마시면 효과가 있다.

TIP

공황장애 자가 진단법

- 갑자기 숨을 쉴 수 없다.
- 머리가 어지럽고 쓰러질 것 같다.
- 맥박이 빨라지면서 가슴이 두근거리고 심하면 심장이 멎을 것 같다.
- 까닭 없이 오한이 나거나 몸이 화끈거린다.
- 손발이 저리거나 이상한 감각이 느껴진다.
- 식은땀을 흘린다.
- 질식할 것 같은 느낌이 든다.
- 메스껍거나 속이 불편하다.
- 주변의 것들이 비현실적으로 느껴진다.
- 괜히 춥거나 덥다.
- 가슴이 답답해서 불쾌하거나 아프다.
- 죽음 또는 그에 상응하는 나쁜 일이 일어날 것 같은 공포가 밀려온다.
- 자제력을 잃거나 미칠 것 같은 느낌이 든다.

위 증상 중 4가지 이상을 갑자기 동시에 경험한 적이 있다면 공황장애를 의심해봐야 한다.

공황장애 환자의 가족들이 환자를 대하는 태도도 중요하다. 금방이라도 심장이 멎을 것처럼 쓰러지던 환자의 증상을 옆에서 지켜봤던 가족들로서는 환자의 검사결과가 정상이라는 데 놀랍기도 하면서 꾀병이 아닐까 싶어 비난하는 경우까지 있다. 가족들이 이렇게 대하면 환자는 자책감과 우울증에 빠져 증세가 더 악화된다. 누구보다 먼저 가족들이 환자에게 자신감을 심어줘야 한다는 것을 잊어서는 안 된다.

또한 환자에게 한두 번 더 공황발작이 생길 때는 너무 당황해하지 말고 침착하게 대처하는 것이 필요하다. 공황장애 환자의 50~60%는 발작이 있을 때 과호흡 증상을 보이는데, 이때 의자나 침대에 앉히고 옷의 단추를 풀어 느슨한 차림이 되도록 돕는다. 그리고 숨을 들이쉴 때 속으로 '하나'를 세고 숨을 내쉬면서 '편안하다'라고 주문을 외도록 시킨다. 또 숨을 들이쉬면서 '둘', 내쉬면서 '편안하다'……. 이렇게 열까지 세게 하고 열부터 다시 거꾸로 세면서 호흡을 가다듬도록 한다.

환자 본인도 지나친 운동은 삼가고 더운 날 햇볕을 오래 쬐면서 많이 걷거나 카페인 음료나 술 마시는 것을 삼간다. 또 사우나 실에 오래 있거나 욕실 창문을 완전히 닫아놓고 더운물로 샤워하는 것도 삼가는 것이 좋다.

회사만 오면 우울해

직장인 우울증

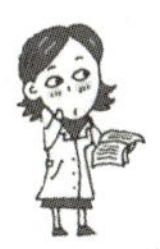

ⅡⅡⅡ **21세기** 인류를 괴롭히는 **무서운 질병**

사회 지도층 인사들이 우울증으로 잇달아 한강에서 투신자살하는 것이 사회적인 이슈가 된 적이 있었다. 불과 얼마 전에도 매력적인 여배우 이은주 씨가 우울증 때문에 자살했다고 해서 우울증이 세간의 집중적인 이목을 받았다. 유명한 홍콩 배우 장국영, 작가 헤밍웨이, 화가 고흐도 우울증을 앓다 목숨을 끊었으며, 아브라함 링컨도 한때는 우울증을 앓았고 영국의 영웅 윈스턴 처칠도 평생을 우울증과 싸웠다.

우울증은 임상적으로 가장 흔한 정신장애 중 하나로 성인 10명 중 1명은 일생 동안 한 번 이상 우울병을 경험한다. 또한 세계보건기구에서 발표한 '인류를 괴롭히는 무서운 질병 열 가지' 중 네 번째를 차지할 정도로 심각한 감정적인 질병이며, 21세기 인류를 가장 괴롭힐 질병 중 하나로 지목받고 있다.

흔히 우울증을 '마음의 감기'라고 할 만큼 매우 흔한 정신장애 중 하나로만 여기고 "마음을 굳게 먹거나 시간이 지나면 나아진다"고 대수롭지 않게 생각하지만, 결코 마음이 약해서 생기거나 의지로 없애 버릴 수 있는 병은 아니다. 증상이 있어도 별다른 조치가 없으면 대개 재발을 반복하면서 만성으로 발전하고 우울증 환자의 15%는 자살까지 하게 되는 위험한 질병이다. 그러나 일단 치료를 받으면 70%~90%까지 완치할 수 있다.

직장인 10명 중 6명은 이런저런 이유로 직장생활이 고달파서 우울증을 겪은 경험이 있다고 한다. 이 조사결과는 국내의 모 취업 전문업체와 조사 전문기관에서 발표한 것인데 남성은 열 중 다섯 명, 여성은 열 중 일곱 명의 비율로 여성들에게서 더 많이 나타나는 것으로 조사되었다고 한다.

ⅢⅢ **집중력 저하,** 도무지 **의욕**이 생기지 않는다

우울증이 여성에게 더 많다고 알려져 있지만, 직장과 관련한 스트레스성 우울증은 남성이 더 많다.

S기업에 근무하는 L씨(30대, 남)가 몸이 예전 같지 않다며 진찰을 받으러 왔다. 얼마 전부터 집중력이 떨어지고 모든 활동에 흥미가 생기지 않으며, 어떤 결정을 쉽게 내리지 못하고 무척 망설이게 된다고 한다. 그뿐 아니라 하루 종일 우울하다는 생각밖에 들지 않고 만성 두통, 변비, 소화불량 같은 신체적인 증상까지 있다는 것이었다.

작년에 새로 옮긴 회사는 업무 능력에 따른 연봉제를 채택하고 있기 때문에 회사 동료와의 경쟁이 더 심했고, 그는 삭막하게 느껴지는 직장문화를 견딜 수 없어했다. '스트레스성 우울증'이라고 진단하고, 한방적으로는 '울화(鬱火)'가 가슴에 쌓여서 생기는 증상이라고 설명을 덧붙였다. 일정 기간 한약 처방과 침 치료를 통해 울(鬱)증을 해소하고 신체적인 증상까지 치료했다.

과거에는 근무 기간에 따라 승진도 하고 급여도 많아졌지만, 이제는 능력에 따라 파격적인 승진과 함께 연봉까지 결정되는 회사가 많아 L씨처럼 자신감 결여와 의욕저하 등으로 업무상 스트레스 받는 사람이 늘어나고 있다. 우울 증상은 우울병과는 다르게 계속 나타나지는 않는 가벼운 증상이다. 그러나 일의 생산성을 떨어뜨리고, 자신의 우울 증상과 그에 따른 신체적인 증상이 다른 중병 때문이 아닐까 의심해서 여기저기 병원을 찾아다니며 지출하게 되는 의료비도 만만치 않다.

‖‖‖ **성공** 우울증?

우울증은 흔히들 좌절의 상황에서 발생한다고 생각하지만 오히려 그 반대인 경우도 있다. 바라던 목표를 힘들게 성취한 기쁨도 잠시, 곧 허탈감과 함께 우울증이 생기는 경우다. 맡은 프로젝트를 일 년이 넘게 밤낮으로 고생해서 성공시킨 후라든가, 마침내 승진해서 임원 발령이 났다든가 한 후에 생기는 우울증이다.

목표만 생각하고 바쁜 생활을 보내며 바짝 긴장해 있을 때는 아플 시간도 없지만, 목표를 달성한 후에는 남는 시간과 여유가 오히려 부담이 되고 여기저기 몸이 아프기까지 하면서 일할 의욕이 떨어진다고 호소하는 사람이 더러 있다. 성공 후 우울증도 스트레스성 우울증과 마찬가지로 치료가 필요한 경우가 있다. 마음먹기에 달렸다고 사소하게 생각하고 주위에서 관심조차 가져주지 않으면 우울증은 더욱 깊어지기 때문이다.

▥ 우울증, **감정의 병**이 아닌 '**뇌**'의 병

우울증이 오면 슬프다고 느끼는 것이 아니라, 아무 감정이 생기지 않게 된다. 의욕, 관심, 성욕, 식욕, 수면 리듬 등의 생리적인 욕구가 적어지거나 아예 없어진다. 그 이유는 우울증은 단순한 감정의 저하가 아니라 뇌의 병이기 때문이다. 우울증이 생기면 복잡한 심리와 행동을 관장하는 뇌신경 세포들 간의 신호전달이 원활하지 못하기 때문에 부정적이고 절망적인 쪽으로만 자신의 상황을 해석하게 된다.

그래서 양방에서 우울증 환자에게 처방하는 항우울제는 단순히 신경을 안정시키거나 잠이 오게 하는 약이 아니라, 잘못된 뇌신경전달 물질 분비의 균형을 바로 잡아주는 약이어서 재발이 없을 때까지 장기간 복용하도록 하고 있다. 한국 사람들은 정신과 약물에 대해 일반적으로 편견을 가지고 있어서 항우울제도 마약이나 환각제처럼 신경을 죽이거나 사람을 바보로 만드는 것이 아닌가 하고 꺼리는 경우가 있다. 그래서 쉽게 치료할 수 있는 시기를 놓치는 안타까운 경우도 더러 발생하는 것을 보았다.

한방에서는 우울 증상을 여섯 가지 울증(鬱症), 즉 기울(氣鬱), 습울(濕鬱), 열울(熱鬱), 담울(痰鬱), 혈울(血鬱), 식울(食鬱)으로 나누어 진단하여 각 울증에 알

맞은 처방으로 구성된 약재를 투여한다. 처방되는 약재는 대부분 울증을 해결하고 가슴속에 쌓이지 않도록 흩어버리게 하는 '개울(開鬱), 해울(解鬱)'의 효과를 낸다.

▥ **우울증**에 효과가 있는 **음식**

○● 대추

대추의 은은한 단맛은 체내에서 진정 작용을 하기 때문에 불안증, 우울증, 스트레스는 물론 불면증 해소의 효과까지도 얻을 수 있다. 대추는 시간에 쫓기며 스트레스가 많은 현대인에게 부작용 없이 쓸 수 있는 '천연 신경 안정제'라고 볼 수 있다. 한방에서 여성 히스테리 치료제로 자주 처방되는 '감맥대조탕(甘麥大棗湯)'은 대추를 주재료로 사용하는데 불안, 우울, 불면의 세 가지 증상이 동시에 호전되는 효과가 대단하다. 가정에서는 대추 10개에 감초 조금을 물에 달여서 마시면 불안한 마음이 없어지고 진정되는 것을 곧 느낄 수 있을 것이다.

○● 라벤더(lavender)

'허브의 여왕'이라 불리는 라벤더는 심신을 진정시키며 몸 전체의 신진대사를 향상시켜 현대인들의 스트레스, 두통, 불안, 불면증을 가라앉히는 효과가 뛰어나다. 유럽에서는 예부터 라벤더를 만병통치약처럼 귀하게 여기고 사용해왔다. 잠이 오지 않을 때는 라벤더 오일을 몇 방울 침대에 떨어뜨리거나 목욕물에 섞어 목욕하면 편하게 잠을 잘 수 있다. 라벤더 잎을 끓여

차(茶)로 마시면서 상쾌한 냄새를 맡으면 우울한 마음마저 상쾌해진다. 스트레스로 인해 머리가 지끈거리는 통증도 라벤더 향기를 맡으면 없어진다.

○● 세인트 존스워트 (St. John's Wort)

서양에서 항균과 염증억제 작용으로 오랫동안 민간약으로 쓰여 온 허브의 일종으로, 우울증을 치료하는 약리 효과가 뛰어나서 유럽에서는 우울증 치료제로 처방하고 있을 정도다. 주요 성분인 히페리신(Hypericin), 히퍼포린(Hyperforin) 등이 가벼운 우울증 증세나 신경과민으로 인한 불안과 공포감 등에 좋은 효과가 있다.

TIP

스스로 진단해보는 우울증

아래 21개 항목 중 최소 열 가지 이상의 증상이 있으면 우울증의 가능성이 있으니 전문가의 상담을 받아보는 것이 좋다.

1. 이유 없이 자꾸 슬퍼진다.
2. 스스로 실패자라는 생각이 든다.
3. 앞날에 대해 비관적이다.
4. 일상생활에서 만족하지 못한다.
5. 죄책감을 자주 느낀다.
6. 벌 받고 있다는 생각이 든다.
7. 나 자신이 실망스럽다.
8. 다른 사람보다 못하다는 생각이 든다.
9. 자살을 생각한 적이 있다.
10. 평소보다 많이 운다.
11. 평소보다 화를 더 많이 낸다.
12. 다른 사람들에게 관심이 없다.
13. 집중력이 떨어지고 결정을 못 내린다.
14. 내 모습이 추하게 느껴진다.
15. 일할 의욕이 없다.
16. 평소처럼 잠을 자지 못한다.
17. 쉽게 피곤해진다.
18. 식욕이 떨어진다.
19. 몸무게가 줄었다.
20. 건강에 자신감이 없어졌다.
21. 성생활에 대한 관심을 잃었다.

밤마다 '뜬눈의 고통', 잠을 잘 수 없다

불면증

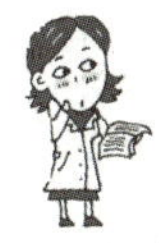

▥ 수면제, 먹으면서도 불안하다

"혹시 한의원에서 불면증도 고칠 수 있나요?"

외국 대사관에서 사무관으로 오랫동안 근무해왔던 C씨. 올 초에 새로 부임한 상사와 업무상 부딪히는 일이 잦아지면서 견디기 힘든 날이 계속되었다. 언제부터인가는 잠을 자다 깨는 일이 하룻밤에 대여섯 번, 새벽에 잠에서 깨어 잠 못 이루는 날도 일주일에 2, 3일이나 되었다. 잠을 제대로 못 자기 때문에 낮엔 너무 피로하고, 막상 해가 지면 잠잘 일이 까마득해서 밤이 두렵기까지 하다고 호소한다. 이제는 수면제를 먹어도 멀뚱멀뚱한 눈으로 밤을 하얗게 지새우게 되는 날이 많아진 상태다. 그러나 신경정신과에서 처방받은 수면제를 안 먹자니 불안하고, 계속 먹자니 점점 증상이 심해져서 이러다가 미칠 것만 같다고 눈물짓는다.

　　C씨처럼 도저히 혼자서는 해결할 수 없는 고민이 갑자기 생겨 스트레스를 이기지 못할 때 심각한 불면증상까지 겹치는 경우가 적지 않다. 대부분의 사람들이 간단히 잠 오는 약을 복용하면서 그 시기를 넘겨보려고 하지만, 이런 경우 한방의 도움으로 문제가 쉽게 해결될 수 있다는 것을 아는 사람은 드물다.

　　C씨를 한방에서 흔히 말하는 '사결불수(思結不睡, 생각이 많아 잠을 못 이루는 증상)'라고 보고, 기결(氣結, 기가 꽁하게 뭉쳐 있는 것)된 것을 풀어주는 가미귀비탕(加味歸脾湯)을 꾸준히 처방했다. 그동안 수면제를 6개월 이상 복용해온 상태였기 때문에 처음 한 달은 수면제와 한약을 동시에 먹도록 했고, 차차 수면제를 끊고 한약만 복용하기 시작한 후부터 가슴이 답답해서 숨을 쉴 수 없었던 증상이 없어지면서 차차 잠을 제대로 잘 수 있게 되었다.

　　4주 이상 지속적으로 잠을 제대로 자지 못할 경우 만성 불면증으로 분류할 수 있는데, 이렇게 오랫동안 밤새 뜬눈으로 지새우게 되면 낮에 활동하는 시간 동안 내내 피곤하고 졸리고 집중력이 없어진다. 사리판단력도 흐려질 뿐 아니라 불면으로 인한 호흡장애나 근육질환 등 신체적인 문제로까지 발전하기도 한다.

　　게다가 생리적인 현상인 잠을 해결하지 못한 신체는 잠 대신 다른 욕구를 충족하려는 경향이 있다. 대표적인 것이 식욕 과잉 욕구인데, 수면 부족으로 정신적인 스트레스가 잔뜩 쌓일 때 한꺼번에 많이 먹어 포만감이 생기면 스트레스가 다소 해소되므로 자꾸만 먹게 된다. 그 결과는 스트레스성 식욕 과잉과 비만으로 이어진다. 잠 못 자는 것만도 괴로운데, 주체할 수 없이 먹어치워서 뚱보가 되기까지 한다면 자괴감이 얼마나 심할 것인가?

▏▎▍ **잠 잘 주무세요?** 불면증은 건강 이상의 **첫 신호**

잠을 못 잔다는 것은 신체적으로나 정신적으로 건강이 잘못되어간다는 첫 신호다. 그런데 의외로 잠을 잘 못 자는 사람들이 많다. 우리나라 사람은 5명 중 1명이 1주일에 3일 이상 불면 증상이 있고, 그중에서도 증세의 심각성이 '수면 장애'에 해당해서 당장 치료를 받아야 하는 사람이 10명 중에 1명이나 된다.

　자신이 불면증인지 아닌지 판단해보는 것은 어렵지 않다. 잠드는데 30분 이상 걸리는 사람, 자는 동안 다섯 번 이상 깨는 사람, 자다가 잠깐 깨더라도 다시 잠드는데 또 30분 이상 걸리는 사람은 불면증이다. 이런 사람은 불면증으로 인해 수면 후에도 개운하지 않고 피곤하며, 낮엔 졸리고 기억력이 감퇴하는 등의 증상이 따라온다는 것을 분명히 느끼고 있을 것이다. 불면증에는 잠드는 것이 힘든 타입, 자는 중간에 잘 깨거나 꿈이 많아 깊이 잠들 수 없는 타입, 아침 일찍 깬 뒤로는 좀체 다시 잠들지 못하는 타입 등이 있는데, 이들 세 가지가 복합돼 나타나는 경우도 있다.

　'잠'은 낮 동안 잠시도 쉬지 않고 느끼고 생각하고 고민하고 판단하고 결정하는 것을 반복하면서 과열상태에 놓인 뇌를 쉬게 해줘서 뇌의 피로를 말끔히 씻어주는 황금 같은 뇌 휴식시간이다. '얕은 잠을 자면서 꿈을 꾸는 시간'은 정신적인 갈등이 해소되는 시간으로, 이때 뇌 혈류가 증가하고 신경발달이 촉진된다.

　'꿈을 꾸지 않는 깊은 잠을 자는 시간'은 신체 에너지를 보충하는 시간이다. 이때 신체는 근육이 편히 이완되고 '뮤라일 펩타이드'라는 면역증강 물질이 분비된다. 따라서 깊은 잠은 신체 면역을 증강하는 보약이나 진배없다. 실제로 주위에 잠을 충분히 자는 사람은 감기도 잘 안 걸리는 건강 체질인 것을 알 수 있다.

▥ 머리로 화(火)가 떠서 내려가지 않는다

현대인들이 잠을 제대로 못 자는 주된 원인 중 하나가 스트레스다. 미래에 대한 걱정, 사업실패, 대인관계 스트레스, 업무 스트레스, 개인적인 환경의 급격한 변화, 사랑하는 가족을 잃는 사고 등으로 인해 정도의 차이나 개인적 기질의 차이는 있지만 스트레스가 반복되어 쌓이면서 몸이 점차 예민해지고 결국 불면증에 이르게 되는 것이다.

한방에서는 걱정이나 스트레스 때문에 가슴속에 기가 꽁하게 막혀서 한숨만 나오고 입맛도 떨어지며 소화가 안 되고 잠도 오지 않는다면, 가슴속의 기운을 풀어서 시원하게 해주는 귀비탕(歸脾湯) 계통의 처방을 한다. 또 갑작스런 환경 변화로 정신적인 충격을 받아 잠이 오지 않는다면 온담탕(加味溫膽湯) 계통의 처방으로 치료한다. 이처럼 별 다른 원인이 없이 단순 스트레스로 인해 불면증이 생긴 경우 이러한 한방약이 탁월한 효과를 낸다는 임상 보고는 수없이 많다.

스트레스 때문에 머리로 화(火)가 떠서 내려가지 않으면 당연히 잠이 오지 않게 된다. 이럴 때 그 원인은 불문하고 오직 잠만 자게 하는 치료가 양방적인 수면제 처방 요법이라면, 한방에서는 한약과 침 또는 뜸을 사용해서 머리 위로 떠 있는 화(火)를 아래로 끌어내리는 본원적 처치를 함으로써 저절로 잠이 들 수 있도록 유도한다는 점이 차이가 있다.

뜬 눈의 고통을
아내는 아는지 모르는지
베개만 대면 코 고는 그대가
부러울 따름이오.
불면증에 채 썬 양파를
머리맡에 두고 자면
효과가 있어요.

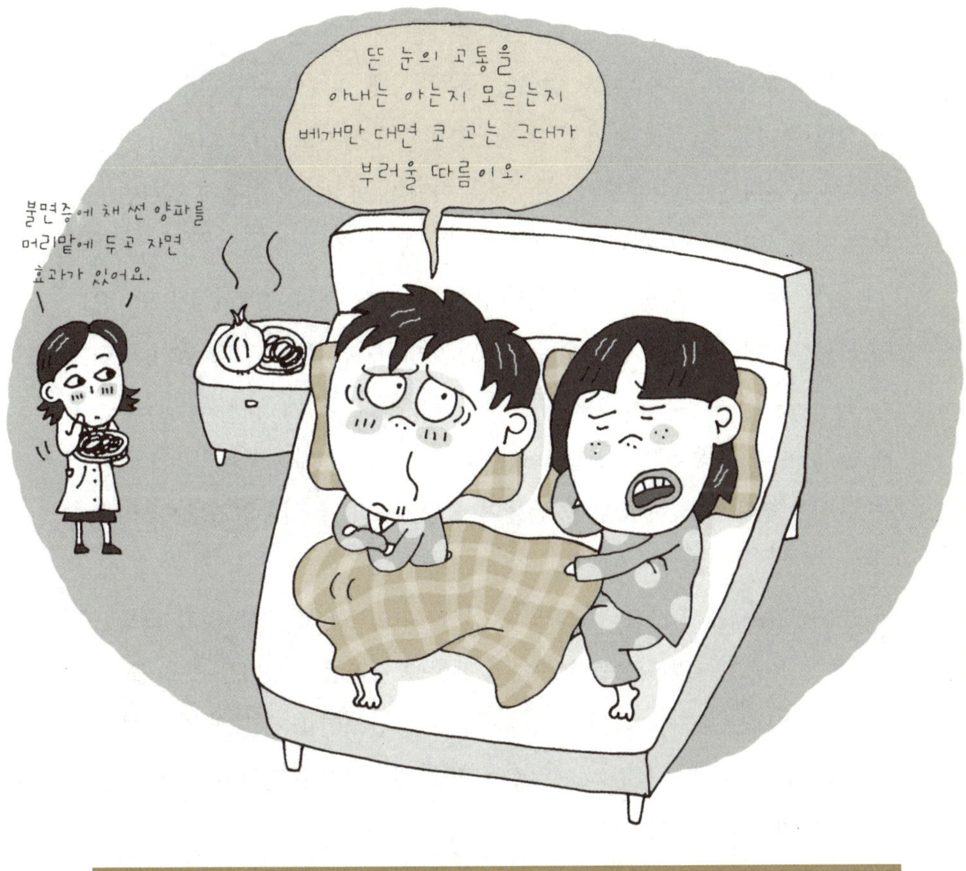

뜬 눈의 고통

또한 너무 피로가 누적되어도 피로회복 기능 자체가 마비되면서 불면증이 생기게 된다. 이런 경우는 기혈의 순환을 원활히 해주고 기운을 회복시켜 피로를 덜어주어야만 해결이 된다. 피로해서 생기는 불면증은 대보탕(大補湯) 계통의 처방을 사용해서 기운을 북돋워주면 어느새 편안히 잠잘 수 있게 된다.

이외에도 불면증은 우울증의 대표적인 증상이다. 우울증 환자는 의욕상실, 만성 피로, 기억력 감퇴 등의 증상을 나타낼 뿐 아니라 약 90%가 불면증을 호소한다. 이외에도 알코올 중독, 치매, 파킨슨씨병, 위궤양, 심장 질환 등이 있을 때도 초기 증상으로 불면증이 생기도 한다. 그래서 불면증이 지속된다면 이런 질병이 있는 것은 아닌지 병원에서 적절히 검사받아 보는 것도 고려해봐야 한다.

한방에서는 불면증의 원인을 음양의 균형이 깨진 것에서 찾는다. 잠이 드는 과정을 음양의 원리로 살펴보면 낮에 활동하던 양기가 밤이 되면 음의 기운 속으로 들어가 합쳐지는 것으로 본다. 그런데 어떤 원인으로든지 음기(陰氣)가 부족해지면 양기(陽氣)가 갈 곳을 모르고 헤매게 되고, 이 양기는 정신을 산란하게 하며 꿈을 만들며 불안, 초조, 불면증의 원인이 되고 만다.

음기(陰氣)는 곧 혈기(血氣)와도 통한다. 수술하면서 피를 많이 소모한 환자들은 음기가 절대적으로 부족하기 때문에 불면증이 생기는 것을 볼 수 있다. 이럴 때는 소화 능력에 맞춰서 당귀(當歸), 산조인(酸棗仁) 등과 같은 보음보혈(補陰補血) 약을 쓰면 음양의 밸런스가 잘 맞춰지면서 불면증이 없어진다.

동의보감에서 강조하는 좋은 수면법은 다음과 같다.

"잠을 잘 때는 옆으로 누워서 무릎을 구부리고 자라. 똑바로 누워 잠드는 건 죽은 사람이 자는 것과 다를 바 없으니 반드시 피해야 한다. 잘 때 등불을 켜고 자면 정신이 불안해진다. 입을 다물고 자야 하고, 너무 두꺼운 이불을 피해야 숙면을 취할 수 있다.”

▏▏▏▏▏ **먹으면 잠**이 잘 오는 **음식들**

잠이 잘 오게 하는 음식이 있느냐는 질문을 자주 받는다. 솔솔 편안히 잠들도록 하는 효과가 있는 음식들은 주변에서 많이 찾아볼 수 있다. 날양파는 특유의 매운 성분이 신경을 안정시키고 몸의 피로를 회복하는 효과가 있는데, 날것을 채로 썰어 머리맡에 두기만 해도 신기하게 잠이 잘 온다.

마늘 생즙도 신경을 안정시키고 몸을 따뜻하게 해서 혈액 흐름을 좋게 하므로 효과가 있다. 상추 또한 불면증에 좋은데, 상추 줄기에서 나오는 유액 성분이 진통, 최면 효과가 있기 때문이다. 그래서 수험생을 둔 가정에서는 상추는 금기 식품으로 여겨 밥상에 올리는 것을 자제하기도 한다.

우유에는 두뇌활동의 진정 작용을 하는 세로토닌이라는 물질이 풍부하게 함유되어 있기 때문에, 자기 전에 우유 한 잔을 따끈하게 데워 마시면 금세 잠이 온다. 불면에 도움이 되는 한약재를 원료로 한방차를 끓여 마시는 방법도 있다. 대추, 용안육, 원지 등을 한두 가지 마련해서 물을 붓고 차처럼 끓여 마시면 마음이 차분해지면서 잠이 잘 온다.

▦ **좋은 잠**을 자기 위한 **10가지 수칙**

첫째, 일요일에 늦잠 자지 마라. 일요일 아침에 늦잠을 자면, 저녁에 불면증이 오기 쉽다. 그러다보면 주중에 내내 잠으로 고생할 수 있다. 전날 밤에 잠을 많이 잤든 적게 잤든 상관없이 다음날 아침에는 항상 일정한 시간에 일어나도록 노력하자.

둘째, 잠자기 전에 먹거나 마시지 마라. 저녁은 최소한 잠들기 2시간 전에 먹어야 하고, 특히 맵고 기름진 음식은 피한다. 술은 코를 골게 하고 수면 무호흡증을 일으킬 수 있어서 잠을 자더라도 선잠을 자게 하니까 주의해야 한다.

셋째, 카페인과 니코틴을 피해라. 커피나 콜라 같은 카페인 음료는 중추신경을 흥분시키는 각성효과가 있으니 야간에는 마시지 않도록 하자.

넷째, 낮에 왕성한 활동을 해라. 오후 4~5시경에 30분 이상 가볍게 운동을 하면 밤에 기분 좋게 노곤해져서 잠이 쉽게 들 수 있다.

다섯째, 실내는 선선하게, 손발은 따뜻하게 조절하라. 잠자는 동안엔 체온이 떨어진다. 따라서 실내 기온도 약간 낮춰주는 것이 좋다. 하지만 손과 발은 따뜻해야 잠이 빨리 든다. 춥다고 느껴지면 히터를 켜지 말고 담요를 덮어라.

여섯째, 낮잠을 20분 이상 자지 마라. 낮잠은 밤잠을 빼앗아간다. 낮잠을 1시간 이상 습관적으로 자는 사람들 중에는 80%가 밤잠을 설친다는 통계가 있다.

일곱째, 잘 때는 라디오와 TV를 꺼서 소음을 줄여라. 소음에 민감하면 귀마개를 써서라도 조용한 환경에서 잘 수 있도록 만들어본다. 또한 침실 주위의 가전제품은 모두 치우고, 오직 잠을 잘 수 있는 환경을 만든다. 잠자리 바로 옆의 가전제품에서 나오는 전자파는 숙면을 방해하며 건강에도 좋지 않다.

여덟째, 가장 편안한 자세로 잘 수 있는 잠자리를 만들어라. 잠이 오지 않을 때 자꾸 자려고 하면 오히려 불면의 악순환이 반복된다. 누운 지 15분 만에 잠이 들지 못하면 일어나서 불을 켜고 독서를 하거나 음악이나 비디오 감상 등 다른 것을 해보라. 그러다가 잠이 오면 다시 잠을 청하는 것이다.

아홉째, 따뜻한 물로 샤워하라. 따뜻한 물에 몸을 담그거나 샤워하면 근육의 긴장이 풀어져 잠을 잘 들게 한다.

열째, 수면제에 의지하지 마라. 수면제를 쓰더라도 최소 용량을 먹고, 절대로 술과 같이 먹으면 안 된다. 수면제가 복용 중인 다른 약물이나 현재 앓고 있는 질환에 악영향을 줄 수 있다.

잠깐, 좋은 수면을 위해 베개 한번 점검해보세요.

- **코를 곤다** : 베개가 너무 높거나 혹은 속의 소재가 한쪽으로 치우쳐져 있다.
- **구(口)호흡을 한다** : 베개가 너무 높다.
- **아침에 얼굴이 붓는다** : 베개를 베고 자지 않거나 베개가 너무 낮다.
- **자는 동안 몇 번씩 베개를 고친다** : 안의 소재가 치우쳐 있을 가능성이 높다.
- **똑바로 자지 않고, 거의 옆으로 누워 자게 된다** : 베개가 너무 높다.
- **베개와 머리 사이에 손을 더하고 잔다** : 베개가 너무 낮다.

Working

당신의 Working 중독 지수는?

측정방법 : 과거 1년 동안의 일을 세어본다.

· 퇴근 후에도 업무에 대한 걱정을 많이 한다.

· 일이 폭주해서 휴가를 낸다는 것은 생각하기 힘들다.

· 아무리 늦게 잠들어도 아침엔 일찍 일어난다.

· 아무것도 하지 않고 휴식을 취하면 안절부절못한다.

· 다른 사람들이 나를 경쟁의식과 일에 대한 승부욕이 강하다고 평한다.

· 주말이나 휴일에도 일을 해야 한다.

· 언제 어디서나 일할 준비가 되어 있다.

· 혼자서 점심식사를 할 때 옆에 서류나 일감을 놓고 보면서 시간을 절약하려 한다.

· 매일 할 일을 빽빽하게 리스트로 만들어놓는다.

· 일하는 것을 정말로 즐기고 다른 일에는 별로 관심이 없다.

· 최근 한 달 동안 1주일에 60시간 이상 일을 하고 있다(야근 포함).

위의 항목 중 4개 이상에 해당되면 당신은 working 중독이 의심되므로 주의해야 한다. 8개 이상에 해당되면 당신은 working 중독으로 휴식이 필요한 상태다.

어느 날 갑자기 죽을 수도 있다

직장인 돌연사의 주범, 과로

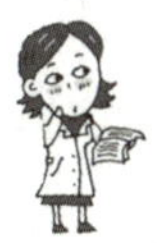

"**국정감사** 준비과정에서 과로로 쓰러졌던 금융감독원 수석 검사역 L씨(45세, 남)가 끝내 숨졌다. L씨는 지난달 야근을 끝내고 귀가했다가 실신해 병원 치료를 받아왔으나 의식을 회복하지 못했다. 감독관 관리업무를 맡아온 L씨는 국정감사 자료를 준비하느라 과중한 업무에 시달렸다. 빈소는 모 병원 영안실에 마련됐으며, 발인은……."

"모 대학 단과대학장 K씨(52세, 남)가 경기도 자택에서 갑작스러운 심장 통증을 호소하며 쓰러져 병원으로 옮겼으나 숨졌다. 가족과 동료 교수들은 강 학장이 학내 사태를 해결하기 위해 자신을 돌보지 않고 밤잠을 설쳐가며 과로한데다 스트레스를 많이 받았기 때문이라고 입을 모았다.……"

이 글들은 실제로 신문 사회면에 난 기사다. 이런 기사를 무심코 보는 이도 있겠지만 실제 과중한 업무를 억지로 참고 일하는 사람이 읽으면 남의 일같이 느껴지지 않는다. 직장생활을 하다보면 이런 과로사 사건을 주변에서 많이 볼 수 있기 때문이다.

'과로사(過勞死)'라는 용어 자체는 의학적으로 정식 용어가 아니다. 따져본다면 너무 많은 일을 해서 '과로' 상태가 되었다 하더라도 '과로'로 인해 죽을 수는 없는 일이다. 과로에 의해서 뇌혈관 질환이나 심장 질환이 유발되어서 죽게 되므로, 엄밀히 말하자면 '과로에 의한 심장마비나 뇌출혈' 등으로 사망하는 것을 말한다.

업무 수행 중에 사망한 경우는 물론이고, 업무 수행 중이 아니더라도 사망원인이 업무와 관련되어 있는 것이라면 '과로사'로 인정한다. 과로의 근거가 되는 만성적인 피로의 근거는, 과로사가 발생하기 전 3일 이상의 업무량과 업무시간이 연속적으로 일상보다 30% 이상 증가하거나, 발생 전 1주일 이내에 업무의 양·시간·강도·책임·작업환경 등이 일반인이 적응하기 어려운 정도로 바뀐 경우를 말한다.

▨▨▨ **과로사,** 30대도 예외가 아니다

한동안 한국 한의사들의 가슴을 무겁게 짓누른 30대 과로사 사고가 있었다. 한의학 박사학위를 갓 취득하고, 당시 정부파견 한의사로 스리랑카에 머물며 밤낮으로 환자 돌보기에 젊음을 불사르던 L씨(36세, 남)가 숙소에서 심장마비로 죽었다는 소식이었다. 그곳 의료실정이 무척 낙후되어 있어 매일 수백 명의 환자를 혼자 감당하고, 주말엔 외지로 의료봉사하러 다니던 중에 일어난 일이라 스리랑카 현지에서도 그의 죽음을 무척이나 슬퍼했다(지면을 빌어 故人의 과로사가 가장 많은 나이는 40대로 알려져 있지만 지난 10년간 30대에 과로사하는 사람이 꾸준히 늘고 있는 추세다. 왕성하게 일하는 나이인데다 항상 스트레스를 받으면서도 체력을 과신하고 건강에 무관심하기 때문이 아닐까? 특히 육체적인 과로뿐 아니라 스트레스를 심하게 받는 위치에서 근무하는 사람, 식사와 수면시간이 불규칙한 교대 근무자, 매일 실적 경쟁을 하는 영업사원, 창업 초기의 자영업자, 사업상 밤늦게까지 술자리가 있는 사람, 하루 두 갑 이상의 담배를 피우는 사람은 30대라고 해서 과로사를 피해 갈 수는 없는 일이다.

과로가 원인이 되어 몸을 괴롭히는 여러 가지 증상에 만성피로 증후군이니 하는 병명을 붙여보기도 하지만 실제 딱히 붙일 병명도 없는 것이 현실이다. 진료실에서 만나본 직장인들의 각종 증상들 중에서 과로가 원인이라고 판단되는 경우가 적지 않다.

ⅢⅢ 아무리 쉬어도 **계속 피로하다면**

온몸이 여기저기 이유 없이 아프면서 무겁다, 집중이 안 된다, 주기적으로 두통이 있다, 매사에 신경질이 난다, 온몸에 힘이 쭉 빠진다, 뒷목이 뻣뻣하다, 눈이 침침하다, 소변이 자주 마렵다, 입 안이 바짝바짝 마른다, 잠잘 때 땀이 많이 난다, 얼굴이 화끈거리면서 붉게 달아오른다…….

이런 증상들이 6개월 이상 계속되는 것을 만성피로 증후군(慢性疲勞症候群, chronic fatigue syndrome)이라 하는데, 이름은 그럴듯하지만 구체적인 원인은 밝

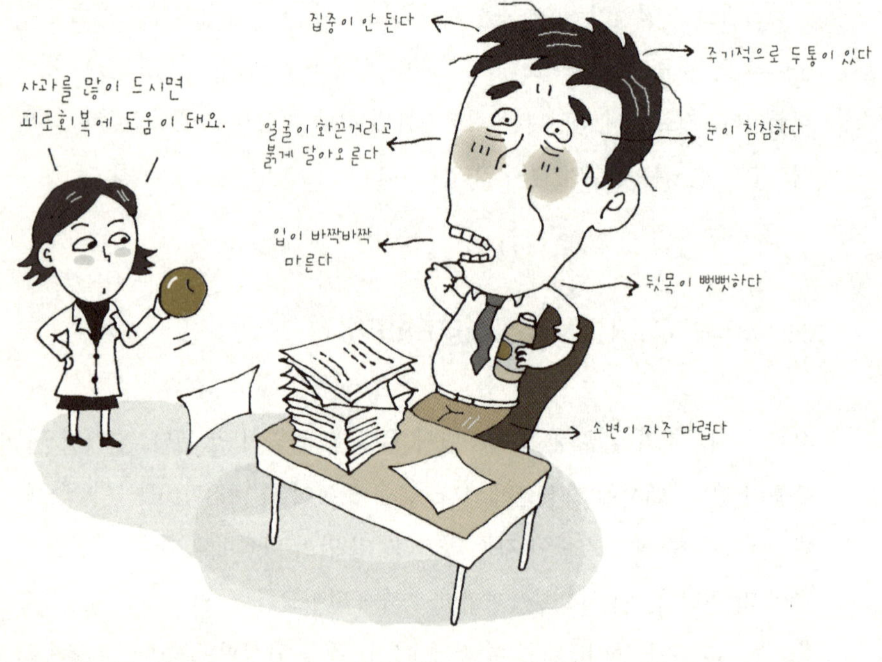

사과를 많이 드시면
피로회복에 도움이 돼요.
집중이 안 된다
주기적으로 두통이 있다
얼굴이 화끈거리고
붉게 달아오른다
눈이 침침하다
입이 바짝바짝
마른다
뒷목이 뻣뻣하다
소변이 자주 마렵다
만성피로 증후군

혀지지 않았다. 다만 스트레스나 환경오염 등으로 인체 면역기능이 떨어져 생기는 것으로 보는 정도이고, 치료 또한 그리 쉽지 않다.

특히 직장인들 가운데는 주말에 충분히 잠을 자도 여전히 피로하다고 호소하기도 하는데 제3자가 보기에는 꾀병 같아 보이겠지만, 만성피로는 급성간염 등의 간질환, 갑상선기능 저하증, 암, 심장질환, 우울증 등 심각한 질환의 초기 증상일 수도 있어서 결코 가볍게 다룰 수 없다. 만성피로에서 벗어나기 위해서 간장약. 영양제, 비타민 제제를 열심히 챙겨 먹기도 하지만 소용없기는 마찬가지다.

보약(補藥)을 지어 먹으면 나아질까 싶어 한의원을 찾아오기도 하는데, 진찰을 하면서 항상 느끼는 것은 신체의 피로도보다 불안정한 심리상태와 해소되지 못한 스트레스 때문에 생긴 정서적인 울증(鬱症) 때문에 힘들어하고 있다는 점이다. 그래서 치료의 방향은 대개 기혈음양(氣血陰陽)을 보하는 보약 제재와, 억눌린 정서를 풀어주는 '귀비탕(歸脾湯)'이나 '소요산(逍遙散)' 등의 처방을 합방해서 투여하는 것으로 결론을 내게 된다.

다른 질환을 만성피로로 오인하는 경우도 많은데 대표적인 질병이 빈혈, 당뇨, 신장염이다. 이들 질병들은 공통적으로 기운이 없고 몸이 나른한 증상을 특징적으로 나타내기 때문에 만성피로로 오인하기도 하지만 원인은 크게 다르다.

빈혈은 혈액에서 산소를 운반하는 능력을 가진 헤모글로빈의 수가 줄어들어 뇌에 산소공급이 원활하지 않는 것이고, 당뇨병은 췌장기능의 이상으로 인슐린 생산에 문제가 생겨 늘 지치고 무기력감을 느끼게 되는 것이다. 신장염은 부종과 함께 극심한 피로가 병행된다. 이 질병들은 여러 검사에서 아무런 이상 소견을 보이지 않고 단지 피로감만을 호소하는 만성피로

증후군과는 당연히 구별되어야 하는데, 간단한 혈액검사로도 충분히 체크
가 가능하므로 구별이 어렵지는 않다.

IIIII 피로를 풀어주는 음식, **사과가 으뜸**

약물이나 의사의 도움 없이 스스로 피로 증후군을 해소하려면 다음 사항을
명심하자. 1주일에 서너 번, 최소 30분 이상 규칙적인 운동을 하라. 업무량
을 조절해서 아무리 바빠도 중간 중간 휴식시간을 꼭 두라. 하루 8시간 정도
의 충분한 수면을 취하라. 참선이나 명상 등 평소 몸을 이완하고 편안하게
호흡하는 법을 익혀두라. 피로해소 드링크제의 습관적인 복용을 자제하라.
술, 담배, 커피를 대폭 줄여라.

　　　피로를 풀어주는 음식을 추천하라면 단연 '사과'다. 피곤하고 식욕
도 없을 때 사과를 먹으면 사과에 함유된 사과산이나 구연산 등의 유기산이
피로회복에 효과를 발휘한다. 사과의 새콤달콤한 맛을 내는 능금산, 구연
산, 주석산(酒石酸) 등 유기산이 기분을 상쾌하게 하고 피로를 풀어주기 때문이
다. 또한 긴장을 풀어주는 진정작용을 하기 때문에 불면증에 좋고 빈혈과
두통에도 효과가 있다. 스트레스로 인한 긴장을 완화해주는 진정작용도 뛰
어나다.

　　　단, 사과는 성질이 차고 섬유질이 많아 장을 자극하고, 배변과 위액
분비를 촉진하는 효과가 있으니 위산과다형 위염이 있는 사람은 공복에 먹
지 말아야 한다. 그렇지 않은 사람이더라도 밤에 사과를 먹게 되면 속이 쓰
리거나 뱃속이 불편해서 잠을 푹 잘 수 없으니 이 점만 주의하면 된다.

아침 일찍 진료실을 찾아오는 초진환자 중 절반 이상이 바로 '낙침(落枕)' 환자다. 목을 앞뒤 좌우로 돌리는 동작이 불편하고, 조금만 목을 돌려도 목과 어깨 주변의 근육이 잡아당겨지는 느낌이 드는 등 통증이 심하다. 좌우 중 한쪽은 괜찮지만 반대쪽으로 돌릴 때는 통증이 매우 심하고, 그나마 목을 뻣뻣이 들고 있어야 통증이 좀 감소하니, 진료실 문을 열고 들어오는 자세와 표정을 보면 벌써 낙침 환자인 줄 대충 짐작이 간다.

낙침 환자들은 대부분 전날 잠을 푹 못 잤기 때문에 생긴 증상이라고 생각하는데, 틀린 말은 아니다. 그러나 발병 전날뿐 아니라 그 이전 일주일, 길게는 한 달 정도의 생활을 조사해보면 대부분의 환자가 낙침이 발생하던 날까지 극심한 피로누적 상태에 있었다는 것을 알 수 있다.

"프로젝트 때문에 두 달을 휴일도 없이 매일 야근했다", "보름 동안 감사받을 자료를 정리해 제출하느라 매일 자정을 넘겨 퇴근했다"는 업무과다형이 있는가 하면, "구조조정으로 회사를 떠나는 동료의 송별식이 거의 매일 있다시피 해서 일주일이 넘게 매일 술을 마셨다", "승진사례를 하느라 새벽까지 며칠을 계속 술을 마셨다"는 업무 관련 회식형, "새벽까지 인터넷 게임을 하느라 무리했다"는 게임 열중형, "밤늦게까지 소파에 누워서 텔레비전을 보다가 소파에서 그냥 잠이 들었는데, 아침에 일어나보니 목이 안 돌아가더라"는 텔레비전 열중형, "새벽엔 헬스장, 점심시간엔 영어학원, 퇴근 후엔 야간대학원 다니느라 너무 무리했다"는 무리한 자기개발형에 이르기까지 피로누적의 유형은 그야말로 각양각색이다.

이런 피로가 계속 누적되면 목과 어깨 주위 근육이 과도하게 긴장하게 되면서 이미 낙침이 될 준비를 하고 있는 것이다. 언제부터인가 낙침으로 보이는 환자가 앞에 앉으면 똑같은 질문을 하게 되었다. "요즘 무척 피로한 일이 계속 있으셨나보죠?" 열에 아홉은 '얼굴만 쳐다보고 내가 계속 피로했던 것을 어떻게 아나?' 싶어서 뜨끔한 표정을 짓는다. 점쟁이만 과거를 알 수 있나. 낙침이 피로누적의 결과라는 것을 이미 많은 치료경험으로 알고 있는데.

가벼운 경우는 직접 또는 주변 사람들에게 간단히 지압을 받으면 된다. 뒷목의 한쪽 면에서 어깨까지 손으로 꾹꾹 눌러보면 무지무지하게 아픈 곳이 있다. 이곳을 엄지손가락 끝으로 4~5초간 지그시 눌러주었다 떼는 동작을 반복하면, 근육의 경직상태가 부드러워지고 뻣뻣하게 결렸던 목이 한결 편안해진다.

그러나 심한 경우는 지압으로 풀기엔 역부족이다. 그냥 두면 며칠 동안 뒷목과 어깨의 연결 부위만 결리던 것이 차차 어깻죽지까지 결리면서 등까지 뻐근해져 목과 한쪽 어깨, 팔까지 묵직하고 당기는 증상으로 그 괴로움은 이루 말할 수 없다. 이쯤 되면 한의원에서 침을 맞지 않고는 해결이 어려운 상태다.

한방에서 '낙침'은 뒷목과 어깨 주변 기혈의 순환이 안 되어 어혈이 쌓이고 기의 흐름이 원활하지 못해서 생기는 증상으로 본다. 근육의 경직도와 기혈 흐름이 막힌 경락을 조사해서 침을 시술하는데, 극심한 경우가 아니라면 한두 번의 침 시술로 언제 통증이 있었느냐는 듯이 깨끗하게 사라지는 것이 보통이다.

한의원이 광화문에 위치해 있기 때문에 외국대사관을 통해 소개받은 외국인이 침 치료를 받으러 오는 경우가 더러 있다. 사업차 서울을 한 달에 한 번씩 들른다는 중년의 캐나다 신사가 마침 심한 낙침으로 고개를 좌로 숙인 채 뻣뻣한 목을 감싸며 병원을 찾아왔다. 한 번의 침 시술로 조금 전까지 그렇게 몸을 괴롭히던 통증이 싹 가시면서 목을 좌우로 편하게 돌릴 수 있는 것을 경험하자, 이후에는 서울로 출장을 올 때마다 이런저런 아픈 증상을 치료받고 출국하기도 했다.

엎드려 자는 습관이 있는 사람도 낙침이 쉽게 발생한다. 밤새 머리와 목이 젖혀져 목 디스크에 걸리기도 쉽고 복부가 눌려서 허리에 나쁜 영향을 주기 때문에 아침에 잠에서 깨면 낙침뿐 아니라 허리가 아픈 경우도 잦다.

⦚⦚⦚ 눈꺼풀이 파르르, **중풍 아니야?**

며칠 전부터 눈꺼풀이 파르르 떨리는 증상이 계속된다며 젊은 아가씨가 병원에 왔다. 몇 개월 전에는 눈 아래 와잠(瓦蠶, 눈머리에서 꼬리 방향으로 눈 아래를 지칭하는 말. 눈 바로 밑의 뼈가 없는 곳에 누에 한 마리가 누워 있는 형상이라 하여 와잠이라고도 부른다) 부위가 탁탁탁 떨리는 증상이 하루 이틀 있었다가 저절로 없어졌다고 한다. 그래서 이번에도 그냥 두면 좋아지려니 했는데 3~4일이 지나도 낫기는커녕 더 심해지고, 긴장하면 떨림증이 더하는 것 같더란다.

이 아가씨의 병명은 '눈꺼풀 경련(眼瞼痙攣)'으로 과로나 스트레스에 의해서 눈가 근육이 불규칙한 경련을 일으키는 것이다. 요즘 왜 그리 피로했느냐 물으니 결혼을 한 지가 한 달밖에 안 되었는데, 결혼 전에는 주말마다 혼수 준비다, 결혼식 준비다 해서 신경을 많이 썼고 결혼 후에는 주말마다 친척들께 인사드리러 지방에 다니고 집들이하느라 힘들었다고 한다.

"선생님, 중풍이 오려는 거 아닐까요? 요즘 젊은 사람들도 중풍 많다는데."

"너무 몸이 힘들고 정신적으로도 지쳐 있는 게 원인이에요. 며칠 침 맞으면서 퇴근 후에는 무조건 푹 쉬고 많이 자봐요. 안검경련 시작된 지 며칠 안 됐으니 금방 괜찮아질 거야."

이렇게 안심을 시키고 경련이 있는 눈 주위의 경혈 몇 군데를 침으로 자극한 후 소음인 체질로 보고 보중익기탕(補中益氣湯)을 지어줘서 보냈다.

두 달쯤 지났을까.

"그때 눈 떨리던 건 괜찮았어요?"

"선생님, 그렇게 금세 좋아지는 걸 그땐 피곤해서 그런 줄도 모르고 괜히 걱정만 했네요. 그때 침 맞고 경련은 멈췄고요. 지어주신 약 먹었더니 피로감도 많이 가셔서 이후로는 경련이 없었어요."

이처럼 본인의 의지와 상관없이 눈 밑이나 눈꺼풀이 떨리고 씰룩대는 증상을 안검경련이라고 한다. 안면 혈관에 흐르는 혈액의 산소 부족이 원인인데, 과로나 수면 부족이 원인이므로 일단 만사를 제쳐놓고 푹 쉬어야 한다. 몸이 많이 지쳐 있다는 신호이기 때문이다. 잠도 많이 자고 영양가 있는 음식도 많이 먹어야 한다.

그러나 눈을 자주 깜박거리는 정도였다가 증상이 심해지면서 점차 얼굴 전체로 번지고 경련 시간도 길어진다면 적극적인 치료법을 찾아야 한다. 드문 경우지만 각막이나 공막 또는 상악동(上顎洞)에 염증이 있거나 삼차신경통 때문일 수도 있다. 또 파킨슨씨병, 부분적인 뇌경색, 뇌종양 등으로 뇌신경이 압박되어 있거나 히스테리성 또는 경련성 tic(불수의 적이고 간헐적인 근육의 수축)의 초기 증상일 수도 있으므로 반복적으로 발생하거나 증상이 너무 심한 경우는 주치의와 잘 상의해서 적절한 검사를 받아보아야 한다.

한방에서는 눈꺼풀 경련을 과로로 인한 피로(肝鬱)와 정신적인 스트레스(心火)가 원인인 것으로 보고 피로와 스트레스를 풀어주는 처방으로 치료하거나, 안면 부위의 혈행을 순조롭게 하는 순기활혈(順氣活血) 약재를 처방하기도 한다. 뻣뻣하게 굳어 있는 목 뒤쪽의 근육에 따뜻하게 데운 타월을 두르고 주물러서 목에서 머리로 올라오는 혈관의 혈행을 좋게 하는 방법도 아주 효과적이다.

피로나 스트레스 외에도 카페인, 니코틴, 불안감 등이 증상을 악화시키므로 커피나 담배 등을 자제하는 노력도 필요하다. 스스로 눈 주위 경혈을 지압해서 혈행을 좋게 하는 방법도 있는데 정명, 승읍, 태양, 어요, 인당, 찬죽, 사죽공 등의 혈자리를 손으로 꾹꾹 눌러주면 눈 주위 경락의 기혈 순환이 순조로워지는 등 치료에 도움이 된다.

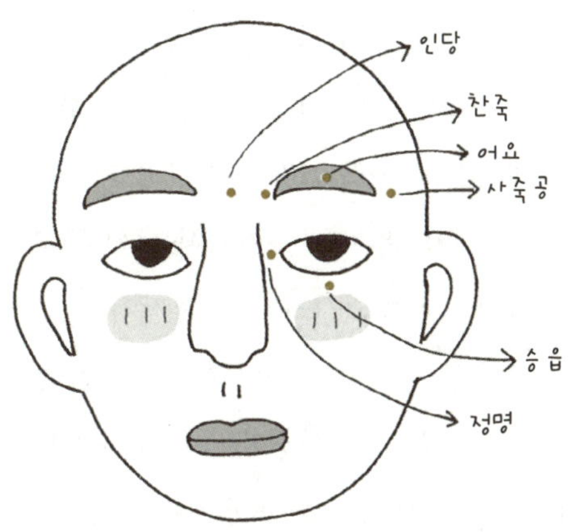

눈주위 경혈

⫴ 이 닦는데 **입가로 물이?**

근무한 지 두 달밖에 안 된 신입사원 김 모양(24세). 출근을 위해 아침 일찍 일어나 세면대에서 이를 닦는데 입가로 물이 줄줄 샌다. 세면대 거울을 쳐다보는 순간 눈을 의심했다. 얼굴이 일그러지면서 입이 한쪽으로 비뚤어지고, 한쪽 눈이 제대로 감기지 않았던 것. 출근하자마자 한의원으로 바로 달려와서는 어떡하면 좋으냐며 엉엉 운다.

"신입사원 교육받느라 너무 힘들었지? 새 업무에 적응하느라 스트레스도 많이 받았을 테고."

"네, 지난 두 달 동안 정말 힘들었어요. 잠도 못 잤고요."

"너무 피곤하고 스트레스가 많아서 안면신경이 마비된 거야. 초기에 치료 잘하면 별 탈 없이 회복될 테니 너무 걱정하지 말고 치료하러나 열심히 와요. 밤에 푹 자고 많이 쉬어야 해요."

그날부터 매일 침 치료와 함께 구안와사 초기치료에 사용하는 한약 처방을 하기 시작했다. 일주일이 지나자 얼굴이 조금씩 회복되기 시작했고 2주일 후에는 근육은 거의 회복되었고 감각만 약간 둔한 정도가 되었다. 다시 일주일 더 치료해서 얼굴 양쪽 감각까지 거의 다 회복되었다.

"자, 다시 예쁜이가 됐네요. 구안와사는 너무 피로하고 힘들면 누구에게나 발생할 수 있고, 한 번 와사가 왔던 사람이 조심하지 않으면 또 발생할 수 있으니까 컨디션 조절 잘하면서 생활해야 돼요, 알았죠?"

구안와사라고 불리는 안면신경마비는 얼굴에 분포되어 있는 말초신경이 마비되면서 안면 근육이 한쪽으로 당겨지는 증상이다. 정신적, 육체적으로 누적된 피로와 과도한 스트레스가 가장 큰 원인이며, 드문 경우지만 열 감기 후유증이나 귓병을 심하게 앓은 후에도 발생한다. 청소년, 여성, 심지어는 아이들에게도 원인만 제공되면 누구에게나 생긴다.

그러나 대뇌의 이상으로 마비가 오는 중풍과는 다르다. 증상은 입이 한쪽으로 돌아가고 한쪽 눈이 잘 감기지 않는 것 외에도 잘 감기지 않는 눈이 빡빡하게 아프고 눈물이 잘 나오지 않아 눈곱이 끼며, 음식 맛에도 둔감해지고 귀가 먹먹하거나 자신의 소리가 울려서 들리기도 한다.

한방치료는 침 시술로 얼굴에 분포된 경락의 소통을 원활하게 해서 마비를 풀어주고, 한약을 처방해서 풍(風), 한랭(寒冷), 열(熱), 습(濕) 등 마비의 원인이 되는 사기(邪氣)를 없애며, 마비된 얼굴 부위의 경직을 풀어준다. 안면신경 마비 정도에 따라 평균 4~8주 치료를 하게 되지만, 개개인의 증상과 과거 병력이나 기력 상태에 따라 6개월~1년까지 치료해야 하는 경우도 있다.

어느 질병이나 마찬가지겠지만 이 병도 발병 초기의 적절한 치료가 무척 중요하다. 마비된 즉시 한의원을 찾아 바로 치료에 들어가야 한다. 특히 마비 정도가 심한 경우 초기 약 2~3주의 치료를 소홀히 하면, 마비된 안면 근육이 완전히 원래의 모습을 찾지 못하는 후유증이 발생할 수 있다. 치료기간 내내 조심해야 하지만 특히 처음 2~3주간은 피로한 일을 적극 삼가

TIP

안면 근육운동과 안면 지압

구안와사는 꾸준히 얼굴 근육을 움직여줘야 회복속도가 빠르다. 눈을 크게 뜨고 얼굴을 찡그리고 휘파람을 불며 입꼬리를 올리는 등 처음에는 잘되지 않더라도 꾸준히 동작을 시도하는 것이 좋다. 빨대 불기, 풍선 불기, 껌 씹기 등을 자주 하는 것도 도움이 된다. 또 얼굴에 침을 맞는 곳(경혈)을 기억해두었다가 시간이 날 때마다 손끝으로 지그시 눌러 지압하거나 마사지해주면 좋다.

고 푹 쉬면서 육체적, 정신적으로 안정을 찾으려고 노력해야 한다. 식사는 음주를 금하고 영양이 풍부한 음식을 위주로 섭취하는 것이 좋다.

증상이 경미하더라도 치료가 어려운 경우가 있다. 60세 이상의 환자인 경우인데, 60세 이상의 고령자라 하더라도 영양상태가 좋고 기력이 아주 좋은 경우는 물론 회복이 빠르다. 그러나 노령으로 갈수록 가벼운 증상이더라도 회복이 더딘 경우가 대부분이다. 또한 구안와사 발생 당시에 극도로 심각한 과로 상태에 있었거나, 그런 상황에서 영양상태도 좋지 않은 경우는 젊은 사람이라 하더라도 회복이 아주 더디다. 그리고 흔하지는 않지만 얼굴 주위, 귀 뒤쪽으로 대상포진이 생겨서 2차적으로 발생한 구안와사의 경우는 회복도 더디지만 치료를 충분히 하더라도 얼굴에 근육마비의 후유증이 남는다.

▥ **힘없이 축 늘어진 손목,** 손목이 안 움직이다

손목을 전혀 움직일 수 없다며 병원에 오는 환자들이 가끔 있다. 여자보다는 남자가 많은데, 이들의 공통점은 잦은 음주 경향이 있으며, 과로가 누적된 상태라는 것이다.

한창 한일 월드컵으로 전국이 붉은 열기 속에 휩싸여 있던 때였다. 가끔 허리 아프다며 침을 맞던 W은행 L차장(40세, 남)이 아침 일찍 찾아왔다. 아무 소리 없이 오른팔을 쑥 올리는데, 손목이 힘이 없이 축 늘어져 있다.

"어젯밤까지 아무 일 없었는데 오늘 아침 일어나보니 이렇게 오른 손목만 힘없이 축 늘어지고 손가락을 움직일 수가 없어요."

평소 애주가로 소문난 이 차장. 월드컵 기간 동안 한국 경기가 있는 날은 물론이고 퇴근 후에 술 한잔하면서 밤새 다른 나라 경기도 빠짐없이 관람하기를 일주일 남짓. 손목이 마비되기 전날도 예외 없이 술 마시고 소파에서 새벽까지 텔레비전을 보다가 손을 포개어 베개 삼아 베고 잤는데, 아침에 일어나니 손목이 축 늘어지면서 마비되었던 것이다.

"이 차장님. 오늘부터는 축구경기가 있든 없든 상관없이 아홉 시 뉴스 끝나면 바로 주무셔야 해요. 손목 다 나을 때까지 술도 드시지 말고요."

손목과 팔의 경락을 따라 침 치료하고, 피로와 술에 지쳐서 습담(濕痰)으로 찌들어 있는 신체를 회복시키기 위해 과로와 음주를 금지하고, '거습(祛濕) 제담(除痰)'하는 한약을 처방했다. 일주일 후, 조금씩 손의 악력이 세지기 시작하면서 손목을 움직일 수 있게 되었고, 일주일을 더 치료해 예전의 손목으로 회복되었다.

이런 증상은 지나친 피로와 과도한 음주로 손목이나 발목의 말초신경이 마비되어 생기는 것으로, 마비 초기에 치료를 적절히 하면 대개 큰 후유증 없이 회복된다. 단, 당뇨병으로 인해 2차적으로 생긴 마비나 길랑-바레 증후군 등과 같은 신경계 감염으로 인한 말초신경 마비는 예후가 좋지 않다.

해마다 연말이면 음주와 과로가 겹치다가 급기야 한쪽 손목이 마비되었다며 찾아오는 환자들이 대개 이 차장과 같은 유형이다. 한쪽 손목이니 망정이지, 과로로 뇌출혈이나 뇌경색으로 한쪽 몸이 죄다 마비되면 어떻게 감당하려고들 그러는지. 나이가 젊으면 젊을수록 체력과 혈기만 믿고 몸을 함부로 하고, 나이가 많으면 많을수록 나이 생각은 안 하고 스케줄에 몸을 맞추다보니, 애꿎은 손목만 애를 먹는다.

||||| 과로를 방지하는 특효약

과로를 예방하는 방법은 간단하다. '일과 휴식의 균형을 유지하는 것', 일의 스케줄을 짜듯이 '휴식 스케줄'을 짜는 것. 그것이 바로 과로를 예방하는 특효약이다. 간단한 것 같지만 휴식 스케줄이 없는 사람이 의외로 많다. 멈출 줄 모르는 폭주 기관차와 같이 앞으로만 돌진하다보면 어느새 생과 사의 명암이 갈라지는 일이 생길 수도 있다. 과로 증후군, 나아가서 과로사를 막으려면 멈출 줄 알아야 한다. 철저한 자기관리가 이루어져야 한다. 꽉 차 있는 일의 스케줄 사이에 황금 같은 휴식시간이 반드시 포함되어야 한다.

TIP

내가 지금 과로상태일까?

다음의 13가지 중 최소 5가지 이상의 증상이 과거 한 달간 지속되고 있다면 당신은 과로상태에 있는 것이다.

- 화가 난다.
- 진정이 되지 않는다.
- 잠을 잘 못 잔다.
- 집중이 안 된다.
- 일할 때 잠이 쏟아진다.
- 녹초가 된 듯하다(운동 후는 제외).
- 이전과 비교해볼 때 금세 피곤해진다.

- 불안하다.
- 우울하다.
- 몸 상태가 안 좋다.
- 실수가 잦다.
- 일할 마음이 생기질 않는다.
- 아침에 일어나서도 계속 몸이 무겁다.

인간이 만든 문명의 질병

e-피로 증후군

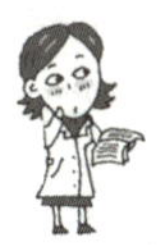

현대인들은 100년 전만 해도 상상할 수 없었던 수많은 전자기기에 둘러싸여 살고 있다. PC, TV, 휴대전화 등의 전자기구들을 하루 종일 사용하면서 옛날에는 없었던 각종 질병이 생기게 되었는데, 이것을 바로 일렉트로닉스(electronics) 증후군, 즉 'e-피로 증후군'이라고 부르고 있다. 대표적인 증상으로는 두통, 눈의 피로, 목의 통증, 전신 피로감 등인데, 신체에 지속적인 악영향을 미칠 뿐 아니라 심리적으로도 영향을 미쳐 우울, 불면, 조급증 등의 증상도 유발하는 등 스트레스의 직접적인 원인이 되고 있기 때문에 문명이 가져다준 혜택만큼 그 대가를 톡톡히 치르고 있는 셈이다.

ⅢⅢ 모든 전자기구를 추방하라,

e 피로를 유발하는 전자파(Electromagnetic Waves)

1970년대 고압 송전선 주변 지역 어린이들의 백혈병 발생률이 높다는 스웨덴의 연구결과가 나오면서 전자파 피해 논란이 시작되었고, 이를 계기로 세계 각국에서는 지난 30여 년간 끝없는 논란을 벌여왔다. 하지만 아직 어느 정도 노출됐을 때 문제가 되는지에 대해선 확실한 결론을 내리지 못한 상태다.

전자파 방출 기기는 해를 거듭할수록 기하급수적으로 늘어나는데, 대표적인 것이 휴대전화와 컴퓨터다. 휴대전화가 인체에 해롭다는 사실은 이제 누구나 다 알고 있다. 서울의대 예방의학교실에서는 2000년 여성 갑상선암 환자수와 휴대폰 가입자 증가 추세가 비례해 통계적으로 연관성이 있다는 연구결과를 냈고, 일본에서는 휴대폰 사용이 증가하면서 아토피성 피부 질환자의 피부염 증세가 악화됐다는 연구도 발표했다. 최근에는 휴대전화를 많이 사용하면 뇌종양이 발생할 확률이 높다는 연구보고까지 나왔다.

그뿐인가. 휴대전화만큼이나 현대인에게 필수적인 컴퓨터 모니터와 TV에서 방출되는 전자파도 인체에 악영향을 끼쳐 장시간 사용하면 눈의 피로, 시력 감퇴, 두통, 나른함 등이 유발된다는 VDT 증후군(Visual Display Terminal, 영상 단말장치 사용 증후군)은 이미 우리에겐 너무나 익숙한 단어가 되어 있다.

전자파는 심지어 아이들이 가지고 노는 배터리를 이용한 장난감까지 전기의 흐름이 있는 곳이면 어디나 존재한다. 전자파의 피해는 아직 정확하게 밝혀지지 않았지만 백혈병, 임파선암, 뇌암, 중추신경계암, 유방암, 치매, 유산 및 기형아 출산 등에 영향을 미친다는 보고가 잇달아 나오고 있어서 전자파 때문에 인간이 받고 있는 피해에 대해 그 관심이 집중되고 있다.

이러한 전자파의 홍수 속에서 살아가자면 전자파를 최소화하는 방법쯤은 알고 있어야 한다. 휴대전화의 전자파는 안테나와 본체의 연결부에서 집중적으로 방출된다. 따라서 안테나를 머리에서 효과적으로 떨어지게 하는 자세가 좋은데, 선진국에서는 이어폰 사용을 적극 권장하고 있기도 하다. 또한 휴대전화의 전자파는 순간적인 강도보다는 노출되는 시간이 더욱 중요하기 때문에 5분 이상 사용하지 말아야 한다. 전자파는 성장이 빠른 생식세포에 영향을 미치므로 휴대전화를 바지 앞주머니에 넣고 다니는 것은 좋지 않고, 목에 걸어서 심장과 가까운 곳에 두는 것도 좋지 않다.

컴퓨터 모니터는 앞쪽보다 뒤쪽에서 전자파가 주로 방출되므로 다른 사람이 사용하고 있는 모니터의 뒤를 가깝게 마주보고 앉지 않도록 한다. 또한 수분이 있는 물질은 자기장을 흡수하므로 컴퓨터 주변에 잎이 많은 식물이나 선인장 화분을 놓아두어도 도움이 된다.

퇴근 후 저녁을 먹은 뒤부터 보기 시작한 TV를 밤이 늦도록 시청하다가 그대로 잠이 들었다면, 잠자리가 불편해서라기보다는 TV에서 방출되는 전자파를 계속 받으면서 잠을 잤기 때문에 피로감이 더욱 심할 것이다. 되도록 잠을 자는 곳에는 TV를 가까이 두지 않는 것이 좋다.

또한 침대 머리맡에 있는 스탠드도 수면을 방해하는 전자파를 방출하므로 없애는 것이 좋다. 자, 그러니 혹시 당신이 원인 모를 불면증에 시달리고 있거나 유난히 몸이 피로하다면, 오늘 당장 침실에 있는 TV, 오디오, 스탠드, 심지어는 전자시계까지 모든 전기기구를 싹 치우고 오직 침구류만 펴놓고 잠들어보자. 확실히 편안하고 쉽게 잠들 수 있고, 다음날 아침 상쾌한 기분을 한껏 느낄 수 있을 것이다. 바로 전자파의 방해 없이 충분한 숙면을 취할 수 있었기 때문이다.

|||||| **눈의 피로를** 줄이는 방법

컴퓨터 증후군 중 가장 보편적인 증상이 눈의 피로, 시력저하, 두통, 안구건조증이다. 컴퓨터 모니터를 계속적으로 주시함으로써 눈을 깜빡이는 횟수가 줄어들어 눈이 마르는 안구건조증이 생기고, 눈이 쉽게 피로하고 자주 충혈된다. 또 한 자세로 오랫동안 작업함으로써 근육의 경직에서 오는 각종 통증, 목 디스크, 견비통, 턱관절 장애, 요통 등이 생기고, 좁은 실내에서 운동도 하지 않고 지냄으로써 소화불량, 속이 울렁거리고 메스꺼운 멀미 같은 소화기 증상들이 발생한다. 또한 정신적인 피로감으로 인해 긴장성 두통, 불면증, 집중력 저하, 심한 건망증, 어지럼증, 무기력증, 신경예민, 가슴 답답한 증상 등이 생기는 것이다.

통계에 의하면 하루에 5시간 이상 컴퓨터 작업을 하는 사람의 30%가 안구건조증 증상을 보인다고 한다. 눈을 깜빡이는 동작은 각막 위로 눈꺼풀을 덮으면서 각막을 눈물로 적셔주기 위함인데, 모니터를 보는 동안은 눈을 덜 깜빡이게 되므로 각막 표면을 부드럽게 적셔주는 눈물의 효과를 제대로 볼 수 없다.

안구건조증의 원인은 원래 눈물샘이 막혀서 눈물 분비에 장애가 생기는 것이다. 그런데 컴퓨터 작업자의 안구건조 증상은 눈물샘 장애 때문이 아니라, 눈을 덜 깜빡임으로써 눈물샘에서 나오는 눈물을 활용할 시간이 충분하지 않아서 발생한다.

컴퓨터 작업으로 눈이 피로해지는 원인은 이뿐만이 아니다. 불과 30~40cm의 거리를 두고 모니터를 장시간 바라보게 되므로, 안구가 가까운 곳을 연속해서 주시하게 되면서 거리조절 기능에 장애가 생겨 피로해진다.

또한 가까운 곳을 보면 눈이 가운데로 모이고, 먼 곳을 볼 땐 눈이 벌어져 원근에 따라 자동으로 조절되는 자연스러운 안구운동에도 장애가 생긴다. 또한 가까운 곳을 계속 응시함으로써 안구조절 긴장상태를 유발, 안압이 높아진다는 보고도 있다.

눈이 건조해질 때 흔히 사용하는 인공눈물만 열심히 점안한다고 해결될 문제라면 간단하지만, 컴퓨터 사용으로 인한 눈의 피로는 그렇지 못하다. 건강을 잃어봐야 소중한 걸 안다면 얼마나 어리석은 사람인가. 눈이 건강할 때 미리미리 관리를 잘하자.

한약 처방 중에 '황련해독탕'(黃連解毒湯, 염증과 열을 가라앉히는 대표적인 한약재인 황금, 황백, 황련을 달인 처방)은 그동안 한방 안비이인후과 계통의 치료 처방으로 많이 언급되어왔는데, 그 응용 범위가 주로 안과(眼科) 계통의 질병이다. 눈에 열이 나고 피로하며 충혈되는 증상에 복용하거나, 처방을 증류한 맑은 약액을 점안하는 등의 방법으로 응용하면 된다. 그래서 여름철 유행성 결막염으로 눈이 뻘겋게 충혈되고 아프다는 환자에게는 황련해독탕 증류액을 처방하고 수시로 점안하거나 약액에 눈을 씻도록 지시하는데, 이 처방이 컴퓨터 증후군으로 인한 눈의 피로와 뻑뻑하고 아픈 증상에도 효과 만점이다.

눈의 피로를 줄이기 위해서 지켜야 할 수칙은 또 있다.

창문 블라인드를 내리고 방안의 조명을 낮춰 화면의 눈부심 현상을 감소시키자. 컴퓨터 보안기를 사용하는 것도 좋은 방법이다. 또한 흰 바탕화면에 검은색 글씨가 눈에 가장 편하므로, 바탕화면을 화려한 색으로 하지 않는다. 그리고 상체를 숙이지 않고도 글씨를 읽을 수 있을 정도로 활자체를 키운다.

모니터를 주시할 때는 의식적으로 자주 눈을 깜박여줘서 각막을 눈물로 충분히 적셔주도록 노력하자. 하루 5시간 이상 작업하지 않도록 노력하고 50분 작업했다면 10분간 휴식을 취하자. 그러나 그 휴식시간마저도 컴퓨터로 지뢰찾기 게임을 한다면 눈은 쉴 시간이 없다. '30분 작업하고 30초 먼 곳 보기'를 생활화하자. 모니터가 눈높이보다 위쪽에 있으면 눈을 더 크게 떠야 하므로 눈의 깜박임이 줄어들어 안구가 쉽게 건조된다. 모니터는 눈높이의 10~20도 아래로 배치하자.

||||| 내 목이 거북이 목?

거북목 증후군(turtle neck syndrome)

컴퓨터 증후군의 하나로 눈의 피로에 못지않게 많은 것이 근골격계의 통증이다. 고정된 자세로 장시간 반복적인 작업을 하다보니 뒷목과 어깨는 뻣뻣하고 팔은 저리며 손목이 아픈 증상이 거의 매일 몸을 괴롭힌다. 이런 통증들은 거북목 증후군, 근막동통 증후군, 수근관터널 증후군, 건초염, 건염 등의 다양한 용어로 표현하고 있지만, 특별한 의학적인 진단명이라기보다는 다양한 근골격계의 병증을 가리키는 혼합 표현에 불과하다.

'거북목 증후군(turtle neck syndrome)'이라는 다소 희극적인 이름의 병명도 컴퓨터 작업 때문에 생긴 신종 질환이다. 엉덩이를 뒤로 빼고 팔은 책상에 기댄 채 상체를 숙인 자세로 등을 구부려 거북처럼 목을 앞으로 쭉 빼고 서류나 컴퓨터모니터를 쳐다보면, 평소에도 거북이처럼 목을 앞으로 쭉 뺀 자세를 취하게 된다. 이 자세를 오래 유지하면 목뼈를 지탱하는 목 뒷부분의 근육과 인대가 과도한 힘을 받아 팽팽하게 긴장하고, 결국 뒷머리부터 어깨까지 묵직하게 당기는 감이 심해져 견딜 수 없을 지경에 이른다.

뒷머리, 뒷목, 어깨가 아프다며 한의원을 찾는 환자 중 상당수가 이러한 거북 목 자세가 몸에 밴 사람들이다. 거북처럼 목을 내밀고 생활하면서 목뼈의 정상 곡선을 유지하지 못하면, 머리의 하중을 종일 견뎌내야 하는 목뼈와 목 디스크가 중력을 받는 방향이 나빠지게 된다. 이를 계속 방치하면 디스크의 간격이 좁아져서 생기는 경추 디스크 질환으로 차차 발전할 소지가 크다. 그뿐만이 아니라 척추 전체가 비정상적으로 변형이 생기게 되므로 전반적인 척추 질환의 원인이 될 수 있다.

항상 뒷목과 어깨가 뻐근하고 무거우며, 어깨 근육이 단단하게 많이 뭉쳐 있고 머리가 맑지 못하며 뒷머리가 묵직한 증상이 있을 뿐 아니라, 평소 목을 자주 삐거나 잠자고 일어난 뒤 목을 움직이지 못하는 일이 자주 있는 사람은 자신의 자세를 점검해볼 필요가 있다.

자신이 거북 목을 가졌는지 쉽게 검사해보는 방법은, 차렷 자세로 서서 귀의 중간에서부터 아래로 가상의 선을 그었을 때, 그 선이 어깨 중간을

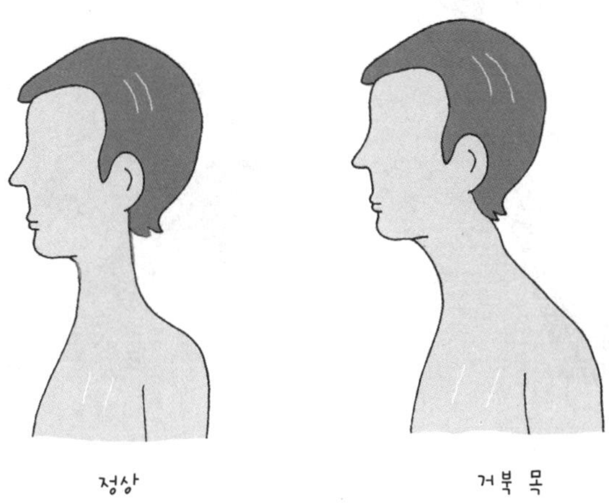

통과하는지를 살펴보는 것이다. 귀 중간선이 어깨 중간보다 앞으로 2.5cm 정도 나와 있으면 이미 거북 목으로 변해간다는 신호이고, 5cm 이상 나와 있으면 이미 거북 목이 심각한 상태다.

치료는 원인을 제거하는 노력이 일차적이어야 한다. 다시 말하자면 컴퓨터 작업을 할 때 자세를 바로잡는 노력이 없으면 거북목 증후군은 고칠 수 없다. 의자에 앉을 때 엉덩이를 의자 뒤까지 붙이고 허리와 등을 쭉 펴고 어깨도 펴며 턱을 약간 몸 쪽으로 당긴 자세를 유지하도록 노력하자. 가까운 사람에게 작업 도중 자신이 등이 굽고 목이 앞으로 쭉 빠져나온 자세를 보이면 바로 지적을 해달라고 부탁하는 것도 좋은 방법이다.

업무 도중 수시로 기지개를 켜거나 목을 풀어주는 운동을 하자. 손을

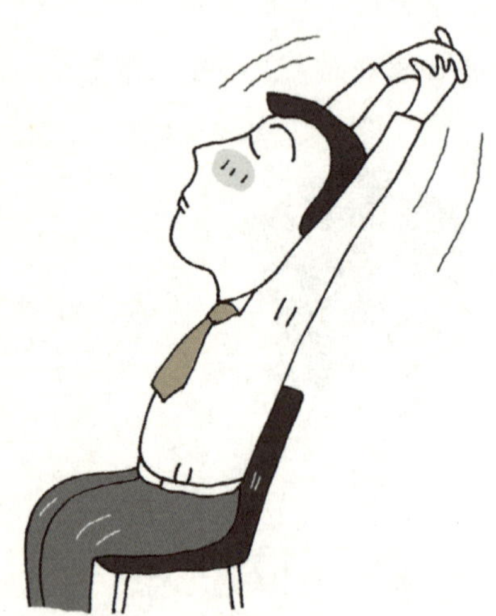

깍지 껴고 올린 자세

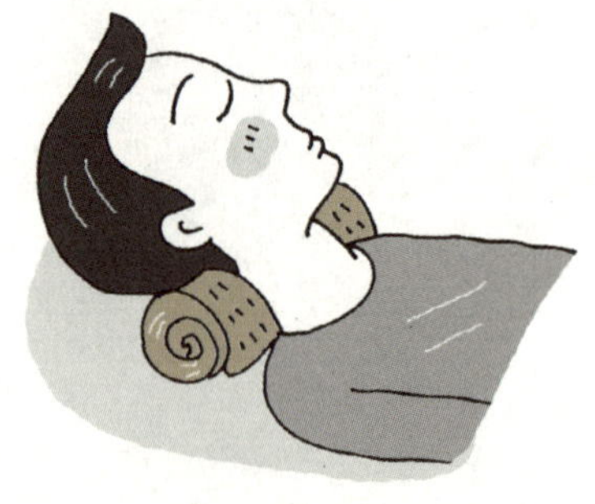

타월을 말아 베고 누운 자세

깍지 낀 채 위로 올려 몸 뒤로 젖히는 동작도 자주 해보자. 한방 치료는 경직된 뒷목과 어깨 부위에 반복적으로 침이나 뜸 치료를 하고, 서근활경(舒筋活經, 근육의 긴장을 풀어주고 경락에 활기를 도와주는 치료법)시켜주는 한약재를 처방한다.

집에서 쉴 때는 바닥에 똑바로 누워 타월을 둥그렇게 만 것을 목 뒤에 받쳐두고 10분쯤 쉬면 목의 피로를 풀어주는 데 도움이 된다. 이렇게 목뼈의 가장 자연스러운 C자 곡선을 따라 타월을 받쳐두고 있으면 하루 동안 불편하게 하중을 받아 피로가 누적되었던 목뼈의 긴장이 풀어지면서 편안해진다.

▌▌▌▌▌ 누구에게나 언제나 생길 수 있다,

근막동통 증후군(Myofacial pain syndrome)

S회사 전산직인 K씨(32세, 남)는 회사 입사 때부터 지금까지 수년간 밤늦게까지 컴퓨터 작업을 해왔고 운동과는 담을 쌓은 사람이다. 평소에도 늘 양 어깻죽지가 묵직하고 결리는 증상으로 불편했는데, 동료 직원이 장기 휴가를 내고 자리를 비우는 바람에 한 달 동안 갑자기 업무량이 두 배로 늘게 되었다. 그러자 어깻죽지뿐 아니라 등 전체가 결리고 뒷목을 잡아당기는 듯한 증상이 너무 심해져 견디기 어렵게 되었다.

운동도 안 하고 매일 꼼짝 않고 컴퓨터 앞에만 앉아 있었으니 어깨 근육이 경직되어서 수축했을 것이고, 뭉쳐진 근육이 주변 신경을 압박한데다 혈액과 산소 공급이 부족해져 그렇게 아픈 것이었다. 아픈 근육을 중심으로 약침을 몇 번 시술하자 통증은 곧 없어졌다. 그러나 이 경우 치료가 완전히 끝난 것이 아니므로 방심은 금물이며, 사는 방법을 바꾸지 않으면 조금만 피로해도 금세 또 아플 것이므로 미리미리 운동할 것을 권했다.

K씨의 병명은 근막동통 증후군. K씨는 평소에 키보드 작업을 위해 양손을 자판 위로 올려놓은 똑같은 자세로 장시간 일함으로써 어깻죽지 안쪽 근육에 지속적이고도 경미한 수축을 만들게 되었고, 여기에다 모니터를 쳐다보느라 고개를 약간 든 상태였기 때문에 목 뒷근육도 경미한 수축 상태에 놓이게 된 것이었다. 그래서 어깨, 등, 허리의 근육조직에 피로가 누적, 이 근육 주변의 혈류 공급이 떨어지고 기와 혈의 순행이 순조롭지 못하게 되면서 대사물질이 쌓이고 축적되어 근육 속에 딱딱한 통증 point가 생기게 된 것이 원인이었다.

이 통증 point는 운동부족 등의 이유로 적응도가 떨어진 근육이 긴장, 경련, 스트레스, 피로 등에 장기적으로 노출됐을 때 통증을 일으키게 된다. 외부 자극에 민감한데다 주변의 다른 부위에도 통증(연관통)을 유발하는 것이 특징이다. 또한 X-ray나 MRI 등 각종 검사로는 찾아내기 힘들지만 손으로 근육 결을 만져보면 콩알만 하게 뭉쳐진 근육을 발견할 수 있는데, 주로 앉아서 일을 많이 하는 사무직 직장인의 뒷목, 어깻죽지, 허리, 엉덩이 근육에 단골로 생기는 증상이다. 한의학에서도 이와 같은 증상을 잘못된 자세 등으로 근육에 수축 상태가 오래 지속되면서 경락의 소통이 원활하지 못해 통증이 발생한다고 보는데, 흔히들 이야기하는 '담(痰, 인체 내의 병리적인 노폐물이 쌓인 것)'이 드는 현상을 말하는 것이다.

목 양 옆과 뒤, 어깻죽지 근육을 누군가가 주물러주면 무척 아프면서도 시원한 감을 느낀다. 주물러서 손가락의 압력이 가해지는 곳은 혈액이 통하지 않았다가 손을 떼면 곧 혈액이 통과하면서 시원해지고 근육의 피로도 풀어지는데, 지압의 원리가 바로 이것이다. 침의 원리도 같다고 보면 되는데, 기의 순환이 정체되어 생긴 통증 부위에 침을 놓는 순간 정체되어 흐르지 못했던 기 에너지가 순조롭게 흘러가면서 뭉쳐진 담이 풀어지고 통증도 없어지는 것이다. 한방 치료로는 경직된 근육을 위주로 반복적으로 침, 뜸 치료를 하거나, 약침요법이나 봉침요법을 사용하기도 한다. 증상의 정도가 심한 경우는 서근활락지통(舒筋活絡止痛, 근육의 긴장을 풀어주고 경락에 활기를 도와주며 통증을 제어)해주는 한약재를 처방한다.

근막동통 증후군은 누구에게나 또 언제나 생길 수 있다. 치료와 예방을 위해서는 무엇보다도 앉거나 서거나 올바른 몸의 자세를 취해줌으로써 근육의 지속적 불균형을 피하는 게 중요하다. 근육의 지속적인 긴장도 해롭다. 똑같은 자세를 너무 오래 하고 있으면 근육조직이 피로를 느끼고 피로한 근육은 뭉쳐서 통증을 유발하기 쉽기 때문이다. 또한 근육이 뭉쳐지기 전에 스트레칭(근육 늘리기) 등으로 그때그때 풀어주어야 한다.

∭ 손가락, 손목, 팔꿈치, 어깨까지!?

마우스 증후군(Mouse Syndrome)

손목을 과다하게 반복 사용하는 사람들에게 흔히 나타나는 손목 통증 질환이다. 과거에는 집안일이 많은 주부나 식당 주방에서 일하는 사람들에게서 볼 수 있던 질환이었지만, 근래에는 마우스 과다 사용으로 인해 손가락, 손목, 팔꿈치, 어깨 등에 통증을 호소하는 사람이 많아지면서 마우스 증후군이라는 신종 용어가 생기게 되었다.

일반적으로 마우스 증후군은 손목의 혈관 순행 통로가 좁아지면서 신경을 압박하는 수근관 증후군(Carpal Tunnel Syndrome), 손목을 지나가는 건(腱)의 염증으로 통증이 생기는 손목 건염(Wrist Tendonitis), 무리한 힘으로 마우스 드래그를 반복해서 생기는 팔꿈치 통증(마우스 엘보) 등을 통틀어 말한다.

손이 저리고 손가락이 화끈거리며 아침에는 손이 굳거나 경련을 일으키기도 하는 등 팔과 손목의 감각 이상과 마비 증상까지 초래하는 일종의 직업병이다. 대부분의 마우스는 손목이 책상에 닿은 상태에서 손을 위로 꺾은 자세를 요구하는데, 이 자세로 장시간 작업을 하면 손바닥 안의 힘줄에 무리가 가게 되고 손목의 근관이 좁아져 통증을 유발하게 된다.

증상은 엄지손가락이 약해지고 주먹 쥐기가 힘들며 팔과 어깨, 때로는 목까지 통증이 이어지며 물건을 자주 떨어뜨리기도 한다. 특히 손에 힘을 꽉 쥔 상태로 일을 하거나 물건을 사용할 때 증상이 악화되며, 손의 힘이 약해지는 증상도 나타난다. 처음에는 손이나 팔뚝의 힘이 약해지고 저리며 감각이 무뎌지는 증상이 나타나기 시작해서, 점차 증세가 심해지면 책장 넘기기, 문고리나 수도꼭지 돌리기, 심지어 커피 잔 잡기도 어려워진다.

주로 첫째 둘째 셋째 손가락과 넷째 손가락의 절반 부분에서 저림증이 나타나는데, 저림증은 손등에는 없고 손바닥에만 있다. 증상은 서서히 나타나고, 운전 도중이나 밤에 잠을 잘 때 악화되는 경우가 많다. 자다가 손과 손목이 저려 잠에서 깨고, 손을 주무르거나 털면 덜해진다. 일단 손가락, 손목, 팔꿈치, 어깨 등이 뻣뻣하고 불편하거나, 손이 저리고 시리는 등 손과 어깨에 통증이 지속된다면 '마우스 증후군'을 의심해봐야 한다.

특히 인터넷 게임은 키보드 사용보다 오른손의 빠른 마우스 사용이 절대적으로 필요하기 때문에 게임에 열중하다보면 마우스를 필요 이상으로 꽉 움켜쥐게 된다. 컴퓨터 앞에 오래 앉아 있을 때 나타나는 목과 어깨 통증은 물론이고, 마우스를 사용하는 오른쪽 집게손가락이 유독 심하게 아프다.

공기업체 영문 웹사이트 관리업무를 맡고 있는 미국인 Susan이 어느 날 한의원에 찾아왔다. 1년이 넘도록 하루 종일 키보드와 마우스를 사용하고 있는데, 얼마 전부터는 갑자기 손목을 전혀 움직일 수 없을 정도로 통증이 심하고 손목 중앙이 붓고 열이 난다고 했다. 손가락 중에 2, 3지 손가락을 전혀 사용할 수 없어 드래그나 클릭 동작이 전혀 불가능한 상태라서 내원 전날부터는 마우스를 왼손으로 사용하기 시작했다고 한다. 전형적인 마우스 증후군이었다.

우선 당일은 오른손으로 컴퓨터 작업을 하지 말라고 주의를 주고, 손목 주위에 부종을 내리고 열을 식혀주는 '중성어혈(中性瘀血) 약침(藥針)'을 시술한 다음 수시로 얼음찜질을 하라고 일러주었다. 다음날도 약침을 한 번 더, 연달아 이틀을 시술하자 열감이 없어지고 부종이 싹 가라앉아 손목이 몰라보게 좋아졌다. 미국에서도 침 치료는 한 번도 받아본 적이 없었다는 Susan은 웹사이트에 컴퓨터 사용자들의 근골격계 질환에 대한 한방치료 기사를 올리고 싶다며 치료 일지 형식의 글을 이메일로 보내줄 수 있겠는지 물어왔다. 물론 흔쾌히 부탁에 응했다.

마우스 증후군을 예방하려면 키보드와 마우스를 사용할 때 손목이 너무 구부러지지 않도록 하는 것이 중요한데, 손목이 일직선으로 반듯해지면 손목터널 안의 압력이 없어지고 힘줄이 휴식을 취할 수 있기 때문이다. 손목이 꺾이지 않고 중립을 유지하기 위해서는 책상 밑에 키보드 트레이나 마우스 트레이(워크보드)를 설치하거나 손목 받침대를 사용하면 된다.

또 키보드와 마우스를 인체공학적 디자인 제품으로 바꾸는 것도 좋은 방법이다. 인체공학적 디자인 마우스는 오른손잡이용 기준으로 마우스의 왼쪽 부분이 더 높아서 자연스럽게 손목에 무리가 적은 자세를 유지시켜 주기 때문이다. 키보드 역시 자판 배열이 꺾인 인체공학 키보드가 손목의 피로를 많이 줄여준다.

또한 마우스를 클릭하거나 드래그하는 힘과 횟수를 줄여야 하는데, 실제로 마우스로 작업하는 데 열중하다보면 클릭이나 드래그 동작을 피할 수가 없다. 이런 반복 동작을 많이 하는 사람은 일반 마우스 대신 펜 마우스 나 타블렛을 권한다.

필자 또한 한의원에서 전자차트를 기록하면서 환자 치료 부위를 그 림으로 정확히 표현하기 위해 펜 마우스를 구입했다. 사용해보니 클릭은 펜 끝으로 그냥 톡 찍으면 되고, 드래그 동작은 펜을 쥔 상태에서 엄지손가락 을 살짝 누르기만 하면 해결되었다. 당연히 일반 마우스보다 손목 부담이 현저히 줄어드는 것을 체험했다. 그래서 마우스 증후군이 있는 환자들에게 치료와 함께 펜 마우스 사용을 권해보았는데, 효과가 아주 좋았다.

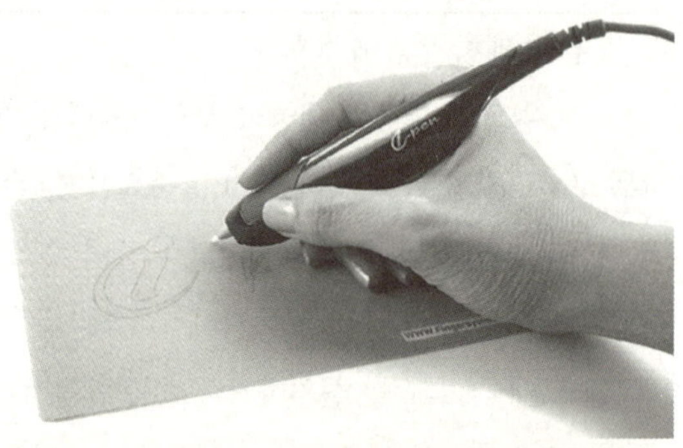

펜처럼 편하게 쓸수 있는 펜마우스.

사진제공: (주)펜텍 www.i-pen.co.kr

‖‖‖‖ 'e 피로'를 완화하는 **사소한 습관**

우선 의자에 바르게 앉는 법을 알아야 한다. 손목과 손을 바닥과 평행으로 팔꿈치로부터 곧장 뻗어야 하고, 넓적다리와 바닥도 평행이 되게 의자높이를 조절해야 한다. 엉덩이는 의자 뒤쪽에 붙이고 앉는데, 이렇게 했을 때 키가 작은 사람은 발이 공중에 뜨게 된다. 이럴 때는 발밑에 상자를 괴어주도록 한다. 이 자세는 척추로 가는 부담을 줄일 수 있어서 작업 도중 허리, 뒷목, 어깨가 쉽게 긴장되지 않도록 도와준다.

긴장된 근육에는 스팀타월(핫팩)이 효과적이다. 결리는 증상은 근육이 긴장되어 혈액순환이 원활하지 않을 때 많이 나타나기 때문에 스팀타월을 목과 어깨, 허리의 결리는 부분에 오랫동안 대고 있으면 한결 좋아진다. 혈액순환이 좋아지면 근육이 풀리고 통증도 가벼워진다.

한 시간에 한 번씩은 모니터에서 눈을 떼고 창밖을 내다보는 습관을 들이자. 이왕이면 목과 어깨를 풀어주는 스트레칭도 곁들이면 효과가 배가될 것이다. 장시간 컴퓨터 작업을 하는 도중에 갖는 휴식시간은 '짧게, 자주' 가지는 것이 좋다.

하루 4~6시간 동안 컴퓨터를 한다면 적어도 1시간에 한 번 정도는 10분간 휴식을, 중등도의 집중력을 요하는 컴퓨터 작업을 할 때는 2시간마다 15분간 휴식을, 고도의 집중력을 요하는 컴퓨터 작업을 할 때는 1시간마다 15분간 쉬어야 한다. 무엇보다 중요한 점은 어딘가에 통증이 생기기 전에 휴식을 취해야 한다는 것이다. 이미 통증이 생긴 후 휴식을 취하면 회복하는 데 훨씬 더 오랜 시간이 필요하기 때문이다.

⁓ 향기로 피로를 푼다, **아로마요법**

피로감을 느낄 때 휴식을 겸해 허브차를 마시는 것도 좋다. 상큼한 향내로 기분전환에 도움이 되는 것은 물론 스트레스로 인해 쌓인 긴장을 풀어주며, 피로회복에도 효과가 있다. 허브 한 종류도 좋고, 몇 가지를 섞어 차를 만들어 마셔도 된다.

1인분을 기준으로 건조한 것은 1티스푼, 생잎은 2~3잎을 넣는데, 먼저 유리나 도자기 포트에 뜨거운 물을 넣어 따뜻하게 데운 뒤 새 물을 채운 다음 잎을 넣어 1~2분 정도 우려내면 된다. 그런데 생잎을 넣으면 떫은 풋내가 날 수 있다. 이때는 레몬조각을 넣거나 기호에 따라 꿀을 넣어도 좋다. 냉차를 만들어 냉장고에 넣어두고 마셔도 된다.

아로마 오일을 이용해 심신의 긴장을 풀어주는 방법도 권할 만하다. 잠자기 전 욕조 속에 라벤더 오일을 섞어 목욕하면 긴장이 풀어지면서 편안하게 깊은 잠을 잘 수 있다. 사무실 방향제로 머리를 맑게 해주는 솔잎 향 등을 사용하면 긴장 완화에 도움이 된다.

⁓ **근육의 피로**가 확 풀리는 **지압법**

e-피로를 풀어주는 경혈 자극법과 체조 경혈을 자극해서 근육의 피로를 풀어주는 방법으로 쉽게 접근해볼 수 있는 것이 바로 지압이다. 엄지손가락의 지문을 이용해서 천천히 힘 있게 꾹꾹 눌러주면 근육의 피로가 확 풀어진다.

○● 뒷목과 어깨가 뻐근하고 결릴 때

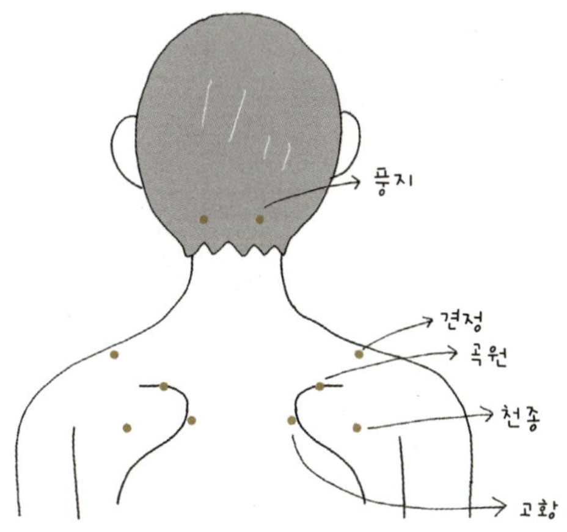

○● 눈이 피로하고 두통을 느낄 때

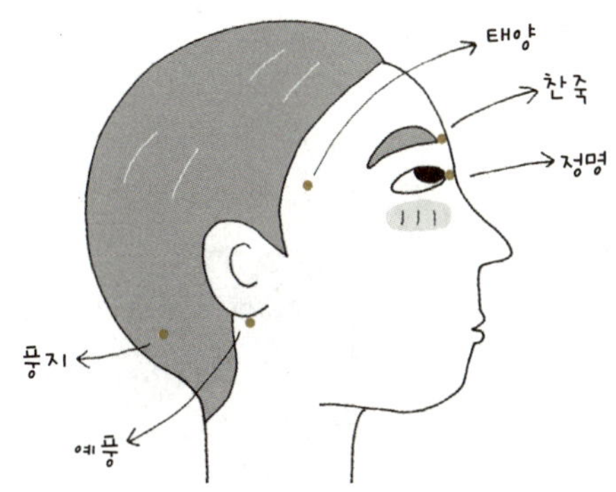

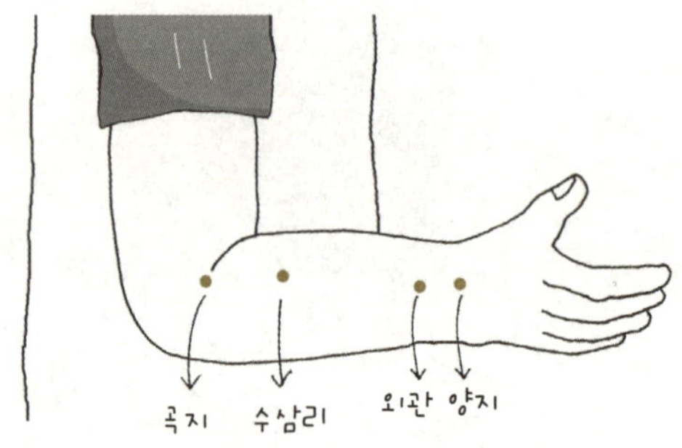

‖‖‖ 의자에 앉은 채 수시로 한다, 간단한 체조법

○●목

목을 천천히 회전시키면서 원을 그린다. 또는 한 손으로 머리를 천천히 앞으로, 옆으로 지그시 눌러준다.

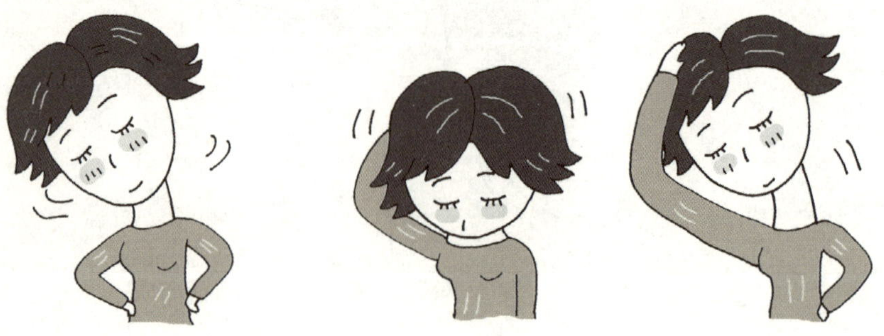

○●어깨

'어깨를 으쓱'하듯이 천천히 위로 끌어올렸다 내린다. 또 차렷 자세에서 어깨를 천천히 크게 앞으로, 뒤로 회전시키는 동작을 반복한다.

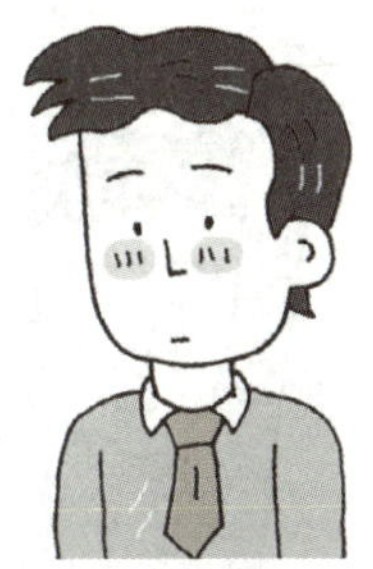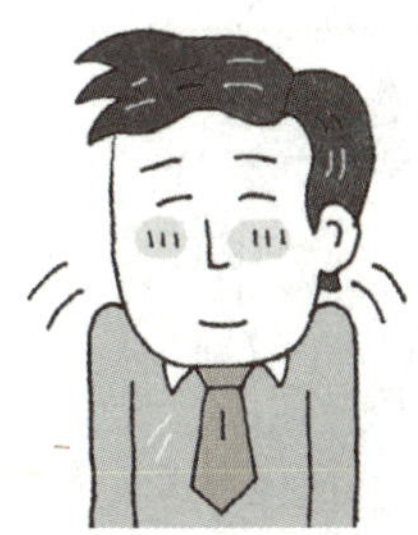

○●손목

손목을 뒤로 젖혀서 한쪽 팔을 앞으로 뻗고 다른 손으로 손목을 목 쪽으로 천천히 당겨준다. 이어서 손목을 아래로 꺾어서 천천히 당겨준다. 또는 양 손을 앞으로 하고 마주보게 한 상태에서 손바닥이 떨어지지 않게 아래로 서서히 내린다.

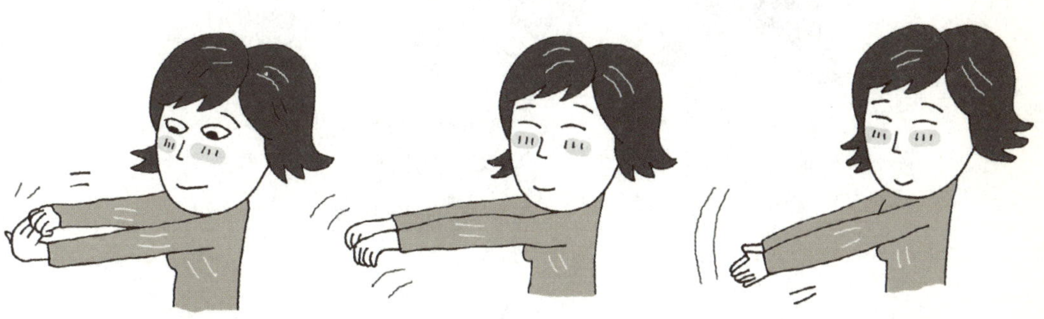

○● 팔

두 손을 깍지 껴서 뒤집어 앞으로, 위로 쭉 뻗어준다. 또는 크게 기지개를
켜면서 팔을 위로 쭉 뻗어준다.

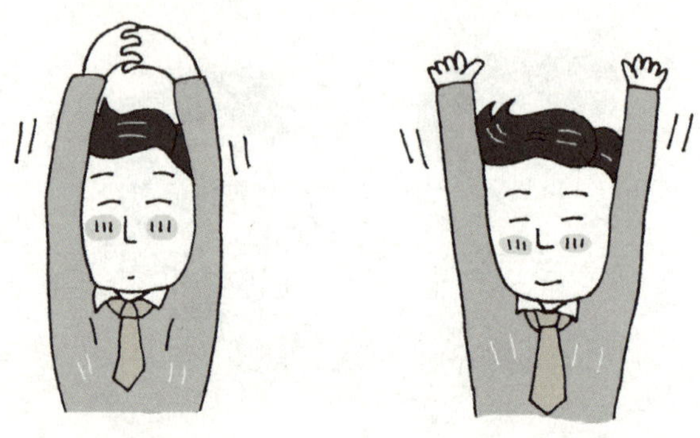

○● 몸통

양손을 깍지 껴서 위로 올려 좌 또는 우로 천천히 몸통을 구부려준다.

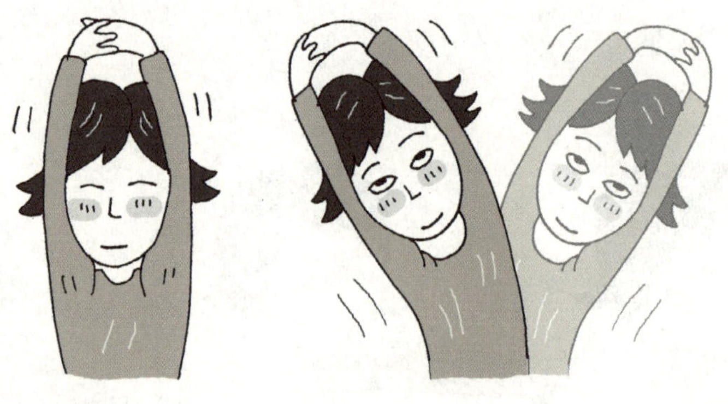

의자에 앉은 채 다리를 앞으로 쭉 펴서 발목을 몸 쪽으로 젖혀준다. 종아리 근육이 당겨지고 무릎이 시원해지는 것을 느끼면서 열을 센다.

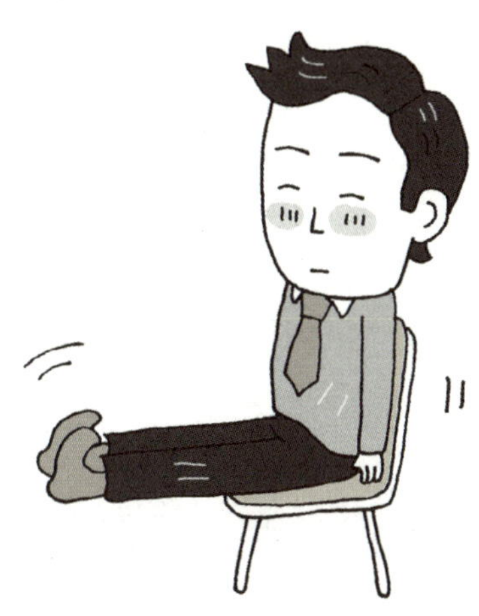

화이트칼라의 숨 막히는 고통

빌딩 증후군

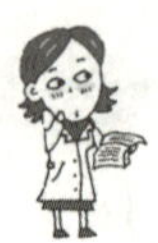

ⅢⅢ 사무실만 벗어나면 싹 사라진다, **빌딩 증후군**

밀폐된 공간에서 오랜 시간 일할 수밖에 없는 IT인 남녀 각각 50명을 대상으로 한 '근무 중에 느끼는 불편 증상'에 관한 설문조사 결과, 두통이 56%, 집중력과 기억력 감퇴가 54%, 눈·코·목이 건조하거나 따갑다가 34%, 무기력 및 전신피로감이 38%, 비염이나 코막힘 등 알레르기 증상이 24%, 속이 메스껍고 더부룩하다가 22%, 냉방병에 걸린 적이 있다가 44%로 조사되었다. 이들의 하루 근무시간은 12시간 이상이 92%, 3~4일 야근한다가 28%였고, 거의 매일 야근한다는 응답자도 30%나 되었다. 즉 과반수가 주중에 야근을 매우 자주 하는 것으로 나타났다.

필자가 치료하고 있는 환자들도 위와 같은 증상을 겪는 유형들이 많은데, 특이한 것은 사무실에 있으면 여러 가지 증상들 때문에 너무 괴롭지만 사무실만 벗어나면 언제 그랬느냐는 듯이 증상이 싹 없어진다는 것이다.

"주말에 집에서 쉴 땐 좋았다가 월요일에 출근하니 또 편두통이 시작됩니다. 처음엔 월요일에 특히 일이 많기 때문에 일로 인한 스트레스라고 생각했어요. 그래서 마음먹기에 달렸다 싶어 일에 집중하면 괜찮으려니 했는데, 날이 갈수록 점점 심해지기만 하네요. 아주 죽을 노릇입니다."

이런 환자들은 어떻게 보면 일하기 싫어서 생기는 스트레스 때문에 병이 난 것이라고 보기 쉽다. 하지만 환자 본인에게 문제가 있어서가 아니라, 사무실 환경 자체에 원인이 있다는 것을 알면 그렇게 간단히 생각할 문제가 아닌 것이다.

"입사한 지 1년이 다 되어가는데, 평소에도 조금씩 증상이 나타나지만 특히 백화점 세일기간에 연장근무를 할 때만 되면 편두통과 소화불량, 피로감이 더 심하게 느껴지네요. 검사도 여러 번 받아봤지만 원인도 못 찾았어요. 증상은 점점 더 심해지기만 하는데, 결국 일을 그만두어야 낫는 병인가 싶어 너무 슬퍼요, 원장님."

백화점 직원인 K씨(25세, 여)의 하소연이다. 이것저것 증상에 관한 이야기, 업무에 관한 이야기를 꼬치꼬치 묻다보니, 오호라 '빌딩 증후군'이로구나 싶다. 빌딩 증후군(Sick Building syndrome)이란 중앙집중식 냉난방장치를 갖춘 빌딩에서 주로 일어난다고 해서 지어진 이름으로, 세계보건기구(WHO)가 80년대 초 처음 사용했다. 특정한 하나의 원인물질을 찾을 수는 없지만 사무용 빌딩의 실내 환경 때문에 그 속에서 종일 근무하는 사람들에게 두통, 무기력증, 피부발진, 눈, 콧등의 점막자극 증상 및 호흡기 장애 등의 증상이 일어나는 것을 말한다.

빌딩 외에도 아파트, 지하철, 백화점, 자동차 안 등의 밀폐된 공간에서 하루 80% 이상을 생활하는 사람에게는 공통적으로 나타나는 증상이다. 냉난방장치가 잘되어 있을수록, 외부와의 단열이 철저할수록 빌딩 증후군이 발생할 가능성은 커진다. 공기조절이 잘 안 되고 실내공기가 오염되어 있는 데다 흡연에 의해 실내공기 오염이 가중되고 실내온도, 습도 등이 인체의 생리기능에 맞지 않아서 생기는 일종의 '환경병(環境病)'이라 할 수 있다.

⫿⫿⫿ 사무실은 **독(毒) 가스실**

뼈대에 흙이나 콘크리트를 바르고 창문과 현관만 달면 건물이 완성되던 예전과는 달리, 요즘의 빌딩들은 에너지 효율을 높이기 위해 외부로 열리는 창문을 극소화하는 추세다. 또 중앙집중식 난방과 환기 및 공기정화 시스템을 갖추고 외부 공기와의 교류는 차단되도록 설계되어 있다.

그러다보니 시스템의 성능이 시원치 않거나 철저하게 관리가 안 될 때는 환기장치나 가습시설, 에어컨 등에서 세균이나 기타 미생물이 생기게 된다. 게다가 환기 시스템에 의해서 짧은 시간 안에 건물 전체로 그 피해가 확산되므로, 결국은 사람이 편해보자고 만든 환기 시스템 자체가 공기오염을 부채질하는 역할을 톡톡히 하고 있는 셈이다.

아침 일찍 사무실 문을 열고 첫 발을 들여놓으면 꽁꽁 닫힌 실내에 밤새 가득 채워진 유해물질들로 가슴이 답답하고 건조한 느낌이 든 경험이 있을 것이다. 밀폐된 사무실의 공기 속에는 벽지, 페인트, 사무실 천정, 카펫, 비닐 바닥재, 타일, 바닥용 깔개, 가구, 사무기기 등 모든 물건들에서 뿜어져 나오는 200여 가지 유해물질들이 섞여 있다. 즉 빌딩 시공 당시에

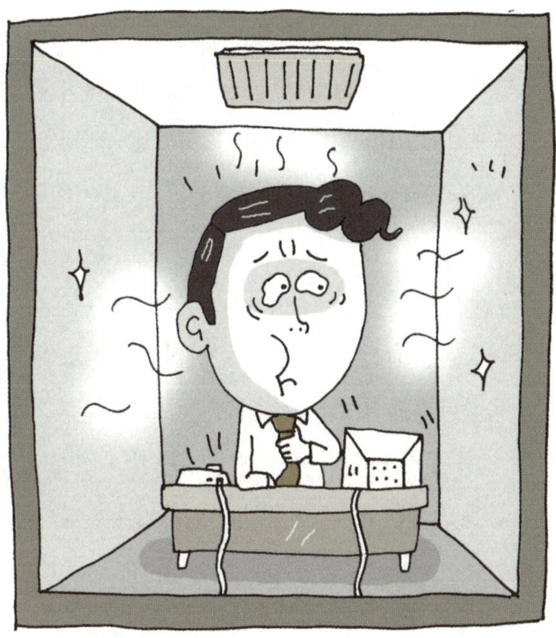

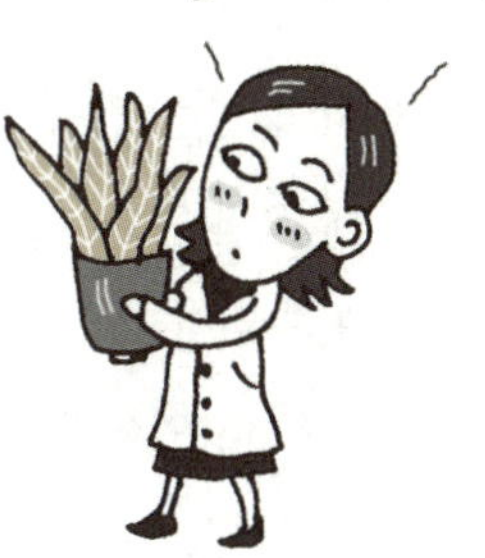

새사무실 증후군

쓰인 단열재와 바닥재 등에서 나오는 라돈가스, 석면이나 페인트 등에서 나오는 포름알데히드 등이다.

이것들을 누가 마시느냐 하면, 바로 그곳에서 하루 종일 근무하는 사람들의 몫이다. 사무실 유해물질 중 사람에게 특히 해를 많이 입히는 것은 '포름알데히드'라는 이름의 독성물질이다. 실내공기 중 포름알데히드 농도가 높으면 눈, 코, 목의 통증을 일으킬 뿐 아니라 천식, 암, 만성 호흡기질환의 증상을 유발한다. 또한 중추신경계, 면역계, 자율신경계, 내분비계에 여러 가지 과민반응 증상들이 나타나게 된다.

이쯤 되면 사무실을 '독 가스실'이라고 봐야 하지 않을까. 요즘 우리나라에서도 '새집 증후군', '집이 사람을 공격한다' 등 주거환경에 대한 관심이 이슈가 되고 있지만, 일본에서는 이미 빌딩관리법을 제정해 실내공기중 포름알데히드 농도의 기준치를 0.08ppm 이하로 규제하는 등 환기대책을 세워놓고 있다.

독가스 사무실을 줄이려면 빌딩을 지을 때 미장과 외복의 재료를 식물성으로 바꾸고, 화학수지 페인트 대신 천연염료를 사용해야 한다. 또 천연소재 접착제를 사용하지는 못하더라도 최소한 건축물을 지을 때 문제가 될 가능성이 있는 건축자재는 쓰지 못하도록 하면서 환경 친화적인 신소재를 이용해 그린빌딩(Green Building)을 만드는 데 더 연구하고 노력해야 한다.

새 사무실로 입주할 때는 2~3일 전부터 실내온도를 최대한 높이고 모든 창문을 다 열어두면 실내 건축자재와 가구, 바닥, 벽지 속에 깊숙이 묻어 있던 각종 오염물질이 충분히 빠져나오게 되므로 새 사무실 증후군으로부터 조금은 벗어날 수 있다.

IIIII 생명까지 위협받을 수 있다, **냉방병**

사무실 빌딩들은 주로 중앙 집중식 냉난방으로 에너지를 관리하고 있는데, 에너지 효율 면에서야 경제적이고 편리할 것이다. 그러나 겨울이든 여름이든 제 계절의 온도를 느끼지 못할 정도로 바깥 온도와 현저한 차이가 나게 된다. 특히 찜통더위, 열대야로 더위에 지치는 한여름에는 사무실, 백화점 등 냉방시설이 잘된 곳에 머물러 있으면 밖에 나가고 싶은 마음이 싹 가실 정도로 시원하다.

그러나 사람의 몸은 여름이 되면 땀이 흐르도록 피부가 열린다. 이렇듯 몸은 더워진 날씨에 맞추어 스스로 조절하며 적응하는데, 밀폐된 실내에서 지나친 냉방을 종일 또는 장시간 쐬게 되면 인체의 순리를 역행하게 된다. 이는 곧 자율신경계 기능, 호르몬 순환의 이상 등이 발생해서 '냉방병(冷房病)'이 생기는 원인이 된다.

냉방병은 일종의 자율신경계 탈진현상으로, 우리 몸의 체온중추가 외부온도에 제때 반응하지 못해 생기는 일종의 부적응증이다. 이런 상태가 되면 생체리듬이 깨져 신진대사가 위축되고, 혈액순환이 제대로 이뤄지지 않아 다양한 증상이 나타난다. 얼굴과 손, 발등이 붓고 몸에서는 냉방 때문에 외부로 빼앗긴 체열을 보충하기 위해 계속 열을 생산하기 때문에 피로가 쉽게 온다. 뿐만 아니라 자율신경계 기능에도 문제가 생겨 스트레스에 대한 적응, 호르몬 순환 등에 영향을 미쳐서 편두통이 생기고 졸린다. 또 장운동이 저하되어 속이 울렁거리고 뱃속이 거북하며 입맛이 뚝 떨어지고 변비, 설사, 복통 등의 증상이 나타난다.

일반적으로 사무실 남자 직원들은 남성적인 특성으로 땀을 많이 흘리고 더위를 못 참는 경향이 있어 냉방을 잘 견딘다. 게다가 긴 팔 와이셔츠에 긴 바지를 입고 근무하기 때문에 어지간히 강력한 냉방에 노출되어도 피해가 많지 않다. 하지만 업무 중에 유니폼(대개가 투피스나 원피스 치마 정장이지 않는가)을 입어야만 하거나, 여성에게 치마 정장 착용을 강조하는 분위기인 회사의 여직원들은 경우가 다르다. 치마 아래로 다리가 냉기에 노출되므로 허리, 아랫배, 무릎, 종아리가 시리고 아프며 냉대하가 심해진다, 또 수족냉증도 생기고 월경불순이 오기도 한다.

냉방병은 에어컨의 냉(冷)한 기운 때문에 자율신경계를 교란해서 생기는 증상만은 아니다. 대형건물의 중앙 냉방장치의 냉각수가 레지오넬라균에 오염되어 에어컨 공기를 통해 빌딩 전체로 퍼져서 나타나는 기침, 두통, 고열, 설사, 의식혼란, 가슴 통증, 폐렴 등의 감염증상도 역시 냉방병으로 분류하고 있다. 시고니 위버가 주연한 영화 '에이리언'을 보면 우주선에 에이리언이라는 괴물이 침입, 우주선 내의 통로를 통해 순식간에 전체로 번져 인간을 다 죽이듯이 말이다.

건강한 사람은 여름감기에 걸렸겠거니 하고 생각하는 정도지만, 평소 호흡기가 약한 사람이나 저항력이 약한 노약자나 아기들은 급성 폐렴으로 자칫 생명까지 위협받을 수 있는 몹쓸 병이다. 게다가 곰팡이나 세균 같은 것들이 에어컨의 쿨링시스템에 붙어서 기생하는 경우 냉방병은 더욱 쉽게 발생할 수 있다. 또한 환기가 안 되는 한정된 공간에서 돌고 돌던 공기는 주위의 곰팡이, 세균, 먼지 같은 오염물질과 뒤섞여서 나쁜 공기로 변해 사람에게 해를 입히기도 한다. 예방하는 방법은 단 한 가지, 정기적으로 냉각수가 든 냉각탑을 소독하고 냉방기 속의 필터도 청소해주는 수밖에 없다. 에어컨 바람을 직접 몸에 쐬는 것을 피하는 것도 좋다.

냉방병이 생기지 않게 하려면 실내온도가 외부와 5도 이상 차이 나지 않도록 조절해야 하고, 창문을 너무 꼭꼭 닫아놓지 말도록 하자. 에어컨이 가동되더라도 외부 공기가 드나들 수 있도록 창문을 약간 열어두는 것이 좋다. 요즘은 많은 건물이 에어컨과 환기시스템이 동시에 가동되지만, 에어컨만 종일 가동되는 사무실도 많다. 점심시간이나 퇴근 전에는 창문을 모두 열고 장시간 냉방하느라 가두어둔 실내공기를 환기시켜주어야 한다.

또한 냉기가 신체에 직접 닿지 않도록 사무실에서는 얇은 긴 팔 옷을 입고 근무하도록 하자. 이미 증상이 조금씩 시작되는 기미가 보이면 약간 더운 곳에서 몸을 가볍게 움직이거나, 뜨거운 온수 욕탕에 몸을 배꼽까지만 담그고 15~20분 앉아 땀을 살짝 내는 방법도 권할 만하다. 또한 생강차나 계피차등을 따뜻하게 자주 마셔서 속이 냉해지지 않도록 주의하고, 대파를 통째로 썰어서 생강 두세 쪽과 함께 끓여먹고 잠깐 땀을 내면 도움이 된다.

한방에서는 곽향, 오약, 목향 등의 인체 기운을 바르게 돌려주는 순기(順氣) 효능이 있는 약재와 오수유, 목단피, 천궁 등 울혈을 풀어주고 혈행 순환을 도와 냉을 없애고 몸을 따뜻하게 유지해주는 효능이 있는 약재를 위주로 처방해서 틀어진 신체리듬을 바로 잡는 데 치료의 주안점을 둔다.

‖‖‖ **빌딩 증후군**을 극복하는 방법

하루 대부분의 시간을 보내는 사무공간에 구석구석 쌓인 먼지를 매일 마시고 있다고 생각해보라. 생각만 해도 끔찍하다. 눈에 보이지 않는 곳에도 먼지가 쌓이지 않도록 자주 청소해주어야 한다. 또 업무 중에 가급적이면 자주 바깥바람을 쐬어 기분을 전환하고 머리를 식히는 것이 필요하다. 특히 한겨울에 춥다고 너무 사무실에서만 생활하지 말자. 겨울에도 운동을 함으로써 움츠려진 몸의 기능을 활성화해 면역력을 키우는 것이 빌딩증후군의 증상을 줄이는 방법이다.

물을 자주 마시는 것도 도움이 되고, 업무와 스트레스로 긴장된 몸을 스트레칭으로 풀어주는 것도 좋다. 맨손체조와 같은 간단한 운동은 몸의 저항력을 높여주고, 독소를 배출하는 데 효과적이기 때문에 자주 해줄수록 좋다. 개별 냉난방을 하는 사무실이라면 에어컨 필터는 2주에 한 번 이상 청소하자. 가습기 역시 주기적으로 청소하고 일광소독을 해줘야 하며, 닥트나 환기구 등은 전문업체를 통해 1년에 적어도 한 번은 점검을 받아야 한다.

환기도 오전과 오후, 적어도 두 번은 해야 한다. 오전 환기는 너무 이른 시간은 피해서 오전 10시 이후나 낮 시간대를 이용하고, 오후엔 저녁 9시 이전에 하는 것이 좋다. 왜냐하면 너무 이르거나 늦은 시간에는 오염된 공기가 지상으로 깔리기 때문이다. 환기란 실내 공기를 외부 공기와 완전히 바꾸는 것인 만큼 공기의 원활한 흐름을 위해서 창문과 반대편의 창문이나 출입구를 최소한 10분 정도는 열어두도록 한다.

⫼⫼⫼ **풀잎 하나**가 사무실을 바꾼다
그린 오피스(Green Office)

실내에 녹색식물을 키우면 공기정화에 큰 도움이 된다. 개업 선물로 가장 많이 선물하는 것이 화분인데, 흔히 선물로 받으면 리본만 떼어낸 채로 며칠 세워두었다가 지인들에게 나눠주거나 집에 가져가는 것이 예사다. 그러나 개인 사무실이라면 선물로 받은 화분으로 사무실을 녹색 공간으로 만들어보자. 빌딩 증후군을 없애는 일등 공신이 될 것이다.

녹색식물은 좋지 않은 실내공기를 빨아들이고 신선한 산소를 제공하므로, 10평당 2개 정도의 식물을 배치하는 것이 효과적이다. 얼마 전 미국 항공우주국(NASA)은 우주선 안 밀폐된 공간의 유해화학물질을 관엽식물이 제거할 수 있다는 연구결과를 발표했다. 동시에 공기정화식물 50여 종을 소개하기도 했는데, 공기정화능력이 뛰어난 식물은 다음과 같다.

● 고무나무, 행운목

포름알데히드 제거 효과를 비롯한 여타 유해물질 제거효과가 우수하다고 알려져 있다.

● 산세베리아

다른 식물과 반대로 밤에도 산소를 발생하고 이산화탄소를 제거하며, 음이온이 다른 식물에 비해 월등히 많이 방출되어 음이온 식물로도 불린다.

● 관음죽

암모니아를 흡수하는 기능이 뛰어나고, 빛이 많지 않은 실내에서도 잘 자라서 키우기 쉽다.

● 아레카 야자

실내가 건조하면 많은 양의 수분을 공급하여 습도를 조절하는 능력이 뛰어나서 가습기 효과까지 볼 수 있다.

● 스파티 필름

알코올, 아세톤, 벤젠 등의 오염물질 제거에 뛰어난 능력이 있다.

이 식물들은 광합성을 하면서 이산화탄소를 흡수할 때 공기 중의 오염물질도 흡수한다. 이렇게 흡수된 오염물질들은 식물의 뿌리로 내려가 미생물들에 의해 제거되니, 그야말로 천연 공기정화기인 셈이다. 미국 항공우주국의 연구에 따르면 밀폐된 공간에 이들 식물을 배치하고 6시간 후에 독성물질인 포름알데히드를 조사했더니 37ppm에서 8ppm으로 감소했다고 한다. 또한 광합성 과정에서 기공을 통해 산소와 수분을 배출함으로써 자연스럽게 습도도 조절되어 여름엔 실내온도를 2~3도 떨어뜨리고, 습도는 10~20% 정도 높여주므로 실내 환경이 쾌적해진다.

실내 공간에 녹색식물을 놓아둠으로써 얻을 수 있는 이로움은 그뿐만이 아니다. 이들은 스트레스와 눈의 피로를 덜어주므로 몸을 안정되게 조절해주며, 각종 전자제품에서 배출되는 전자파도 상당 부분 흡수해준다는 보고도 있다.

||||| 음이온을 방출하는 숲, 생명을 살린다

숯을 현미경으로 들여다보면 구멍이 엄청나게 많아 마치 벌집 같은 모습이라고 한다. 이 미세한 구멍으로 마치 청소기가 먼지를 빨아들이듯이 공기 중의 유독가스나 냄새를 흡착하는 탁월한 능력이 있다. 반대로 숯에 물을 뿌려놓으면 수분을 뿜어내는 가습기 역할도 한다.

숯의 유익함은 그뿐이 아니다. 신진대사를 촉진하는 원적외선과, 숲 속이나 폭포 주변에서 상쾌함을 느끼게 해주는 음이온을 많이 방출해 삼림욕을 한 것 같이 개운한 기분을 맛보게 해준다. 또한 숯에서 실제로 열이 나지 않는데도 곁에 있으면 몸이 따뜻해지며, 컴퓨터 옆에 놓아두면 전자파를 없애주고, 숯이 있는 실내는 공기 비타민이라는 음이온이 가득해서 활력이 솟고 피로가 회복되는 효과가 있다.

빌딩 증후군을 예방하기 위해 숯을 이용하려면 평당 3kg 정도, 길이는 25cm 이상, 둘레 20cm 이상의 숯이 필요하다. 바구니에 숯을 담아 사무실 여기저기 놓아두면 되니까 빌딩 증후군을 치료하는 데 이만큼 구입하기 쉽고 설치하기도 편리하면서 극적인 효과를 볼 수 있는 것이 또 있을까 싶다.

업무 스타일에 따라 다르다

직종별 건강관리 노하우

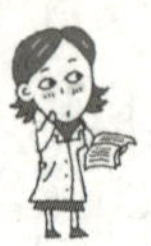

||||| 의자에 오래 앉아 있는 업무 – 사무직, 전산직, 은행원

하루 종일 앉아서 일하는 사무직 종사자의 절반 이상은 '요통'을 호소한다. 업무시간 중엔 허리를 단련할 기회가 거의 없기도 하고, 종일 앉아 있는 자세 자체가 허리와 골반에 긴장을 많이 주는 구조이기 때문이다. 게다가 출퇴근까지 편도 한 시간 이상 되는 거리를 매일 다니다보면 허리가 아파서 늘 쩔쩔매게 된다.

그러던 어느 날 바닥에 떨어진 볼펜을 줍느라 앉은 자리에서 허리를 옆으로 돌린 채 굽히는 사소한 동작에도 허리를 다치게 되는 일이 흔하다. 이런 동작은 위험하다. 종일 앉아서 근무하느라 허리 근육이 스트레스를 받을 대로 받아 있기 때문에 생각보다 허리 근육이 뻣뻣해져 있어서 쉽게 다치게 된다. 허리를 보호하려면 의자에서 일단 일어선 다음 떨어진 물건을 정면으로 바라보며 줍는 습관을 들여야 한다.

또 바닥에 있는 물건을 들어올릴 때도 서 있는 자세에서 허리만 깊게 숙여서 물건을 들어올리다가 허리를 다치기 십상이다. 이때는 물건 앞에 무릎을 구부리고 쪼그리고 앉아 물건을 단단히 안은 다음 일어나는 방법이 안전하다. 사무실 이전할 때 가벼운 상자 몇 개를 옮기는 과정에서 허리를 삐었다고 한의원을 찾는 대부분의 환자가 이런 경우이다. 물건을 옮길 때는 물건을 절반씩 나누어 양손에 들어서 허리가 한쪽으로 휘지 않도록 균형을 잡아주어야 하는데, 보통은 무거운 가방을 한쪽 팔로 들어올리느라 허리에 힘을 쓰는 순간 허리를 다치게 된다.

삔 기억도 없는데 어느 날부터 허리가 많이 아프기 시작했다는 환자들 중에는 의자 때문에 통증이 생긴 경우도 많다. 의자 등받이가 인체공학적인(척추 커브대로 S자 곡선 형태를 취하고 수직상태보다 약간 뒤로 기울어져 있는) 구조가 아닌 것으로 최근 바뀌었거나, 의자가 한쪽으로 약간 기울어진 것을 한동안 사용했다거나 하는 경우다.

TIP

의자에 앉아서 근무하는 직장인, 일주일에 3일 유산소 운동을 하라

주로 의자에 앉아 근무하는 직장인은 에어로빅이나 사이클 등의 유산소 운동을 일주일에 3일 정도는 해주어야 한다. 혹은 꽉 짜인 업무에 대한 스트레스를 가라앉히면서 유연성도 함께 키워줄 수 있는 요가를 하거나, 수영처럼 전신의 밸런스를 맞춰주고 상하지를 골고루 발달시켜주는 운동을 꾸준히 하는 것이 필요하다.
유연성 결여와 운동부족은 사무직 종사자가 자신의 건강을 위해 꼭 해결해야 하는 숙제인데, 위와 같은 운동을 통해 대부분 해소할 수 있다. 또한 종일 앉아서 근무하느라 쌓였던 심신의 스트레스를 날려버릴 수 있는 유일한 방법 또한 운동이다.

또한 의자가 너무 높아서 발이 땅에 편안하게 닿지 않고 공중에 떠 있으면, 허리가 등받이에서 떨어지면서 척추에 많은 힘이 가해져 만성요통의 원인이 될 수도 있다. 일할 때는 엉덩이를 의자 깊숙이 넣고 허리와 등을 등받이에 붙여 체중을 분산하거나, 발밑에 두꺼운 책이나 작은 상자를 두고 그 위에 발을 얹어놓으면 허리가 훨씬 편안해진다. 특히 금해야 할 자세는 엉덩이만 의자 끝에 걸치고 일하는 것인데, 이런 자세는 허리 근육을 심하게 긴장시켜 근육통이 올 수 있고 일의 능률도 떨어뜨린다.

ⅢⅢ **운전**을 많이 하는 업무
－운전직, 영업직, 국내 출장이 잦은 사람

운전석에 앉아 있는 시간이 긴 사람은 운전석 환경이 몸에 무리를 주지 않는지 세심하게 관찰할 필요가 있다. 등받이를 뒤로 너무 많이 젖히고 운전하는 것은 좋지 않은 습관이다. 등받이는 100~110도 각도를 유지하는 것이 가장 좋다. 엉덩이는 뒤로 바짝 밀착시키고, 운전대와의 거리는 발로 클러치를 밟았을 때 무릎이 약간 굽혀질 수 있을 정도로 의자를 당겨주어야 한다.

이렇게 하면 운전 중의 허리통증을 크게 줄일 수 있다. 서 있을 때에 비해 앉아 있는 자세에서 허리가 받는 하중은 두 배 이상인데, 특히 운전석에 앉아 있는 자세는 클러치와 엑셀 페달을 번갈아 밟는 동작을 반복하게 되므로 허리에 더 큰 부담을 주게 된다. 따라서 방석은 푹신해서 쑥 꺼지는 것보다는 약간 딱딱한 것이 좋다.

차에서 내릴 때 한쪽 다리만 밖으로 내민 채로 몸을 급하게 돌리면서 내리다가 허리를 삐는 경우를 많이 본다. 차에서 내리는 자세는 순간적으로 허리에 부담을 많이 주게 되는데, 특히 장시간 운전 후 허리가 뻑뻑하게 긴장돼 있을 때 조심해야 한다. 다리만 밖으로 내밀고 급하게 몸을 휙 돌려 차에서 내리지 말고 동작의 속도를 늦추어 허리에 부담이 안 가도록 주의를 기울이도록 한다.

운전이 직업인 사람들은 도로에서 늘 백미러를 관찰하면서 전방을 주시하기 때문에 뒷목과 어깨 근육이 경직돼 있다. 밀폐된 차 속에서 오래 운전하다보면 산소가 부족해서 근육이 더 빨리 피로해지고 지끈지끈 두통도 따라온다. 적어도 1~2시간에 한 번쯤은 차에서 내려 신선한 공기를 마시고 간단한 스트레칭이나 심호흡을 해서 근육도 풀고 긴장도 풀어주는 시간을 가지는 것이 필요하다.

C은행 중역의 차를 운전하는 H씨(남, 38세)는 일 년이면 네 달가량을 한의원으로 출근한다. 늘 뒷목과 어깨가 결리고 심할 때는 뒷머리까지 아프기 때문이다. 운동이 부족해서 그렇다고 누차 설명하지만 그때그때 아프고 괴로울 때 병원에 와서 치료받고는 그뿐이다. 간단한 스트레칭조차 해주지 않

TIP

종일 운전석에 앉아 있는 직장인, 하체가 부실해지기 쉽다

좁은 운전석에 오래 앉아 있으면 하체가 부실해지기 쉽다. 택시기사들이 쉬는 날 축구 동호회 활동을 많이 하는데, 약해진 하체를 보강하기 위한 운동으로 축구는 단연 최고의 운동이다. 또 주말마다 가까운 산으로 가볍게 등산하거나, 겨울엔 스키를 즐기는 것도 하체의 근력을 키워주는 데 도움이 된다. 꾸준한 웨이트 트레이닝으로 근력을 강화해서 평소 사용하지 않는 근육까지 골고루 근력을 키우는 운동도 필요하다.

으면서 직업병 탓만 하는 H씨를 보면 안타까울 뿐이다.

"몸이 천 냥이면 눈은 구백 냥"이라 했다. 그러나 운전이 직업인 사람들은 이렇듯 중요한 눈이 자외선에 종일 혹사당하고 있다. 자외선이 눈에 미치는 부작용을 지적하는 보고는 지금까지 수없이 발표되었는데, 장기간 자외선에 노출되면 백내장에 걸릴 확률이 4배며 심한 경우는 시력을 잃을 수도 있다는 보고도 있다. 눈이 자외선에 오래 노출되면 렌즈 역할을 하는 수정체에 백내장이 생기기 때문이다.

최상의 예방법은 자외선 코팅이 된 선글라스를 착용하는 것이다. 그런데 선글라스 색깔이 진하다고 모두 자외선이 차단되는 것은 아니므로 주의해야 한다. 자외선 차단 코팅(UV 코팅)은 되어 있지 않으면서 색깔만 진한 선글라스가 있는데 가시광선의 투과율이 낮아 장기적으로 시력 저하, 색각(色覺) 이상 등 부작용이 생길 수 있으며, 어두운 시야 때문에 동공이 커지면서 자외선 흡수율만 높아진다. 따라서 짙은 원색 렌즈는 가급적 피하는 게 좋다. UV 코팅만 되어 있으면 색의 농도는 상관없다. 짙은 렌즈가 자외선을 더 잘 차단해주는 것은 아니란 얘기다.

얼마 전 국내에서는 급성 심근경색으로 응급수술을 받는 사람이 택시, 버스, 화물차 등의 운수업 종사자였다는 보고가 발표되었다. 운수업 종사자들의 하루 평균 흡연량과 음주횟수가 다른 직업군에 비해 평균치를 넘는다는 보고도 있다. 오랜 시간 운전을 하면서 불규칙한 식사와 운동부족, 스트레스에 시달린 것이 심근경색의 원인이 아닐까 생각된다.

▏▎▍▏ **많이 걷는** 업무
−영업사원, 생활설계사, 학습지 교사, 여행사 직원

많이 걷는 것이 곧 실적이라 해도 과언이 아닌 직업이 바로 영업사원과 생활설계사다. 이런 직업군에서 흔히 호소하는 질환은 무릎 통증인데, 무릎을 많이 사용하기 때문에 나타나는 일시적인 통증이 대부분이지만 지나치면 연골이 찢어지거나 닳기도 한다.

일단 통증이 일주일 이상 지속되면 무릎에 이상이 왔다는 신호로 받아들여서 병원이나 한의원을 찾아야 한다. 무릎 통증이 일주일 이상 계속되면서 붓고 심한 통증을 느끼는 경우 가장 의심되는 질환이 연골손상이다. 만약 훨씬 오래전부터 지속되었다면 퇴행성관절염을 의심해보아야 한다.

걷는 것이 직업이라면 '바르게 걷는 방법' 정도는 숙지하고 있어야 한다. 건강에 좋은 걷기 자세는 등과 어깨를 반듯이 편 채 아랫배에 힘을 주고 턱을 땅긴 상태에서 두 팔을 힘차게 흔들어주는 것이다. 걸을 때는 발뒤꿈치부터 바닥에 닿아 발끝으로 땅을 밀 듯 큰 걸음으로 걷는 것이 좋다.

많이 걸어야 하는 사람이 가장 신경을 써야 하는 것이 바로 신발이다. 신발을 잘못 골라 신으면 발만 아픈 것이 아니라 무릎, 허리는 물론 척추와 온몸이 몸살을 하기 때문이다. S보험사의 생활설계사인 K씨(여, 32세)는 하루에 15,000보 이상을 걷는다. 늘 정장 차림에 정장 구두를 신어왔는데, 구두를 새것으로 바꾼 지 며칠 되지 않아 허리가 아파서 한의원에 왔다.

K씨의 직업을 알고 있었던 필자는 그녀에게 근래 새 신발을 신고 다녔는가를 먼저 점검했다. 아니나 다를까. K씨의 새 구두는 뒤축이 끈으로 살짝 걸쳐진 여름 구두였는데, 하필이면 새 구두를 신은 그날부터 계속 비

하루종일 걸어다녔더니...
허리도 아프고 무릎도 아프고
다리도 붓고...
족욕을 20~30분 하면
하루의 피로가 싹 가시고
발 근육이 부드러워지는
효과가 있죠.
식초

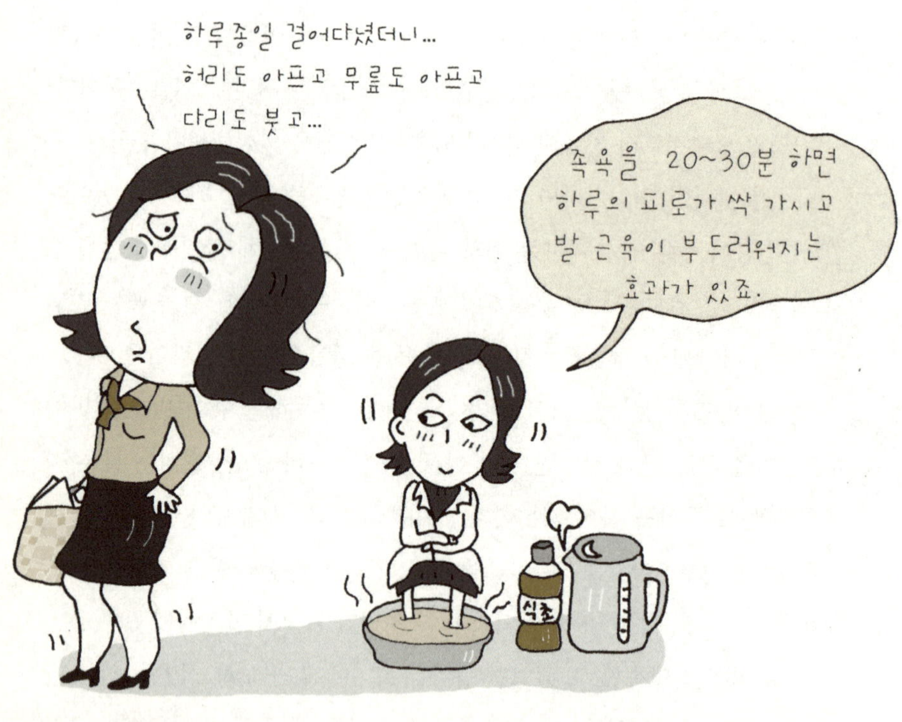

많이 걷는 업무

가 쏠아져 구두가 자꾸 벗겨졌다고 한다. 이렇게 불편하게 하루 종일 걸어 다녔더니 다음날부터 허리가 아프기 시작한 것이었다. 허리는 몇 번의 침 치료로 금세 호전되었지만, 침 치료 외에 K씨에게 내린 처방은 구두를 다시 예전 것으로 바꾸라는 것이었다.

높은 굽의 신발을 신고 다니는 여성들과 밖으로 나다니는 일을 가진 직장인들은 저녁이 되면 발이 퉁퉁 붓는 일이 잦다. 이때는 따뜻한 물(42~43도 내외)에 과일식초나 레몬즙을 두세 방울 떨어뜨린 다음 발을 복사뼈까지 담근다. 이렇게 20~30분간 족욕을 하면 하루의 피로가 싹 가실 뿐 아니라, 과일산 성분이 발의 근육을 유연하게 해주고 붓기도 없애준다.

TIP

많이 걷는 직장인, 신발 구입에 신경을 쓰라

신발은 발이 약간 붓는 오후에 사라는 이야기를 많이 들었을 것이다. 오전에 꼭 맞는 신발을 고르면 오후엔 작아져서 걷기 힘들기 때문이다. 또 너무 무거운 신발은 걸을 때마다 힘이 많이 들어가서 쉽게 피곤을 느끼고 발목을 위로 젖히는 근육을 뭉치게 한다. 다리 힘을 키울 목적이 아니라면 되도록 가벼운 구두를 선택하는 것이 좋다.

키 높이 구두는 속에 뒤꿈치의 깔창을 하이힐처럼 높게 만들어 키 작은 사람이 키가 큰 것처럼 보이게 하는 구두다. 그러나 이 구두는 외형상으로 앞부리와 뒤꿈치가 뾰족하지만 않을 뿐, 하이힐과 큰 차이가 없을 정도로 우리 몸을 불안정하게 만들고 척추에 무리를 준다. 많이 걷는 사람들은 발과 전신의 건강을 위해 키 높이 구두를 신지 않는 것이 좋다.

백화점 판매직 사원이나 음식점 종사자처럼 종일 서 있어야 하는 업무에 종사하는 사람 중에는 하지 정맥류(靜脈瘤)가 생기는 경우가 많다. 하지 정맥류란 오래 서서 일하는 사람의 다리(주로 종아리 부위) 혈관이 꽈리처럼 부풀어 오르는, 일종의 혈관 이상으로 생기는 질환이다.

오래 서 있으면 다리 아래에서 심장 쪽으로 올라가는 혈관의 판막 기능이 떨어져 피가 거꾸로 흐르게 되는데, 그 압력으로 정맥이 부풀어 오르면서 꼬불꼬불 비틀리고 툭 튀어나오게 되는 것이다. 겉으로 보면 종아리에 핏줄이 불거져 나와서 치마를 입기가 민망할 지경이다. 하지 정맥류는 심한 경우 레이저로 혈관을 없애는 수술을 하면 없어지지만 평소에 잘 관리하면 생기지 않을 수 있다.

서서 일하는 사람들은 오후가 되면 종아리가 퉁퉁 붓기도 하므로, 퇴근 후에 다리에 더욱 신경을 써야 한다. TV를 보거나 잘 때 다리를 심장보

TIP

하지 정맥류를 예방하려면?

장시간 서서 근무할 때는 2~3분마다 교대로 한쪽 다리를 올렸다 내렸다 하는 것이 좋다. 다리를 꼬고 앉는 것은 금물이다. 위로 올라간 다리 쪽의 허벅지 혈관이 더 깊숙이 꺾여서 꼰 다리 쪽의 하지 정맥류 발생 위험률을 높일 수 있기 때문이다.
앉아 있는 순간에도 수시로 다리를 움직이도록 한다. 다리를 앞으로 폈다 내리는 운동, 앉은 상태에서 발끝을 위로 올렸다 쭉 펴는 스트레칭, 발끝으로 글씨를 쓰는 운동도 도움이 된다. 하루 8시간 이상 서서 일하는 사람들은 자신의 발에 편안하게 맞는 신발을 선택하면 다리의 긴장을 덜어줘 혈액순환에 도움이 된다.

다 높게 두고, 씻을 때는 찬물과 더운물로 번갈아 찜질해주는 것이 효과적
이다. 고탄력 압박 스타킹을 신는 것도 부종을 줄이는 좋은 방법이며, 잠잘
때는 발밑에 베개 등을 놓고 그 위에 발을 얹어서 심장보다 높게 해주는 것
이 좋다.

⦀ **말 많이** 하는 업무 – 교사, 강사, 상담원, 텔레마케터

성대 질환자 3명 가운데 1명이 교사라고 한다. 이는 목을 많이 사용하는 성
악가나 상담자보다도 오히려 많은 비율이다. 특히 성대질환이 있는 교사 3
명 가운데 2명은 성대에 결절이나 혹까지 생긴 것으로 확인되었다는 보고도
있었다. 교사는 하루 종일 서서 말하는 직업이기 때문에 목이 쉽게 피로하
고 상한다. 남자보다는 여자에게서 더욱 흔하게 발생하는데 목소리 톤이 높
아 성대의 떨림이 잦아지고 그만큼 마찰이 자주 일어나기 때문이다.

　　일단 성대결절이나 물혹이 생기면 쉰 소리가 나고 목이 아프다. 소음
이 많은 장소에서 아이들의 시선을 집중시키기 위해서 큰 소리를 많이 낸다
든지, 강한 비트로 악센트를 준다든지, 성대에 무리하게 힘을 줬을 때는 성
대에 상처가 생긴다. 성대에 결절이나 혹이 있는 사람이 목을 무리하게 사
용할 경우 목소리를 잃을 수도 있다.

　　교사가 아니어도 평소 말을 많이 하는 직업을 가진 사람들이 잘 걸리
는 질병은 바로 편도선염이다. 편도선염은 성대결절이나 성대 물혹과 달리,
먼지가 많고 피로가 쌓여 몸의 저항력이 떨어져 세균활동이 활발해지면서
생긴다. 편도선염이 교사들의 직업병이라고 단언할 수는 없지만 편도선염

에 걸린 교사의 수가 많은 것은 사실이며, 원인은 청결하지 못한 환경 때문이 아닐까 생각된다.

건강한 성대를 유지하기 위해서는 무엇보다도 평소에 물을 자주 마셔서 성대를 촉촉하게 적셔주는 것이 가장 좋다. 목 관련 질환을 줄이려면 커피, 콜라, 홍차 같은 자극적인 카페인 음료는 될 수 있는 대로 피하라. 일단 편도선염에 걸리면 자극이 없는 죽을 먹으면서 목둘레를 차가운 물수건으로 찜질하는 것이 좋다. 차가운 물수건이 없을 경우에는 아이스크림을 먹는 것도 효과가 있다. 아이스크림의 찬 기운이 목 안의 열을 내려주고 편도의 염증이 퍼지는 것을 막아주기 때문이다.

담배와 술은 목소리를 해치는 주범이다. 담배를 피우면 호흡기 점막 표면에 있는 섬모의 운동이 현저하게 떨어지고, 성대 점막을 자극해 후두염이나 성대부종을 유발할 수 있기 때문이다. 또 과음을 해도 성대 점막의 혈관이 빨갛게 부풀어 오르고 수분도 빼앗긴다. 그러니 술을 마신 뒤 노래를 하면 성대는 말할 수 없이 치명타를 입게 되는 것이다. 평소 성대는 건조한 것과 자극적인 것에 민감하기 때문에 생수나 따뜻한 물로 항상 관리해주는 게 좋다.

TIP

성대 보호를 위한 처방

목을 많이 사용하는 사람이 목이 잠기거나 편도가 부어서 목소리가 안 나올 때는 중간 크기의 배 한 개를 껍질째 준비해서 도라지, 오미자, 감초, 살구씨 각 10g씩과 함께 물을 붓고 끓인다. 한 시간 이상을 달여 나온 액에 꿀을 타서 계속 마시면 목이 빨리 회복되어 본래의 목소리를 금세 찾을 수 있다.

||||| **해외출장**을 자주 다니는 업무

○●**시차증**(jet leg)

잦은 해외출장으로 항상 바쁜 D그룹 K사장(남, 55세)이 어느 날 한의원에 들렀다. "예전엔 출장을 다녀와도 시차적응하는 데 그리 힘들지 않았는데, 몇 년 전부터는 시차적응 시간도 길어지고 시차증이 훨씬 심해졌다"는 것이었다. 평소 지병이 없고 단전호흡 등으로 체력관리도 잘하는 분이지만 혹시나 해서 체크를 해보니 근래 들어 체중이 3kg가 줄었고, 꽉 짜인 스케줄 때문에 상당히 지쳐 있는 상태였다. 우선 기력을 회복하는 한약을 처방하면서 경과를 보기로 했고, 한 달 후에는 다시 건강한 얼굴을 대할 수 있었다.

　　시차증이란 비행기 여행을 할 때 발생하는 신체나 정신 기능의 변화로, 비행기를 타고 여러 시간대를 이동하게 될 때 수면시간을 지키지 못해

TIP

시차증을 예방하거나 빨리 해결하는 방법

서쪽으로 비행할 예정이면 출발 3~7일 전부터 하루 1시간씩 늦게, 동쪽이면 1시간씩 일찍 자면서 수면 리듬을 조절한다. 시차증을 최소화하려면 출장을 떠나기 전 과로, 과음, 과식을 피해야 한다. 출장 전날 충분히 운동하고 숙면을 취하는 것도 좋은 방법이다. 비행기를 타기 전 피로가 누적돼 있거나 과식이나 과음으로 속이 불편할 때는 시차증이 잘 생기고 증상도 아주 심하다.

기내에서는 물을 많이 마시는 것이 좋고 커피나 술같이 이뇨작용이 있는 음료는 마시지 않는다. '대추'는 천연 신경안정제이자 천연 수면제로 심장을 안정시켜 솔솔 잠이 오게 하는 효능이 있다. 출장지에서 돌아온 날 저녁부터 대추로 차를 끓여 매일 해가 진 후 2~3잔씩 마시면, 매일 밤 숙면을 취할 수 있어서 깨진 생체리듬을 바로 잡는 데 큰 도움이 될 수 있다.

우리 몸의 수면과 각성을 조절하는 멜라토닌 호르몬의 조절기능에 이상이 생기면서 생체리듬이 깨져 나타나는 증상이다. 주로 도착 후 수일간 녹초가 되는 것은 기본이고 주의력이 없어지며 새로운 일, 특히 집중력이나 기술을 요하는 일을 시작하기가 어렵다. 예를 들면 운전을 한다든가, 책을 읽는다든가, 또는 사업에 관한 일을 의논한다든가 하는 일은 하기가 싫어진다. 이 외에도 피부가 건조해지고 코 안이 마르거나 재채기가 나며 두통, 기침, 목감기, 감기, 심하면 독감까지 나타난다.

시차증은 시차가 4~5시간 이상일 때 나타나는데 여행거리가 길수록, 서쪽보다는 동쪽으로 여행할 때 증세가 더 심하다. 서쪽으로 여행할 때는 하루가 24시간보다 길어져 정상 리듬과 비슷하지만, 동쪽으로 이동할 때는 24시간보다 짧아지므로 적응하기가 더 어렵기 때문이다. 그래서 한국과 미국을 왕복할 때는 미국에 도착해서 시차증이 더 심하고, 한국과 유럽을 왕복하면 유럽에서 한국으로 돌아왔을 때가 더 심하다.

일반적으로 시차에 적응하려면 서쪽으로 여행할 경우엔 2~6일, 동쪽은 3~11일 정도 걸리는 것으로 알려져 있고, 대체로 시차가 한 시간씩 차이 날 때마다 시차적응 기간이 하루씩 더 걸린다고 본다. 즉 7시간 시차가 생기는 곳을 다녀오면 시차적응 기간은 7일 걸린다는 뜻.

TIP

이코노미 클래스 증후군을 예방하려면?

평소 장거리 비행을 앞두고 출발 하루 전이나 늦어도 한 시간 전에 300~500mg의 아스피린을 복용하면 혈전이 생기는 것을 방지해준다. 또 기내에서 레몬차를 꾸준히 마셔도 도움이 되는데, 레몬에 많이 포함된 구연산과 레몬 폴리페놀은 이코노미 클래스 증후군의 원인인 혈소판 응집을 억제해 혈류를 좋게 하는 작용을 하기 때문이다.

항공기의 좁은 좌석에서 오랫동안 앉아 있는 탓에 혈관 안의 피가 굳으면서 종아리가 아프거나 붓게 되는 증상을 말한다. 설상가상으로 몸을 자유롭게 움직이기조차 어려워 혈관 안에 굳어진 피가 혈관을 막아버리거나, 최악의 경우 혈관을 따라 폐에 도달하게 되는 경우 숨이 차고 가슴 통증이나 호흡 곤란을 일으키고 심장마비까지도 발생한다. 이 증상은 심혈관 질환과 고혈압이 있는 40대 이후, 뚱뚱하거나 심장병이 있는 사람, 하반신이 잘 붓거나 운동 부족인 사람, 젊은 사람이라도 최근 큰 외과수술을 했거나 당뇨병 및 호르몬치료를 받고 있는 여성에게도 나타난다.

수면제를 복용해서 기내에서 꼼짝 않고 잠이 들게 되면 혈전이 생길 수 있으니 수면제를 복용하면 안 된다. 졸음이 오면 최대한 자유로운 자세로 자는 것이 좋다. 물을 충분히 마시면 혈전 생성을 막아 일반석 증후군을 충분히 예방할 수 있다. 또 여유가 있는 편안한 옷을 입고 좌석에서 자주 일어나 기내 복도를 걷고, 앉은 자리에서도 발과 무릎을 주물러주는 것이 도움이 된다. 의자에 앉은 채로 혹은 자리에서 일어나서 발을 구르듯이 다리를 약간 구부렸다 펴는 동작도 좋다.

신체 부분이 꼭 죄는 상태로 잠들지 않도록 주의하고, 깨어 있는 동안 앉은 자세에서 발등을 위로 젖혔다 폈다 하거나 발목을 돌리는 스트레칭을 매시간 몇 분간 반복하는 것도 증상을 예방할 수 있다. 기내모니터에서 이코노미 증후군을 예방하는 스트레칭 방송을 간간이 하는데, 이때 모니터를 보고 꼭 따라하는 것이 좋다.

나 아직 멀쩡하다니까!

내 몸을 위한 최소한의 투자, 건강검진

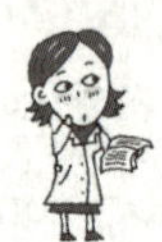

▒ 200명 중 1명이 암 진단, 오히려 그들이 산다

매년 3월은 직장마다 단체 건강검진 시즌이다. 각 병원 검진센터도 이때는 직장인들로 붐빈다. 내 돈 드는 검사가 아니니 기쁜 마음으로 검사를 받을 것 같지만, 많은 직장인이 직장에서 하는 건강검진은 검사항목도 적고 정확하지도 않아 형식적이라는 생각을 한다. 그래서 통보된 검진결과를 대충 훑어본 뒤 별다른 이상이 없으면 쓰레기통에 버린다. 검진을 받으라니까 할 수 없이 받는 것이라며 따로 종합검진을 받겠다는 사람도 있다.

정말로 형식적이며 받아도 그만, 안 받아도 그만인 검사일까?

산업안전보건법에 의하면 직장 가입자의 검진은 선택이 아니라, 의무적으로 받도록 되어 있다. 자동차가 계속 도로를 달릴 수 있는 상태인지를 수년에 한 번씩 검사받는 것과 마찬가지로, 직장인도 직장에 다니는 한은 정기적으로 점검을 받게 되어 있는 것이 직장 건강검진이다. 어차피 받는 검사라면 최대한의 효과를 올릴 수 있는 방법은 없을까?

　　건강검진은 사무직 근로자는 2년마다 한 번씩, 비사무직 근로자는 매년 받도록 하고 있다. 1차 검진에서 질환의심자로 분류된 사람은 2차 검진을 받게 된다. 암 검사는 위암 · 유방암 · 결장 및 직장암 · 간암 등 4개의 암에 대해서 실시하고 있다. 국민건강보험공단이 발표한 '2009년 건강진단 결과분석'에 따르면 검진을 받은 직장인의 35%가 '비정상' 판정을 받았다고 한다. 즉 직장인 3명 중 1명은 건강에 주의를 요하거나 실제 질병을 앓고 있는 등 건강에 적신호가 켜진 상태라는 것이다.

　　실제로 검진에서 암을 발견하게 되는 확률은 서울아산병원 건강증진센터에 따르면 종합검진 수진자의 0.55% 정도가 암으로 확진이 된다고 한다. 종합검진을 받는 사람 200명 중에 1명은 검진과정에서 암이 발견되는 셈이다. 건강검진을 받지 않았더라면 200명 중 1명의 암환자들은 조기 진단의 기회를 놓쳐서 소중한 생명을 위협받았을 터였다. 또한 조기 발견이 어떤 치료보다 중요하다고 알려진 위암의 경우 건강검진 과정에서 발견되는 경우는 65%가 조기 위암인 반면, 병원 진료과정에서 발견되는 경우는 70%가 진행성 위암이라는 통계도 건강검진의 필요성을 뒷받침하는 증거다.

　　서울대 예방의학교실에서 발표한 보고서에 따르면 2003년부터 2007년까지 발생한 서울지역 암환자 중 강남구에 사는 사람들이 암 발생률은 가장 높지만 암으로 인한 남자의 사망률은 가장 낮았다(여자는 강동구)고 한다. 강남 사람들은 건강에 관심이 높아 검진을 통해 암을 조기에 발견하고, 그래서 조기에 치료한다는 해석이고 보면 강남 사람들이 '건강 테크'를 '건강에 대한 투자'의 개념으로 이해한다는 것을 알 수 있다.

⫘ **정상 판정이** 오히려 위험할 수 있다

술 좋아하는 사람이 건강검진에서 간 기능 수치가 정상으로 나오자 앞으로 1년은 더 술을 많이 마셔도 좋다는 허가증을 받은 것처럼 생각하는 경우를 종종 본다. 건강검진에서 단순 X선(X–레이)촬영으로 폐가 깨끗하다는 진단이 나왔다며 금연할 생각이 전혀 없다는 사람도 보았다. 이렇게 '정상'이란 판정이 오히려 건강을 과신해서 돌보지 않는 잘못을 저지르게 하는 경우를 어렵지 않게 본다. 차라리 그때 조금의 이상이라도 있다는 이야기를 들었더라면 좀더 일찍부터 조심을 했을 텐데 하는 아쉬움이 남는 경우가 많다.

아무리 정기적으로 수많은 검사를 하더라도 몸에 있는 모든 질병을 빠짐없이 찾아낼 수는 없다. 또 건강검진에서 조기에 발견하더라도 치료하기 힘든 질병이 있다. 건강검진을 통해 발견하기 어려운 질병으로는 폐암과 췌장암이 있는데, 이 두 질환을 위해 건강검진에서 실시하는 검사는 고작 단순 X선 촬영 정도다. 폐암과 췌장암은 단순 X선 촬영만으로는 조기발견이 불가능할 뿐 아니라 혹여 조기에 발견된다 하더라도 이미 다른 장기로 암이 전이되어 수술할 수 없거나 수술해도 큰 의미가 없는 경우가 대부분이다. 그렇다고 건강검진을 하는 모든 사람에게 별도로 고가의 컴퓨터단층촬영(CT)이나 복부 초음파검사를 하기도 어렵지 않는가.

그뿐만이 아니다. 최근 증가하고 있는 대장암이나 전립선암 검사도 직장 건강검진 항목에는 빠져 있다. 대장암 검진을 위해서는 건강검진과는 별도로 대장 내시경 검사를 받아야 한다. 유방암 검사에서는 별도로 유방 초음파를 받아야 오진율을 낮출 수 있다. 그러니 건강검진을 했다고 모든 병의 유무를 알아낼 수 있다고 생각하는 것은 애초부터 잘못된 생각이다.

간수치가 정상으로 나왔는데 기분좋게 오늘 한잔 하자구~
휴~ 이 골초도 폐가 말짱하다잖아!!
단순 X선 촬영만으로 기분좋아 하면 위험한데...

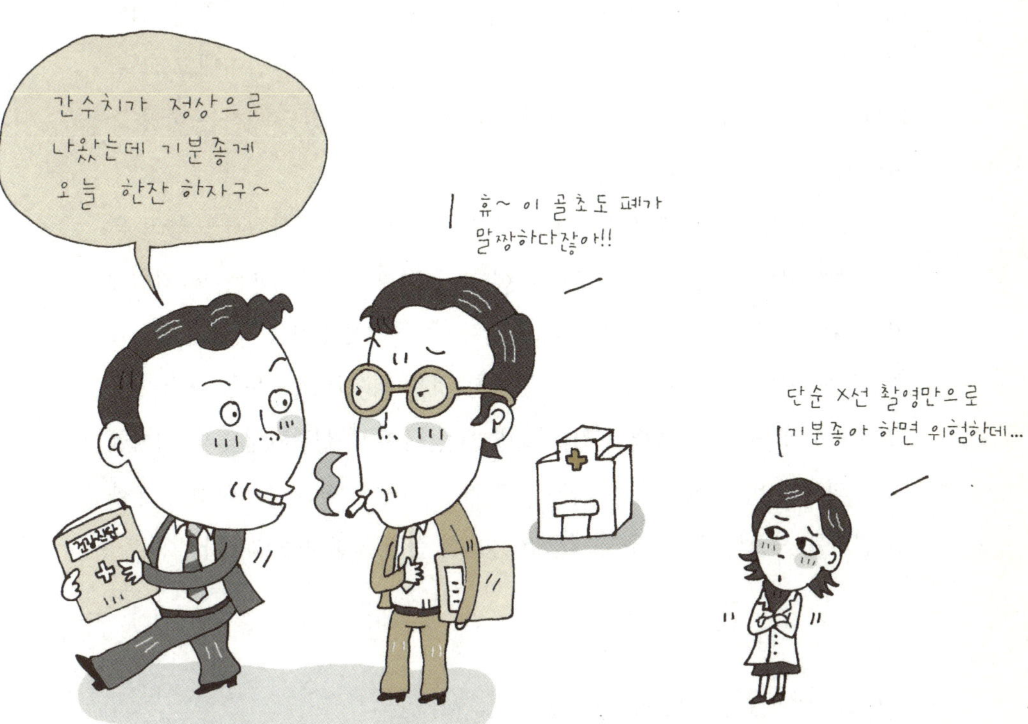

정말 정상일까?

⦀ **건강검진,** 아쉬운 점

검사결과에 의미를 부여하고 획일적인 치료를 시행하는 양방의료와는 달리, 한방의료는 개개인의 신체적 특성을 고려한 '맞춤의료'의 장점이 있어서 같은 증상이더라도 환자마다 치료법이 다르다. 한의사 입장에서 보자면 건강검진이 양방의료 방식의 검사이긴 하지만, 신체적인 조건이 각기 다른 모든 사람에게 일률적인 검사를 하거나 고가의 특수 검사종류만 늘리는 현재의 방식보다는 의사의 문진과 진찰을 강화해서 나이, 성별, 가족력, 직업과 환경에 따라 달라지는 특정한 건강 문제와 위험 요인을 알아내고 그 결과에 따라 개개인에게 필요한 검사를 위주로 받을 수 있도록 하는 한방 스타일의 개별 맞춤검진이 아쉽다.

그뿐만 아니라 건강검진에서 가장 중요한 것이 검사결과를 놓고 의사와 상담하는 것인데도 대부분의 사람은 건강검진 결과가 나와도 병원에 가지 않거나 전화로 결과만 들으려고 한다. 누구나 인정하는 것이겠지만 각종 검사를 많이 하는 것보다 훨씬 중요한 것은 의사와의 충분한 문진이다. 같은 검사결과라도 가족력이 있는 질병이나, 나이 및 생활환경 등을 검사해 보면 의사에 따라 해석이 달라진다. 따라서 의사가 진찰이나 문진을 통해 그 결과를 적절히 해석해주지 않으면 중요한 질병을 놓치는 경우가 많다.

⦀ **고기가 있는 곳에** 그물을 내려야 한다

혈압, 혈당, 콜레스테롤 등을 검사하는 혈액검사와 소변검사 등 기본적인 검진 외에 자신의 건강 위험 수위에 따라 선별 정밀검사를 해야 하는 것이 있다. 2년에 한 번은 선별적인 검사를 별도로 받는 것이 좋다. 즉 고기가 몰리는 곳에 그물을 던지라는 의미다.

우선 가족력이 있는 질병을 중점으로 검사해야 한다. 유방암은 가족끼리 대물림될 가능성이 있으므로 어머니가 유방암이었다면 딸은 건강검진 때 별도로 유방촬영, 유방 초음파검사를 받는 것이 좋다. 대장암도 마찬가지로 유전 가능성이 크다. 가족 중에 대장암 환자가 있다면 별도로 대장 내시경 검사를, 췌장암 가족력의 경우 복부 CT로 검진할 수 있다. 뇌졸중 등 뇌혈관 질환의 가족력이 있다면 뇌로 올라가는 목의 굵은 동맥(경동맥, 頸動脈)을 초음파로 관찰하는 검사도 받는 것이 좋다.

실제로 의사들은 특정질환이 있거나, 특정질환에 걸린 형제자매나 부모를 가진 사람들을 '고위험군'으로 분류하고 일반인보다 더 정밀한 검사를 더 일찍, 자주 받기를 권한다. 직계 가족 중 바이러스성 만성 간염, 간경화 등의 간장 질환 환자가 있다거나 심근경색, 협심증 등의 심장 질환, 유방암 등의 암 질환이 있는 사람은 자신이 '고위험군'에 속한다는 점을 알아야 하는데, 실제로 전혀 무신경하게 사는 사람이 더 많다.

생활습관에 따라 더 받아야 하는 검사도 있다. 늘 과음을 하는 사람은 혈액검사에서 나오는 몇 가지 간수치가 정상이면 안심하지만 항상 술을 가까이하는 사람은 복부 초음파(간경변증과 비장질환 여부)와 위내시경검사를, 20년 이상의 흡연자는 1~3년 간격으로 폐기능 검사와 폐암 여부를 알기 위한 컴퓨터단층촬영(CT) 등을 추가로 받는 것이 좋다.

나이나 성별에 따라 더 받아야 하는 검사도 있다. 우리나라처럼 위암이 흔한 경우엔 평소 소화가 잘된다고 위 검사를 무조건 마다하기보다는 만

40세가 넘으면 1~3년에 한 번쯤 위장 촬영이나 위내시경 등의 검사를 별도로 받는 것이 좋다.

60세 이상의 남자는 직장 초음파검사로 전립선암 조기검진을 받도록 권장하며, 60~65세 이상의 남성은 전립선암의 검사를 위해 우선 혈액검사를 통해 종양 지표검사를 받은 후, 질병이 의심되는 경우 직장 초음파검사를 받아야 한다. 여성이 꼭 받아야 할 4대 검진은 갑상선 질환, 유방암, 자궁암, 골밀도 검사다. 특히 40세 이후의 여성은 매년 유방 촬영술을, 폐경기 이후의 여성은 골밀도 검사를 별도로 받아야 한다.

평소 앓고 있는 지병이 있는 경우, 고혈압 환자는 1~3년 간격으로 심장 초음파, 심혈 관류검사, 운동부하검사(협심증이나 심근경색의 위험도 측정)가 필요하다. 고혈압 조절이 잘되지 않거나 고지혈증과 당뇨가 있는 경우, 20년 이상의 흡연자인 경우는 매년 경동맥 초음파나 2~3년에 한 번씩 뇌중풍에 대한 검사를 받으면 뇌혈관질환 예방과 조기치료에 도움이 된다. 간경변증이나 만성간염이 있는 환자는 간암 여부를 알기 위해 6개월에 한 번씩 복부 초음파검사를 받는다. 또 식도에서 핏줄이 터져 피를 토하거나 혈변을 보는 식도정맥류 여부를 알기 위해 1년에 한 번은 위내시경 검사를 받는 것이 좋다.

한편 40세 이상의 성인은 위암 검사를 2년에 한 번씩, 20세 이상의 성경험이 있는 여성은 매년 자궁경부암 검사를 받는 것이 좋다.

▥ X선 사진 한 장, 믿을 수 있나?

검사결과를 알고만 있어서는 검사를 받는 의미가 없다. 검진결과에 따라 필요하면 생활습관을 바꾸고 병원진료를 계속 받아야 한다. 1년 뒤에도 똑같은 결과가 나온다면 건강검진의 의의가 없어지는 것이다. 예를 들어 흡연자에게 가장 중요한 것은 흉부 X선 사진을 찍는 것이 아니라 금연의 실천인데, 많은 사람이 X선 사진이 정상이라고 계속 담배를 피운다. 그러나 실제로 폐포 속에는 그동안 피워왔던 담배 때문에 시커멓게 변한 세포들이 가득한데, X선 사진 한 장만 믿고 안심한다는 건 누가 봐도 눈 가리고 아웅 하기가 아닐까.

"원장님, 저는 평소 술도 못 마시는데 건강검진 할 때마다 지방간이 약간 있고, 콜레스테롤 수치도 정상보다 조금 높다고 합니다. 정상 수치가 아니라니 찜찜하고, 그렇다고 아직 치료하기는 이르다고 하니까 많이 고장 나서 치료받을 수 있을 때까지 이렇게 매년 기다려야 하나 봐요."

외모만 봐도 과다체중인 모 은행 김 부장이 이렇게 말하고는 껄껄 웃는다.

"김 부장님은 평소 운동도 안 하시고 항상 책상 앞에만 앉아 계시잖아요. 과체중이라 달리는 운동은 힘드실 테고, 빨리 걷기라도 많이 해서 체중 좀 줄여보세요. 내년 건강검진 때는 분명히 지방간도 없어지고 콜레스테롤 수치도 정상이라는 얘길 들을 수 있으실 거예요."

[illegible] 과체중, 고지혈증, 고혈압… 그래서 어쩌란 말이야?

"무슨 검사결과 수치가 정상보다 약간 높다더라, 무슨 병이 의심된다더라"며 고민만 하지 말고 다음번 검진 전까지 건강관리의 의지를 가지고 위험요인을 제거하는 노력이 있어야 검진의 진정한 의미를 찾을 수 있다. 생활의 변화와 한방치료로 충분히 도움을 받을 수 있는데, 잘 알면서도 실행이 안 되는 경우가 대부분이다. 흔한 검진결과들을 짚어보고 생활습관을 고쳐보자.

○● 과체중

과체중. 이 간단한 한 단어가 무척 고민스럽게 만든다. 아니, 체중이 정상보다 많이 나가는 건 사실이지만 그렇다고 당장 무슨 큰일이 나는 것도 아닌데, 뭘 그리 고민할 필요가 있나? 게다가 살 빼는 게 어디 쉬운 일인가? 매년 '과체중' 결과표를 받으면서도 이렇게 아무 대책이 없는 사람이 많다. 그들은 과체중이 성인병의 출발이란 사실을 진짜 모르는 것일까?

　　과체중인 사람이 실천해야 해야 할 것은 당연히 체중을 빼는 일이다. 저녁에 술자리가 많은 유형이라면, 매일 간단한 저녁식사 후에 술 마시는 일 대신 러닝머신 위에서 빨리 걷기를 하루 40분씩 두 달만 해보자. 그러면 체중 줄고, 술과 안주로 인해 혈액 속에 떠다니던 기름도 줄고, 대변도 좋아지고, 얼굴 색깔이 몰라보게 맑아지는 엄청나게 큰 변화를 체험할 수 있다. 지금이라도 당장 시작해보라. 필자의 말이 진짜인지 거짓말인지.

　　술을 전혀 먹지 않는 사람이라면 세 끼의 식사량을 매끼 3/4 분량으로 줄이고 웬만한 거리는 걸어서 다녀보라. 두 달만 지나면 몰라보게 체중이 줄어 있을 것이다. 이 간단한 것을 실천하지 못해서 매년 '과체중'이라는 꼬리표를 달고 다닌다면 그야말로 할 말 없음이다.

○● 고지혈증

고지혈증(高脂血症). 건강검진을 하면 가장 흔하게 나오는 이상 소견 중의 하나다. "고기는 잘 먹지도 않고 술도 안 먹는 제가 왜 고지혈증이라고 나왔는지 이해가 되지 않아요." 이렇게 말하는 환자들이 의외로 많다. 육류나 술을 즐기는 사람이라면 식습관 때문이려니 하겠지만 그도 저도 아닌데 고지혈증이라니, 황당할 만하다.

그러나 꼭 술, 고기를 많이 먹어야 고지혈증이 생기는 것은 아니다. 유전적인 요인이 작용하는 경우가 많고, 갑상선 기능 저하증, 황달, 신 증후군, 당뇨병 등으로 인해 2차적으로 고지혈증이 발생하기도 하니까 너무 억울해할 것까지는 없다. 그러나 몰랐다면 몰라도 알고서는 그냥 있을 수 없는 일. 시원하게 뚫린 올림픽대로지만 교통량이 많고 사고까지 발생해 있으면 꽉 막혀서 꼼짝도 못하게 되는 것처럼 혈관 내벽에 콜레스테롤과 중성지방이 쌓이고 들러붙다보면 혈관 교통대란, 즉 심근경색, 협심증, 뇌졸중 같은 질병이 생길 수밖에 없다.

총콜레스테롤 수치가 240mg/dl, 중성지방이 200mg/dl 이상이면 고지혈증에 해당한다. 콜레스테롤 수치가 200~250mg/dl일 때는 식이요법, 250~300mg/dl일 때는 식이요법과 약물요법을 함께, 300mg/dl 이상일 때는 철저한 약물투여가 필요하다. 운동을 통해 체중을 일정하게 유지하는 것은 필수. 유산소 운동을 한 번에 30분 이상, 일주일에 3회 이상 해야 한다. 총 콜레스테롤 수치를 200mg/dl 이하로 유지하도록 여러 가지로 신경을 써야 한다.

많이 먹어야 할 음식은 야채, 과일, 현미, 올리브유, 등 푸른 생선, 콩, 두부, 비지, 토마토, 표고버섯, 해바라기씨 등이다. 피해야 할 음식은 튀김 요리, 술, 연어 알, 명란젓, 굴, 삼겹살, 닭 껍질, 장어, 새우, 오징어, 게, 육류 기름, 짜고 맵고 단 음식, 생선 알, 내장, 소시지, 베이컨, 선지,

청량음료, 버터, 치즈, 계란노른자, 부대찌개, 곱창전골, 크림 등이다.

한방에서는 고지혈증을 혈액 속에 탁하고 습한 어혈 물질이 있는 것으로 보고 피를 맑게 하고(淸血), 습하고 탁한 물질을 없애는(除濕 祛痰) 한약재를 처방해서 혈액 속의 콜레스테롤과 중성지방을 낮춘다. 이때 운동과 식이요법을 병행하면 빠른 효과를 볼 수 있다.

○●고혈압과 저혈압

혈압은 편안한 마음으로 평균 두세 번 정도 재어야 정확히 나온다. 건강검진 때 한 번 재어보고 고혈압이니 저혈압이니 말하기는 조심스럽다. 병원에서 잴 때는 혈압이 높게 나오는데 집에서 편안할 때 재면 정상으로 나온다는 사람이 많은 걸 보면, 혈압은 그만큼 시간과 환경의 영향을 많이 받는다고 할 수 있다.

혈압은 반드시 120/80mmHg이라야 정상인 것은 아니다. 젊은 여성은 더 낮을 수 있고 중년인 경우는 좀더 높을 수도 있다. 그러나 고혈압은 '침묵의 살인자'라는 별명대로 증상 없이 서서히 그리고 조용히 다가오는데, 대개 20~40세의 젊은 나이일 때 초기단계를 거쳐 10여 년간 혈관 내 압력이 점점 세지면서 40~50세에는 지속적인 고혈압을 유지하게 된다.

그러니까 검진결과표에 '혈압 140/90mmHg'이라고 쓰여 있다고 무조건 고혈압인가 싶어 미리 걱정하진 말자. 최고 혈압(수축기 혈압)이 140 이상(정상 기준 120mmHg)이라도 40~50대의 경우 정상은 아니어도 다른 복합 증상이 없다면 당장 고혈압 치료를 받을 정도는 아니다. 그러나 고혈압의 가능성은 어느 정도 있으므로 혈압을 올리는 생활습관(흡연, 음주)을 버리고 체중을 줄여 심장의 부담을 줄이는 등의 노력을 하는 것이 좋다.

그러나 만약 20~30대라면 초기 고혈압으로 보고 적극적인 운동과 혈압 관리를 통해 차제에 고혈압을 예방하는 노력이 필요하다. 젊기 때문에 혈관의 탄력이 풍부하고 체력이 좋으므로, 혈압 강하제를 먹지 않고도 본인의 노력 여하에 따라 충분히 혈압을 조절할 수 있다.

물론 나이를 막론하고 혈압이 160/100 이상인 경우는 적극적인 혈압 강하 방책을 강구해야 한다. 만약 뚱뚱하다면 우선 체중부터 줄여야 한다. 체중을 10Kg 줄이면 혈압이 5~20은 감소하니까 약이 따로 없다. 한약재 중에 죽력(竹瀝), 상엽(桑葉), 희첨(稀簽), 조구등(釣鉤藤) 등은 혈압을 낮춰주는 효능이 있어서 체질과 병증에 맞게 다른 약재들과 함께 처방해서 고혈압을 치료한다.

혈압이 높아도 고민이지만 너무 낮아서 고민인 사람도 많다. 특히 20~30대의 여성들은 혈압이 낮아서 나타나는 현기증, 권태감, 만성피로, 두통, 수족냉증, 상열감 등으로 힘들어한다. 그러나 혈압을 땅에서 물 뽑아 올리듯이 쑥 끌어올릴 수 있는 방법은 없다. 다만 저혈압 때문에 동반되는 증상을 없앨 수 있도록 규칙적인 생활을 하고 적당히 운동을 하는 것이 최선이다. 또한 잠들기 전에 40℃ 정도의 따뜻한 물에서 반신욕을 해주는 것도 좋다.

○●간 기능 수치

건강검진 결과표를 받아든 남성들이 가장 궁금해하는 것이 간 기능 수치다. 평소 술을 많이 마시는 사람은 제 발이 저려서일 것이고, 최근 얼굴색이 어두워지면서 거칠고 쉽게 피로하다고 느끼는 사람은 혹시 간에 문제가 있기 때문은 아닐까 궁금해서일 것이다. 간에 문제가 생겨 간세포가 파괴되면 GOT, GPT, 감마GPT 성분이 혈액 속으로 많이 나오게 된다. 따라서 이 성분들이 얼마나 혈액 속에 존재하느냐를 검사해서 간세포의 건강상태를 알

술 줄여야겠어.
지방간 수치가 높아!
에이~ 술 때문에 그런 거 아냐.
직장인들 다 이정도 지방간은
있다구. 나만 이런 거
아니라니깐!!!

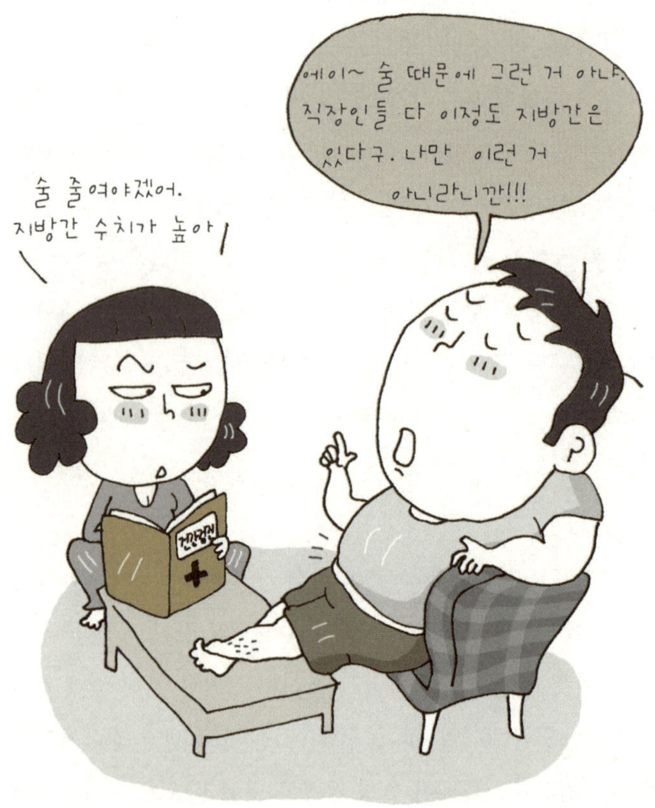

간(肝)의 휴식이 필요할 때

아보자는 것이다.

　　지방간, 알코올성 간질환, 복용해온 약물 등에 의해 수치가 높아지긴 하지만 간수치가 높게 나온다고 바로 간이 나빠진 것을 의미하지 않는다. 과식, 음주, 운동 부족으로 인해 체내에 과다 섭취된 지방이 간에 저장되는 지방간의 경우 정상수치보다 2~3배 많이 나오더라도 금연, 금주, 운동 등 건강한 생활습관을 최소 2개월간 지속적으로 유지하면 대부분 정상으로 돌아온다. 간수치가 정상수치보다 월등히 높을 때는 그만한 이유가 있으므로 검진 후 주치의와 꼼꼼히 원인을 따져 대책을 강구해야 할 것이다.

⑴⑴⑴ **결과는 같아도** 끝은 다르다

해마다 받는 건강검진이 단순히 시간낭비가 될 것인지, 진지한 건강 체크의 시간이 될 것인지는 결국 검사받는 자신에게 달렸다. 같은 결과가 나와도 계속 관심을 두고 관리하는 사람과 그렇지 않은 사람은 건강을 잃은 후에야 그 차이를 느낄 수 있다.

　　검사 수치가 정상 범위라고 하더라도 질병의 초기단계에 있다는 심정으로 건강을 돌보자. 전문적인 의학지식이 없어서 어떻게 건강을 가꿔나가야 할지 계획이 서질 않으면 평소에 자주 다니던 한의원이나 가정의학과를 찾아가 한의사나 의사에게 조언을 구해보라. 구체적이고도 실천 가능성이 있는 계획을 당장 실행해볼 수 있을 것이다. 나이가 젊을수록 건강은 자기가 가꾸기 나름이다. 물론 나이가 많아도 상관없다. 가장 늦었다고 생각할 때가 가장 빠른 때니까.

Food & Taste

당신의 Food 지수는?

측정방법 : 과거 1년 동안의 일을 점수로 합산한다.

· 아침은 거의 먹지 않는다.
· 커피를 매일 하루 3잔 이상 마신다.
· 일하느라 점심은 대충 끼니만 때우는 편이다.
· 일주일에 3번 이상 음주를 한다.
· 하루에 한 갑 이상 담배를 피운다.
· 하루 세 끼 중 저녁식사를 가장 많이 먹는다.
· 일주일에 집에서 밥 먹는 횟수가 세 번을 넘지 못한다.
· 일주일에 한 번 이상 햄버거나 피자, 치킨 등으로 야식을 한다.
· 좋아하는 음식만 찾아서 먹고, 좋아하지 않는 음식은 좀처럼 안 먹는다.

위의 항목 중 5가지 이상에 해당되는 사람은 건강에 이상 신호가 와 있을 확률이 높다.
생활 습관을 바로 잡지 않으면 곧 병이 오기 쉽다.

아침엔 황제가 되라

하루의 식사 노하우

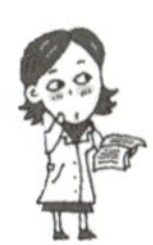

‖‖‖ **영양관리의 사각지대에** 직장인들이 있다

시간에 쫓겨 아침식사를 하는 둥 마는 둥 출근해서는 담배나 커피로 빈속을 달래고, 점심식사는 적당히 때운다. 저녁식사도 회식이니 손님 접대니 해서 집에서 먹지 못할 때가 많고, 외식에는 필연적으로 술이 따라오니 영양 불균형은 갈수록 심해진다. 이러다 보니 직장생활과 함께 필연적으로 찾아오는 것이 '늘어나는 뱃살' 이다.

뿐만 아니라 이러한 영양 불균형이 오래 쌓여가기 때문에 신체리듬이 깨지고 만성 피로가 가중되며, 나도 모르는 사이에 비만 · 당뇨병 · 심장병 같은 성인병들이 하나 둘씩 생겨난다. 신체리듬은 수면이나 식습관 같은 생활리듬과 밀접한 관련이 있는 것인데도, 자신의 식습관과 생활을 뒤돌아보고 리듬을 바로잡을 생각은 하지 못하고 "내 몸이 허(虛)한 모양이니 뭔가 특별한 음식이나 약으로 보(補)를 하는 것이 시급하다"고 판단하는 경향이 있다.

사람들은 파랑새가 자기 안에 있는 줄 모르고 멀리서만 찾아다닌다. 건강을 지키는 비결의 기본은 하루의 식사를 제대로 하는 것인데 말이다.

▍▍▍ **집중력과 문제해결 능력이** 떨어지는 이유

뇌를 움직이는 힘은 밥의 주성분인 당(糖)이다. 특히 포도당은 뇌세포의 유일한 에너지원이기 때문에 머리를 움직이는데 없어서는 안 될 필수영양소다. 따라서 규칙적으로 적절히 당분을 섭취해서 뇌 활동을 도와줘야 한다. 밤새 잠을 자고 아침에 일어나면 체내 포도당은 고갈 상태다. 이때 아침밥을 굶게 되면 에너지가 부족해 체내활동이 원활하지 못하다. 특히 포도당을 가장 많이 필요로 하는 뇌 활동이 떨어져 지적인 활동이 둔해질 수밖에 없다. 그러므로 아침식사를 거르는 직장인은 결과적으로 자신의 능력을 제대로 발휘할 수 있는 기회를 스스로 포기하는 것이나 마찬가지다.

아침식사를 하는 사람과 거르는 사람들의 활동력을 비교해본 연구를 보면, 아침식사를 거르는 사람들은 집중력이 떨어지고 신경질적이며 문제해결 능력이 감소하는 것으로 나타났다.

오전에 공복인 상태로 일하면 아침을 먹는 경우보다 피로감이나 초조감을 더 느끼게 된다는 보고도 있다. 아침을 먹지 않으면 뇌하수체의 식욕 중추가 흥분상태를 유지하기 때문에 생리적으로 불안한 상태가 지속된다는 것이다. 따라서 정신적으로 스트레스가 많아 신체는 물론이고 정신적으로도 활력이 떨어져 있는 사람일수록 아침식사를 잘 챙겨 먹어야 활력을 되찾게 된다.

아침을 안 먹는 몸의 습관을 바꾸는 데는 약 2주가 걸린다. 조금 불편하더라도 2주만 잘하면 아침은 점점 맛있어질 것이다.

||||| **뚱뚱한 사람들,** 그들의 공통점

진료실에서 만나는 비만 환자들 중에 상당수는 아침을 먹지 않는다는 공통점이 있다. 언뜻 아침 한 끼를 줄이면 그만큼 덜 먹게 되어 체중 조절에 도움이 될 거라고 생각하기 쉽지만 사실은 그 반대다.

아침을 굶고 나면 주린 배를 채우기 위해 점심과 저녁에 많이 먹게 된다. 설사 억지로 양을 줄인다 해도 영리한 우리 몸은 내일 아침에 찾아올 기아(飢餓) 상태에 대비해 조금이라도 더 열량을 저축해두려고 한다. 그 영양분을 저장해두는 장소가 다름 아닌 피하지방이다.

또한 위장도 오랜만에 들어온 음식물을 최대한 흡수하려들기 때문에 먹은 대로 100% 흡수된다. 당연히 살이 더 찔 수밖에 없다. 체중 조절을 하기 위해 특별한 다이어트를 한다든지 특정 식품을 찾을 필요가 없다. 아침을 걸렀던 사람들은 아침만 챙겨 먹어도 2~3Kg은 쉽게 뺄 수 있다.

아침식사는 변비와도 관련이 있다. 규칙적으로 변을 보는 사람은 대부분 아침식사 뒤에 화장실로 간다. 섭취한 음식이 장을 자극해 배설로 이어지기 때문이다. 아침을 거르는 사람 3명당 2명꼴로 변비에 걸린다는 통계조사도 있다.

ⅢⅢ 아침식사, **뭘 먹어야 하나**

한국인의 아침식사는 역시 한식이 최고다. 밥과 국, 생선, 나물 등의 소박한 한식 밥상이 잠에서 갓 깨어난 몸을 워밍업해주는 데 가장 도움이 된다. 밥 속의 복합 당질은 두뇌활동에 필요한 포도당을 공급해주고, 반찬의 단백질과 무기질 그리고 비타민은 뇌세포의 활성을 돕는다.

다만, 아침식사로 초콜릿 음료처럼 단순하게 당질만 많이 함유된 음식은 좋지 않다. 이런 음식은 일시적으로 포도당 농도를 높여서 뇌 기능을 도와주기는 하지만, 뒤따라 분비되는 인슐린이 포도당을 빠른 속도로 근육으로 이동시켜 혈당을 급격히 끌어내리기 때문이다. 따라서 지구력과 참을성이 적어지고 피로감을 더 많이 느끼게 된다.

○● 불가에서 참선할 때 먹던, 선식(禪食)

우리 민족에 전해 내려오는 자연건강 비법인 선식은 우리 땅에서 나는 7가지 곡식을 섞어 가루로 만들어 섭취하는 것을 말한다.

원래 선식은 불가(佛家)에서 참선을 할 때 머리를 맑게 하고 위에 부담을 주지 않으려고 먹던 음식으로, 신라의 풍류도를 수행하는 화랑들이 심신을 단련하기 위해 명산 대첩을 찾아다닐 때 비상식량으로 휴대했다고 한다.

선식은 편중된 식생활과 인스턴트식품의 과다 섭취로 결핍되기 쉬운 영양소를 단시간 내 효과적으로 골고루 섭취할 수 있다는 장점 때문에 바쁜 직장인이나 학생들에게는 더할 나위 없이 좋은 아침 대용식이다. 또한 장기간 지속적으로 섭취할 경우 고혈압이나 당뇨병 등 성인병을 치료하고 예방할 수 있어서 일석이조의 효과를 얻을 수 있다.

일반적으로 성인들의 식사 한 끼에 필요한 칼로리는 600~700kcal 정도인데, 선식 60g에 우유 200ml를 섞어 마시면 389kcal가 충당된다. 따라서 소식(少食)하면서도 공복감은 제거되어 한결 몸이 가벼워지는 것을 느낄 수 있다. 곡류 외에 해조류, 야채, 과일류, 효모, 솔잎, 인삼 가루, 대추, 호도, 잣 등을 가미해 먹으면 보다 훌륭한 아침 영양식이 된다.

○●몸의 균형을 잡는 보약, 생식(生食)

여러 가지 곡물에 열을 가해 익혀서 말린 것을 선식(禪食)이라고 하는 반면, 생식은 곡물·야채·버섯 등에 열을 가하지 않은 자연 상태에서 동결건조(영하 40도 이하에서 얼려서 건조)한 것을 말한다.

생식을 하는 이유는 사람마다 가지각색이다. 특히 다이어트를 위해 먹는다는 사람이 많았는데 생식 한 끼분의 칼로리는 200kcal 안팎으로, 보

TIP

선식, 7가지 곡식의 효과

- **찹쌀** : 위와 장을 따뜻하게 하고 설사를 그치게 하는 효과가 있다.
- **보리** : 섬유질이 많아 장을 튼튼하게 하고 변비를 해소하며, 알칼리성 식품으로 산성 체질을 개선해준다.
- **현미** : 체내 유해물질과 노폐물을 분해, 배출하는 효과가 있고 각종 비타민과 미네랄이 풍부하다.
- **검정콩** : 위장의 열을 내리고 노화 방지와 치매 예방에도 효과가 있다.
- **율무** : 체내 노폐물을 배출해 피부 미용에도 좋고, 게르마늄 성분 때문에 항암제의 원료로 사용되기도 한다.
- **들깨** : 피로를 풀어주고 피부에 윤기를 준다.
- **검정깨** : 허약한 체질을 보강해주고 두뇌를 좋게 하며 근육과 뼈를 강화시켜 사람을 젊어지게 하는 식품이다.

통 식사 한 끼의 칼로리인 600∼700kcal보다 훨씬 적다. 따라서 하루 한 끼씩 생식을 먹으면 1주일에 500g 정도 감량할 수 있다. 게다가 생식을 하면 자연스레 소식을 하게 된다. 사과 55kg을 동결건조하면 5kg으로 줄어들고, 그것을 다시 분말로 만들면 원래 부피의 30분의 1로 축소되니 말이다.

또한 익히지 않고 날로 먹는다는 점에서 생식은 자연식품이 가진 영양소를 인체에 그대로 전달한다고 볼 수 있다. 특히 엽록소와 곡류 등에 들어 있는 비타민 C · A · E와 효소를 원형 그대로 우리 몸에 전달해줘서 노화를 억제하는 항산화 및 면역력 증진 효과를 나타낸다. 결국 생식을 적절하게 한다면, 육식 중심의 고칼로리 식사에 익숙한 현대인에겐 몸의 균형을 잡는 보약이 될 수 있다. 특히 소식을 하면서도 에너지 효율이 높다는 점은 생식의 대단한 매력이다.

생식을 시작하는 이들이 가장 많이 호소하는 어려움은 소화가 잘 안 된다는 것인데, 이는 곡식류(씨앗)의 껍질에 포함된 셀룰로오스라는 섬유소가 소화를 방해할 뿐 아니라 다른 영양소의 체내 흡수율도 떨어뜨리기 때문이다. 또 생곡식의 피친(Phytin)이라는 성분은 위장장애 및 소화불량, 설사 등의 부작용도 유발할 수 있다. 뿐만 아니라 씨눈이 함유된 생식 제품의 경우엔

TIP

추천하는 생식재료

- **곡류** : 현미, 차조, 율무, 콩, 검은깨, 검은쌀, 보리.
- **채소류** : 호박, 케일, 당근, 우엉, 솔잎, 더덕, 쑥, 신선초, 양배추, 돌미나리
- **버섯류** : 표고버섯, 영지버섯
- **해조류** : 김, 미역, 다시마

씨눈에 지방이 많아 공기와 닿을 경우 빠른 속도로 산화한다는 단점도 있다. 그래서 속이 냉하거나 육식을 자주 먹거나 장 질환이 있는 사람이 생식을 하게 되면 설사를 할 수 있다. 이런 사람은 미지근한 물에 생식을 타서 복용하거나 따뜻한 물을 함께 마셔주면 좋다.

생식 후 두드러기, 피부 가려움, 두통, 설사, 복통, 관절통 등의 증상을 호소하는 경우도 있다. 이런 증상은 생식 복용으로 신진대사가 활성화되어 몸속의 독소물질이 제거되면서 나타나는 일시적인 명현반응일 경우 3～7일 정도 후에는 없어지지만, 장기간 지속될 경우엔 생식 복용을 끊거나 양을 줄여야 한다.

○●아침 대용식으로 그만이다, ABC주스

ABC주스란 사과(Apple), 바나나(Banana), 당근(Carrot)을 믹서에 넣고 갈아 우유나 설탕, 소금으로 간해 마시는 것이다. 당분은 물론 비타민이 듬뿍 들어있어 영양도 만점인데다가 위액분비를 촉진하고 피로를 풀어주는 사과와 당근, 포만감을 주는 바나나의 조화는 아침 대용식으로 그만이다.

○●노릇노릇 구워먹는 인절미

한꺼번에 마련해두고 먹을 수 있는 떡으로는 인절미가 단연 최고다. 쿠킹호일에 한 개씩 싸서 냉동실에 얼려둔 것을 프라이팬에 노릇노릇 구워서 먹으면 훌륭한 아침 대용식이 된다. 김대중 대통령이 즐겨 먹는 아침식사가 바로 인절미로 알려져 있는데, 소화기능이 약한 이들에게도 효과적이다.

안 먹곤 못 살아? 그럼 알고 먹자!

커피, 탄산음료, 야식에 관한 진실

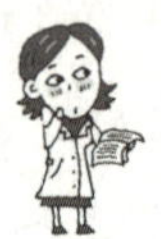

▥ 커피에 관한 **진실 혹은 거짓말**

카페인은 몸에 안 좋다더라, 하루 두세 잔쯤은 괜찮다더라, 아이들이 마시면 뼈가 삭는다더라……. 이런저런 걱정은 되면서도 끊거나 줄이지 못하는 것이 바로 커피다. 진료실에서 종종 받는 질문도 "커피를 하루에 몇 잔 마시는 편인데 지금 건강상태로 봐서 괜찮은 양이냐"는 것이다.

직장인들은 커피를 습관적으로 마신다. 기분 전환과 스트레스 해소를 위해 마시는 사람도 많다. 우리 생활에서 빼놓을 수 없는 기호식품으로 자리잡아버린 커피, 끊을 수 없다면 마시자. 그러나 알고 마시자.

커피의 매력은 바로 각성 효과다. 많은 사람들이 커피를 마시면 기분이 좋아지고 피로도 덜해지며 머리가 맑아지기 때문에 커피를 즐긴다고 한다. 그러나 이러한 각성 효과를 얻기 위해 습관적으로 커피를 마시게 되면,

자신도 모르는 사이에 커피 카페인에 중독이 되어버린다. 커피는 술이나 마약처럼 중독성이 강하지 않아서 '중독' 대신 '습관성'이라는 표현을 쓰는 사람도 있지만, 확실히 중독을 유발하는 성질을 가지고 있다.

공휴일에 느긋하게 늦잠을 즐기고 일어났는데 아무 이유 없이 이상하게 몸이 더 피곤하고 머리도 멍하면서 만사가 귀찮게 느껴졌던 경험이 있을 것이다. 만약 평소 출근하자마자 커피를 마시는 습관이 있었던 사람이라면 커피를 마시지 않아서 이런 증상이 나타난 것으로 보면 된다. 이쯤 되면 커피 카페인에 중독이 되었다고 보아야 한다.

카페인은 담배나 알코올, 혹은 마약보다 의존성이 적고, 그 후유증으로 인한 능력 손상이 크지 않아 크게 문제되지 않았다. 하루 300mg 이내로 섭취하는 카페인은 건강에 아무런 해를 주지 않는다. 카페인은 원두커피 한 잔에 100~200mg, 인스턴트커피 한 잔에는 60~100mg, 카페인을 제거했다는 디카페인 커피에도 2~4mg이 함유되어 있다. 따라서 하루 2~3잔 정도의 커피는 몸에 크게 무리를 주지 않는다.

그러나 카페인은 커피에만 들어 있는 것이 아니라는 데 문제가 있다. 녹차, 감기약 등 우리가 자주 접하는 다른 식품에도 함유되어 있기 때문에 하루 동안 먹는 모든 카페인 함유 식품을 통틀어 계산해봐야 한다. 그렇다면 결국 커피 마시는 양을 더 줄여야 한다는 결론을 얻을 수 있다.

게다가 카페인은 오랫동안 많이 복용하면 중독성이 생겨서 끊거나 줄이기가 점점 힘들어진다. 카페인은 체내에 들어오면 5분 내에 신체 각 부위로 퍼지는데, 건강한 성인 남자의 경우 6시간이 지나면 섭취한 카페인의 절반 정도가 체내에서 분해되지만, 담배를 피우거나 특정 약을 복용하는 경우에는 카페인이 몸 안에 머무는 시간이 더 길어진다.

두통이 있을 때 커피를 마시면 두통이 없어지는 경험을 한 사람이 있을 것이다. 이는 카페인이 혈관을 수축시켜 두통을 없애준 것인데, 그렇다고 커피를 많이 마시면 오히려 카페인 의존성 두통을 일으킬 수도 있다. 스트레스가 원인인 긴장형 두통의 경우는 하루 2잔 이하로 줄여야 한다.

식사 후에 입맛을 개운하고 그윽하게 하는 데 커피만 한 음료가 없기 때문에 점심 후 커피 한 잔을 습관처럼 마시는 사람이 많다. 실제로 커피는 소화액의 분비를 촉진하기 때문에 소화에 도움이 되긴 하지만 위염, 식도염, 과민성 대장증후군 등의 질병이 있는 사람은 커피가 위와 장을 자극하기 때문에 증상을 악화시킬 수 있다. 또한 커피가 음식으로 섭취한 철분의 체내 흡수를 방해한다는 설도 있으므로 식사 후에 커피를 마실 때는 식사 직후보다는 어느 정도 소화가 된 후에 마시는 것이 좋을 듯하다. 아예 빈혈이 있는 사람은 커피를 줄이는 것이 현명하다. 또 커피는 소변으로 칼슘이 빠져나가도록 작용하기 때문에 골다공증이 있는 사람은 마시지 말아야 한다.

하루 5잔 이상의 커피를 마시는 사람은 그렇지 않은 사람에 비해 수축기 혈압은 2.5mmHg, 이완기 혈압은 1.2mmHg 정도 더 높다는 임상보고도 있다. 커피가 혈압을 상승시킨다는 것을 알 수 있는 결과다. 결국 스트

TIP

식품에 함유된 카페인의 양

- 각성제 한 알-150mg
- 드링크제 한 병-30mg
- 홍차 한 잔-40~80mg
- 초콜릿 바 1개-30mg
- 종합 감기약 1회분-30mg
- 콜라 한 잔-20~40mg
- 녹차 한 잔-20mg

레스 받을 때 커피를 찾는 것은 도움이 되지 못한다는 사실을 알아야 한다. 이렇게 카페인을 먹은 다음 상승된 혈압은 12시간까지 지속되는 것으로 보고되고 있다.

체질적으로 커피가 해로운 사람은 양인(陽人, 소양인과 태양인)이다. 커피는 성질이 뜨겁고 자극성이 있는 식품이고, 소양인과 태양인은 열기가 인체 상부로 쏠려 있기 때문에 커피의 카페인 영향을 훨씬 예민하게 받아들이게 된다. 커피를 다량으로 마시지 않아도 심장이 뛰고, 손이 떨리고, 신경이 예민해지며 오줌소태, 위산 역류, 눈꺼풀 떨림 등의 증상이 생기는 경우가 많다. 이런 증상을 매번 느끼게 되면서 스스로 자연히 커피를 멀리하는 사람이 있는데, 필자가 관찰해본 바로는 대부분의 소양인이 커피를 자연적으로 멀리하거나 스스로 끊는 것으로 나타났다.

▥ 콜라 한 잔은 **여섯 숟가락의 설탕**

"밥을 먹으나 안 먹으나 늘 헛배부른 것 같고, 식욕은 있는데 먹고 나면 화장실을 들락거리면서 대변을 보게 되요."

종종 배가 아프다며 치료받으러 오는 Y은행 B씨(여, 24세). 매번 찾아올 때마다 증상은 비슷했다. 간단히 치료해서 돌려보내면서도 매년 위장이나 다른 장기를 검진해봐도 배가 아픈 원인을 못 찾는다는 말에 의구심이 있던 어느 날, 지나가는 말로 평소 좋아하는 기호식품을 체크해보다가 깜짝 놀랐다. B씨는 늘 콜라를 PET병으로 하루에 한 병 정도 마신다는 것이었다.

만성적인 위장 장애가 콜라 중독에 원인이 있을지도 모른다고 생각해서 한 방울도 마시지 말라고 지시했더니, 학교 때부터 B씨를 괴롭혔던 위장 증상이 하나 둘씩 없어지는 결과를 얻을 수 있었다. 약도 없이 환자의 기호식품만 교정하도록 도와줬는데 만성 위장질환이 없어진 경우다.

콜라 한 잔에는 20~40mg의 카페인이 들어 있는데, 탄산음료 속의 카페인이 칼슘을 체외로 배출시키기 때문에 탄산음료를 많이 마시면 칼슘이 부족해서 뼈가 약해진다. 특히 콜라에는 뼈를 약하게 만드는 인산(燐酸) 성분이 많이 들어 있는데, 설문조사 결과 일반 탄산음료와 콜라를 마시는 여학생들의 경우 골절위험이 각각 3배와 5배 높은 것으로 나타났다. 아이들이 콜라를 많이 마시면 뼈가 삭는다는 말이 맞는 것이다.

그렇다고 어른은 괜찮다는 뜻은 아니다. 골다공증을 재촉하지 않으려면 평소 콜라나 탄산음료 섭취를 줄여야 한다. 직장인들이 회식 때 육류를 먹으면서 소화를 잘 시키기 위해 콜라나 탄산음료를 곁들이는 경향이 많지만, 육류를 잘 소화시키면서 콜레스테롤도 줄이려면 야채, 마늘, 양파, 고추를 함께 먹는 것이 더 도움이 된다. 탄산음료는 입 안을 달짝지근하게 만들어 육류를 더 많이 먹을 수 있도록 해주기 때문에 소화에 도움을 주기는커녕 과식을 부채질하게 된다.

콜라 한 잔(250cc)에 여섯 숟가락의 설탕이 들어 있다는 사실을 아는 사람은 많지 않을 것이다. 운동이나 힘든 일을 해서 지쳐 있을 때 시원한 콜라 한 잔을 마시면 활력이 솟는데, 그 이유는 카페인 때문이기도 하지만 다량의 설탕으로 인해 혈당수치가 올라가기 때문이다. 그러나 많이 마시면 카페인과 설탕을 과잉 섭취하는 꼴이 되기 때문에 불면증이 올 뿐 아니라 설탕이 치아 표면에 부착돼서 충치의 원인이 된다.

⫼ **드링크제,** 독이 될 수도 있다

"피로회복제 한 병 주세요."

　　매일 약국에 들러서 습관적으로 드링크제를 찾는 직장인들이 있다. 아예 드링크제를 한 상자씩 사서 선물하기도 한다. 대개의 드링크제는 우리에게 자양강장제 또는 피로회복제 등으로 알려져 있는 대표적인 건강보조식품이다. 이름 그대로 해석하자면 몸에 영양분과 기력을 주고 피로를 풀어준다는 것이니 마시면 뭔가 좋을 것 같은 느낌이 든다. 실제로 피곤하거나 숙취가 있을 때 한 병 정도 쭉 들이켜고 나면 몸이 가뿐해지는 느낌이 들기도 하지만, 이것 역시 짚고 넘어가야 할 부분이다.

　　드링크제들의 성분표시를 보면 비타민, 벌꿀, 인삼, 영지버섯, 타우린 등이어서 몸에 좋다는 성분은 고루고루 다 들어가 있는 것 같지만 한 병에 몇 백 원에서 몇 천 원하는 드링크제 속에 값비싼 성분이 들어가면 얼마나 들어가겠는가? 그래도 마시고 나면 개운하고 몸이 가벼운 느낌이 드는 것은 드링크제에 함유된 카페인 때문이다.

　　종류에 따라 차이는 있지만 대개 100ml 드링크 한 병 속에는 30mg 가량의 카페인이 들어 있다. 졸리고 피곤하다고 느낄 때 습관적으로 드링크제를 하루에도 몇 병씩 마시다보면, 피로가 회복되는 것은 고사하고 오히려 신경이 날카로워져서 잠이 오지 않거나 더 피로해진다. 눈 가리고 아웅 하는 식으로 일시적인 효과만 주는 드링크제에 의존하면 피로가 더 만성화되고 마는 것이다.

　　감기약과 드링크제를 함께 복용하는 것도 금해야 한다. 드링크제의 카페인이 몸을 흥분시켜서 혈액의 흐름을 빠르게 하여 다른 약물의 대사를 촉진하기 때문이다. 즉 감기약의 흡수가 너무 빨라져 약효에 문제가 생길 수 있는 것이다. 또 술에 드링크제를 부어서 같이 마시거나 술 마신 후에 드링크제를 마시면 간 기능에 부담을 초래해서 독이 된다. 술 깨는 드링크제도 마찬가지다. 술 마시기 전에 드링크제를 마시는 이유는 술 취하는 속도를 더디게 하고 뒷날 숙취도 덜어주기 위해서다. 그러나 드링크제의 알코올 분해 효과 덕분에 정신이 맑아지거나 술 취하는 속도가 좀 느려질 수는 있지만 간까지 보호해주지는 못한다.

ⅠⅠⅠⅠ 심심한 **입,** 삼삼한 **야식**
─야식 증후군(Night Eating Syndrome)

가끔씩 야식을 즐기는 것은 건강에 크게 문제가 되지 않지만, 매일 밤 습관적으로 야식을 하거나, 스트레스가 심한 날 잠을 못 이루고 스트레스 해소 차원에서 폭식을 하는 경우는 문제가 될 수 있다.

　　S이동통신회사에 다니는 J모 씨(여, 30세)는 팀 프로젝트를 완성하느라 두 달간 밤낮으로 사무실에서 살다시피 하면서 매일 밤 11시쯤 야식을 챙겨 먹었다. 일이 힘들고 스트레스가 많아서였는지 예전엔 없던 왕성한 식욕이 생겨났는데, 프로젝트가 끝나자 체중이 5kg 이상 불어 있었다. 게다가 건강검진에서는 콜레스테롤 수치가 많이 올라가 있어서 깜짝 놀랐다. 허리가 아파서 한의원에 내원했던 환자였는데, 요통의 원인 또한 지속적인 야근으로 인한 체중증가에 있다고 보고 운동으로 체중을 줄일 것, 예전 체중으로 돌아갈 때까지 저녁 8시 이후엔 아무것도 먹지 말 것을 지시한 적이 있다.

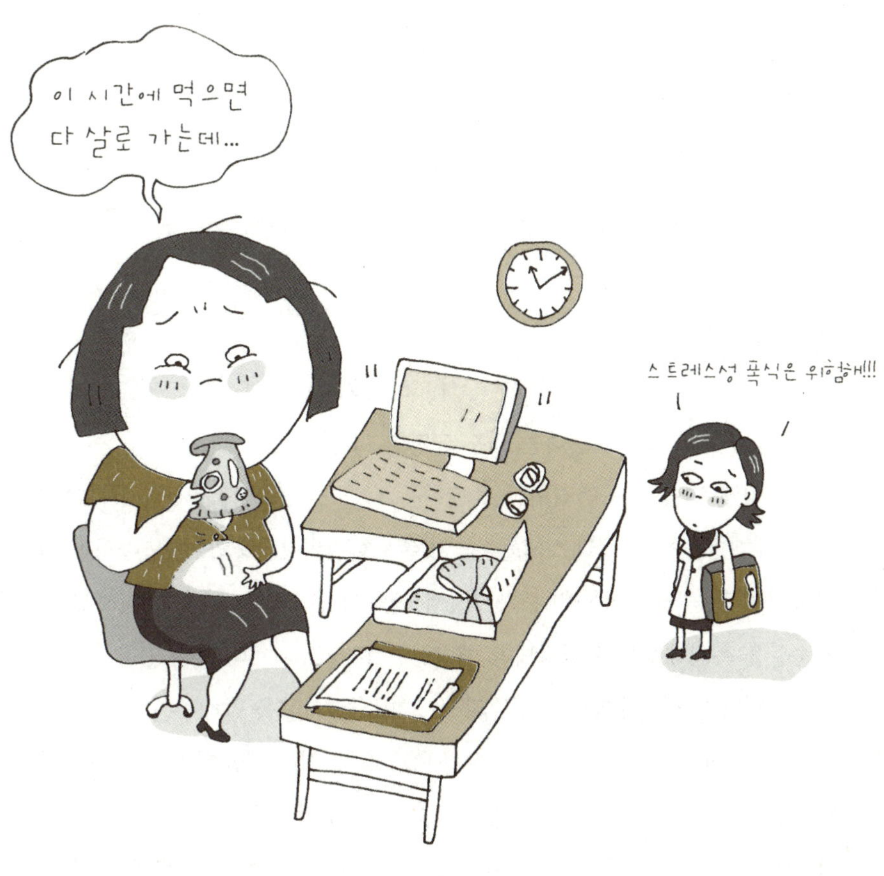

야식 증후군

술에 관한 매우 흥미로운 사실들

현명한 음주 습관

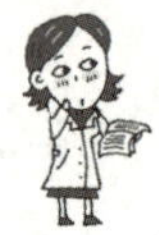

IIIII 양날의 검, 술

술을 '약주(藥酒)'라고 표현하는 데는 그만한 이유가 있다.

혈액 속에는 동맥경화를 촉진하는 나쁜 콜레스테롤(LDL)과 동맥경화를 방지해주는 좋은 콜레스테롤(HDL)이 존재한다. 적당량의 술을 마시면 알코올이 좋은 콜레스테롤을 증가시켜서 혈액이 응고되는 것을 방지하고 혈액순환을 촉진해주므로 심장병을 예방하는 효과까지 기대할 수 있다.

미국 미시간대학의 연구결과는 흥미로운 사실을 말해주는데, 음주하는 사람의 혈압이 가장 높고, 그 다음으로 술을 전혀 마시지 않은 사람, 적당히 음주한 사람의 혈압이 가장 낮았다는 보고다. 와인을 적당히 마시는 사람이 심장병이 생길 확률이 현저히 낮다는 보고는 세계적으로 와인이 인기를 끌게 된 중요한 모티브가 되었다는 사실도 잘 알려져 있다.

적당한 음주는 소화제 역할도 한다. 식사 전의 적당한 음주는 위장에서 각종 소화액의 분비를 촉진해서 음식 섭취 능력을 향상시키는 소화제 역할을 한다. 또한 술은 사람의 대뇌를 마비시키기 때문에 적당한 양일 때에는 억압되어 있는 긴장을 해소하고 용기가 생기게 해주며, 적당히 기분이 상승시켜 행복감을 느끼게 한다. 이 정도면 술은 훌륭한 약주(藥酒)이지 않은가.

⦀ 죽다 살아나다, 직장인 '회식주의보'

어느 날 S그룹 홍보팀의 B팀장(남, 42세)이 진료를 받으러 내원했다. 그런데 그가 그렇게도 좋아하던 술을 지난 가을부터 딱 끊었다는 것이었다. 어떤 사건이 있었을 거라고 짐작하고 있었는데, 아니나 다를까 놀라운 이야기를 늘어놓았다.

작년 가을 신입사원 환영회에 참석한 B팀장은 신입사원들에게 폭탄

TIP

술버릇으로 상대의 성격을 아는 법

재미있는 기사가 나서 유심히 읽어본 적이 있다. 그중에서 흥미로운 몇 가지 유형만 살펴보자.

- **상대에게만 술을 권하는 사람** : 아무나 잘 사귀지만 깊이 사귀진 못하는 사람
- **술만 마시면 우는 사람** : 주변에서 인정받지 못하거나 정에 굶주린 사람
- **말수가 점점 적어지는 사람** : 지배욕과 출세욕이 강한 사람
- **취한 모습을 보이지 않으려고 말똥말똥한 자세로 끝까지 버티는 사람** : 완벽한 사람으로 보이려는 심리가 강하고 술로 속마음을 털어낼 생각이 없는 사람

주를 돌리는 의식으로 환영 분위기를 돋우고 있었다. 그런데 연거푸 술잔을 비우던 중 갑자기 걷잡을 수 없이 구토를 하다가 피까지 울컥울컥 쏟아내어 응급실에 실려 가는 사태까지 발생했다고 한다.

병원에서는 술이 식도를 자극해 구토를 하다가 한꺼번에 위 속의 내용물이 몰려서 위와 식도 사이의 점막이 찢어지면서 피를 토하게 된 것이라고 설명했다. 그런데 B팀장을 아연실색하게 만든 것은 의사의 그 다음 말이었다. 상황이 나빠서 식도 벽 자체가 찢어졌으면 과다출혈로 짧은 시간 안에 죽을 수도 있었다는 것이었다.

그날 이후로 B팀장은 인생의 동반자이자 유일한 취미인 술과 영원히 굿바이를 선언했다. 죽다 살았다는 생각을 하면 지금도 아찔하다고 했다. 저녁에 술을 마시는 대신 회사 근처에서 운동을 시작했는데, 6개월 동안 체중도 많이 줄고 주위 사람들로부터 얼굴색이 좋아졌다는 이야기를 듣는다고 한다. 그럴 때 정말 잘 결정했다는 생각이 들어서 흐뭇하다며 웃었다.

⫶⫶⫶⫶⫶ 증상이 느껴지면 **이미 때는 늦다**

한의학 고서에서 간장(肝臟)을 표현하기를 "성질이 강급(剛急)하고 동요(動搖)를 좋아하고 불같이 돌격하는 장군(將軍)과 같다"고 했다. 이러한 간장의 성질 때문에 맹렬하고 열이 많은 주독(酒毒)은 간장에 부정적인 영향을 미치게 된다. 간장의 생리적인 기능은 "혈액을 저장하고 혈량을 조절하며 기(氣)의 소통, 즉 승강(昇降, 기의 오르내림)과 발산(發散, 기가 바깥으로 뻗어나감)을 주관하므로 정신적인 스트레스나 울증 등으로 인해 억압을 받으면 간의 기운 또한 억제되어 병이 생긴다.

　　이럴 때 적당한 음주생활은 혈액순환에도 도움이 되며 정신적인 억압을 발산시키는 효과도 크다. 그러나 지나친 음주생활은 오히려 간의 승강 발산 기능을 과도하게 조장하여, 어지럽고 구토가 나며 스트레스와 울증이 심해지기도 한다. 따라서 평소 다혈질이거나 혈압이 높은 사람에게는 독약이 될 수도 있다. 진료실에서 만나는 환자들 중에 평소 술을 많이 마시는 사람 열에 아홉은 지방간, 간염, 간경화, 간암 같은 간장 질환을 늘 걱정하며 산다. 그러면서도 술을 줄이지 못해 차선책으로 간을 보호한다는 약을 찾아다니며 먹는 사람도 있다. 그러나 아무리 좋은 약을 먹어도 장기간의 과음으로 간이 나빠진 사람에게는 도움이 되지 못한다는 사실을 알아야 한다.

　　애주가가 건강검진 결과에서 가장 신경을 쓰는 수치가 소위 GOT(glutamic oxaloacetic transaminase), GPT(glutamic pyruvic transaminase)라고 알고 있는 간 효소검사 수치(간세포의 손상 정도를 측정한 수치)다. 그러나 간수치의 높고 낮음이 간장 질환을 모두 말해준다고 볼 수는 없다. 간장은 심각한 지경이 될 때까지 묵묵히 참아내는 장기기 때문에 증상을 느낀 후 진찰해보면 이미 돌이킬 수 없을 정도의 악화 상태로 치달은 후인 경우가 있다. 간수치가 정상이라는 안이한 생각으로 여러 가지 피로 증상이 나타나는 것을 무시하고 계속 음주를 즐기다가는 필시 심각한 간장 질환이 코앞에 다가오게 된다는 점을 잊지 말자.

　　간장을 보호하는 최선의 방법은 역시 과음을 삼가고, 안주 없이 술 마시지 않고, 혹시 하루 과음을 했다면 이후 3일 정도는 음주를 삼가서 간(肝)이 휴식할 수 있는 시간을 주는 것이다. 알코올성 지방간이라고 진단을 받았더라도 일정기간 동안 음주를 삼가면 정상으로 회복될 수 있으므로 현명한 음주 습관이야말로 자연적 순리에 의한 인체 스스로의 회복작용에 간장을 맡기는 지혜로운 방법이며 최선책이다.

‖‖‖ **술병(病)에** 고통받는 사람들

식사는 제대로 하지 않고 술만 많이 마시는 사람들은 '허약한 뚱보' 가 되기
쉽다. 알코올은 1g당 약 7kcal의 열량을 내는 고칼로리 식품이지만 정작 몸
에 도움을 주는 영양소는 거의 함유하고 있지 않다. 따라서 과음하는 사람
들은 높은 칼로리 섭취로 인해 배가 나오고 비만해지지만 실제로 몸은 영양
결핍에 시달리게 된다.

　　게다가 알코올 자체가 그나마 몸에 남아 있는 영양소까지 소모해버
린다. 그래서 애주가들은 특히 비타민 B와 C가 부족하다. 비타민이 없으면
단백질을 만들 수 없고 간세포에 영양을 공급할 수 없으며, 알코올을 분해
하기도 어려워 숙취가 더 심해진다. 비타민 외에도 안주나 숙취해소 음식으
로 영양분을 골고루 섭취하여 영양결핍이 되지 않아야 술에서 빨리 깨어나
고 건강상태도 빨리 회복할 수 있다.

과음 뒷날 아침에 일어났더니 한쪽 엄지발가락이 퉁퉁 붓고 열이 나서 걷기
힘들다는 사람이 종종 있다. 이럴 때 병원에서 검사를 받아보면 통풍(痛風)이
라며 약을 처방해주고, 재발할 우려가 많으니 당분간 육류를 멀리하고 절대
술을 마시지 말라고 주의를 준다. 통풍은 예전부터 '잘 먹고 잘 사는' 사람
이 주로 걸렸기 때문에 '부자(富者)병', '임금의 병' 이라는 별명이 붙을 정도
로 육류를 좋아하는 사람에게 많이 발생하는 병이다.

　　단백질의 일종인 '퓨린' 이 '요산(尿酸)' 을 만들어내면서 생기고, 이 요

산이 관절(특히 엄지발가락 주변)에 쌓이면서 통증을 유발한다. 갑자기 관절이 붓고 열나고 아플 때 통풍인지 아닌지를 알려면, 혈액 검사를 통해 혈액 속의 요산 수치가 높은지를 확인하면 된다. 예전에는 40대 이상에서 주로 발생했지만 요즘은 식생활이 서구화되어서 육류를 많이 먹고 음주와 비만 등의 요인도 겹쳐서 '20, 30대의 젊은' 통풍 환자도 많아졌다. 어느 날 갑자기 한밤 또는 새벽에 통증이 극심해서 잠을 깨고, 며칠 동안 말할 수 없는 심한 통증과 함께 관절이 붓고 열이 나서 걸을 수 없을 정도면 병원에 가봐야 한다. 얼마나 그 고통이 심한지, "바람만 스쳐도 아프다"고 할 정도다.

이런 증상이 있는데도 제대로 치료하지 않으면 관절 외에 다른 부분까지 요산이 쌓이면서 각종 합병증이 생긴다. 게다가 급성 발작이 한 번 일어났던 사람의 절반가량은 재발이 된다. 두 번째 발작이 생긴 경우엔 대부분 지속적으로 재발하게 되며 완치가 힘들기 때문에 요산 수치가 정상으로 돌아왔다 해도 안심할 수는 없다.

통풍이 발생한 사람은 절대적으로 술을 끊어야 한다. 술을 먹게 되면 고기 안주는 필수적으로 따라가게 마련이다. 육류, 특히 육류의 간과 콩팥, 생선의 지라 등의 내장이나 젓갈류, 굴, 고기국물 등 단백질과 아미노산이 많이 함유된 음식들과 등 푸른 생선이나 소고기는 요산을 많이 만들어내는 식품이기 때문에 통풍에는 금기 음식이다. 술은 통풍을 악화시키기 때문에 마시지 말아야 한다.

○●앗, 발밑 조심! 발목 염좌

발목이 삔 환자들에게 발목을 삐기 전날 밤에 과음을 했는지 물어보면 대부분이 그렇다고 답한다. 과음했을 때는 걸음걸이가 불안하고 몸이 무거워져 발목을 잘 삔다. 음주 후 발목 염좌가 되는 경우 발목의 안과 밖의 인대가 모두 손상을 입는 경우가 많으며, 뼈에 금만 안 갔을 뿐 인대 손상의 정도가 심하다. 과음했을 때는 특히 발밑을 잘 살피면서 걷는 것이 최상의 예방법이다.

⦀ **체질에 따라** 음주법도 달라야 한다

선호하는 술이나 안주가 자신의 체질에 맞지 않다면, 숙취가 더 오래갈 뿐 아니라 술에 의한 독 작용에다가 체질에 맞지 않은 술로 인한 해악까지 이중, 삼중의 병을 얻을 수 있다. 이왕에 마시는 술, 자신의 체질을 알고 그 체질에 맞는 술과 안주를 선택해서 먹도록 하자.

○● 태음인

골격이 크고 체격이 좋으며 과묵하고 인내심이 많은 노력형이다. 점잖은 듯

TIP

주독을 푸는 명약, 칡

술을 워낙 좋아하고 많이 마시는 태음인이라면 냉장고에 늘 칡 달인 물을 시원하게 보관해두는 것이 도움이 된다. 술 마신 후 잠들기 전과 다음날 아침 일어나서 칡 달인 물 한 잔을 마시면, 속도 빨리 편해지고 숙취로 인한 갈증도 금세 해결되며 술도 빨리 깬다.
'칡'은 한약재 이름으로 '갈근(葛根)'이라 불리는 칡뿌리를 말하는 것으로 예로부터 주독(酒毒)을 푸는 명약(名藥)으로 알려져 왔다. 음주 후의 갈증을 해소시켜주고, 술의 열독(熱毒)을 빨리 풀어주어 신체를 숙취에서 빨리 벗어나도록 도와준다. 칡뿌리를 생즙을 내어 마시거나, 잘 건조된 칡뿌리 달인 물을 마시면 된다.

하나 의심이 많고 욕심도 많으며, 활동을 싫어하고 게으른 편이다. 타고난 식성으로 대식가 소리를 듣는 편이고 주량도 세서 말술을 마시는 유형이다. 동물로 비유하자면 '소'를 연상시키며, 회사 내에서는 오너 유형이다. 태음인은 간이 튼튼해서 다른 체질에 비해 술을 많이 먹어도 덜 힘들게 느낀다. 그러나 술의 세기와 간의 해독 능력이 비례하지는 않기 때문에 태음인은 이러한 과음 습성으로 인해 오히려 간을 해치기도 한다. 술과 안주 섭취의 총량을 모두 절제하는 것이 건강을 지키는 지름길이다.

태음인은 폐의 발산하는 기운은 적고 간의 모아들이는 기운은 많기 때문에 안으로 열이 쌓이기 쉽다. 그러므로 허약한 폐의 기운을 보하는 술과 음식이 좋다. 태음인은 대장이 약하기 때문에 차가운 맥주보다는 알코올 도수가 높고 마신 후 몸에 열이 나게 하는 매실주, 청주, 막걸리 등이 좋다. 매실은 폐를 보하는 대표적인 약재로 매실주가 태음인에게 가장 잘 맞는다.

또한 안주로는 소고기 요리, 더덕구이, 두부김치, 호박전, 버섯 요리, 은행구이, 밤(은행, 더덕, 밤 말린 것은 태음인 약재로 한방에서도 많이 사용하고 있다) 등 단백질을 보충해 몸을 따뜻하게 해주는 안주가 좋다. 음주 후 숙취를 풀고 컨디션을 빨리 회복하게 해주는 차는 칡차, 매실 음료, 배즙 등이 있다.

음주 다음날의 해장음식으로는 사골을 푹 고아 우거지를 넣고 된장을 푼 사골우거짓국이 좋다. 선짓국도 권하고 싶은데, 선지에는 우리 몸에 흡수되기 쉬운 철분이 많고 단백질이 풍부하며, 콩나물과 무 등이 영양의 밸런스를 이뤄 피로한 몸에 활력을 주고 주독을 풀어주기 때문이다.

태양인은 목덜미가 굵고 머리가 크며 가슴부위가 발달하고 하체가 아주 약하다. 두 눈의 광채가 아주 빛나서 쏘는 듯하며 명석하고 창의력이 뛰어나다. 영웅호걸의 기질이 있고 적극적이며 진취적이지만, 독선적이고 계획성이 없으며 후회할 줄 모른다. 태양인은 네 가지 체질 중 술에 가장 약하며, 알코올 도수가 높은 술을 마시면 가슴이 답답하고 목 뒤가 뻗치는 것 같아서 견디질 못한다. 동물로 비유하자면 '용'을 연상시키며, 예술가나 혁명가 기질이 있어서 회사 조직 내에서는 견디기 힘든 체질이다.

태양인은 폐의 상승하는 양(陽)기운은 많고 간의 하강하는 음(陰)기운은 적은 하허상실(下虛 上實)한 체질이므로, 양을 억제하고 음을 도와 상승하는 기운을 아래로 낮춰주는 안주를 선택하면 좋다. 한방에서 태양인 치료약재로도 사용하고 있는 모과와 오가피는 술로 담아도 태양인에게 도움이 되며, 포도는 열이 많은 태양인의 열을 식혀주는 과일이기 때문에 와인도 잘 맞는다. 그러나 위스키, 코냑 등 알코올 도수가 높은 술은 태양인에게 맞지 않는다.

태양인은 담백하고 시원한 해산물과 채식 위주의 음식으로 안주를 챙기면 속이 편안하고 열이 시원하게 내려가는데 조개탕, 김구이, 모둠야채, 샐러드, 포도, 곶감, 해산물 요리 등이 그것이다. 음주 후 차 한 잔을 할 때는 녹차, 모과차, 토마토 주스, 살구 주스가 좋다. 숙취해소 음식으로는 조갯국이 좋은데, 열독을 풀어주고 술 마신 뒤의 간장을 보호해준다. 다슬기국도 권할 만한데, 다슬기(올갱이) 역시 열독을 풀어주고 갈증을 해소하는 효과가 있다.

○●소음인

체격이 아담하고 몸이 약한 편이며 온순하고 침착하며 사교적이다. 판단이 빠르고 매사에 계획성이 있지만 소극적이어서 추진력이 약하다. 감정이 상하면 오래 끌어 소심하다는 평을 받기도 하고, 모험하길 싫어해서 한 번도 해보지 않은 일은 먼저 나서서 하지 않는다. 술을 많이 마시지는 못하지만 술자리를 좋아하고 즐기는 타입이다. 간혹 과음한 후 스트레스를 술로 풀어 버리려는 경향이 있어서 음주 후에 평소에 하지 않던 과격한 행동을 취하는 경우도 있다. 동물로는 '사슴'을 연상시키며 회사 내에서는 경리, 회계가 어울린다.

소음인은 소화기가 약하고 속이 냉해서 소화가 잘 안 되거나 설사하기 쉬우므로 비위(脾胃)의 기능을 덥게 보하는 술과 안주면 좋겠다. 소음인은 추운 곳에서 술이나 음식을 먹지 말아야 하고 차가운 음식이나 날 음식은 좋지 않다. 어떤 음식이건 익히거나 데워서 따끈하게 먹는 것이 뒤탈이 없다.

술도 속을 따뜻하게 덥혀주는 술이 좋다. 인삼주, 따뜻하게 데운 정종, 소주, 양주 등을 권하며 반대로 속을 차게 하는 맥주는 소음인에게 소화불량이나 설사를 일으키므로 피한다. 안주 또한 속을 빨리 데워주는 닭 요리, 대구탕, 부추전, 옥수수콘 등이 좋으며 음주 후에는 생강차, 인삼차, 꿀 차 등이 빠른 숙취해소와 컨디션 회복에 도움을 준다.

TIP

더 이상 좋은 것이 없다, 인삼

소음인의 주독을 다스리는 데 인삼만큼 좋은 것이 없다. 값이 부담되면 수삼이나 미삼도 좋다. 인삼은 체내 알코올 제거 속도를 2배가량 촉진하는 효과가 있다. 인삼에 진피, 생강, 대추 등을 함께 넣고 다려 마시는 것이 좋은데, 간단하게 물 500cc에 인삼 10g(보통 6년근 한 뿌리)과 대추 2~3개를 넣고 은근한 불에 천천히 달여 하루에 2~3차례 마시면 술 때문에 생긴 탈을 쉽게 다스릴 수 있다. 인삼은 음주 후에 먹어도 좋지만 술과 함께 먹어도 알코올 해독 효과를 얻을 수 있다. 수삼을 안주로 하여 술을 먹으면 이상적이다.

소음인 해장음식으로는 간단하게 만들 수 있는 '파국'을 권한다. 파국은 술 마시고 머리가 아픈 날 먹으면 좋은데, 날 파를 끓는 물에 데치고 조갯국물이나 멸치국물에 넣고 끓여내면 된다. 북엇국도 속을 빠르게 데워주는 해장음식인데, 다른 체질보다 소음인이 북엇국을 먹으면 해장 효과가 몇 배 뛰어나다. 북어는 다른 생선보다 지방함량이 적어 맛이 개운하고 혹사한 간을 보호해주는 아미노산이 많아 숙취해소에 그만이다. 이외에 대구탕도 권할 만하다.

○●소양인

날렵하고 강단 있는 몸매에 생기 있는 얼굴이다. 매사에 활동적이고 열성적이며 정의감이 강하고 감정표현이 솔직하다. 무엇보다도 업무를 처리하는 추진력이 대단하다. 그러나 성미가 급하고 경솔한 행동을 자주 하는 단점이 있고, 외부 일에는 관심이 많지만 자신이나 가정에는 소홀하기 쉽고, 일을 잘 벌이지만 마무리는 약하기 때문에 벌여놓은 일로 인해 불안한 마음이 생기기 쉽다. 동물로 비유하자면 '말'을 연상시키고 회사 내에서는 기획, 영업, 홍보에 적합하다.

소양인은 열이 많고 찬 기운이 부족한 체질이므로 시원하고 열을 내

TIP

북엇국, 소양인의 열을 돋운다

소양인은 술 마신 다음날에 심한 갈증과 두통, 전신의 미열감 등의 열(熱) 증상이 주로 나타난다. 흔히 해장음식으로 북엇국이나 선지해장국 등을 즐기지만 소양인에게는 오히려 속에 열을 더 쌓게 하므로 좋지 않다. 소양인에게는 미역냉국이나 수박화채 등이 해장하는 데 더 도움이 된다.

려주는 술과 안주가 적당하다. 맥주는 찬 성분의 보리로 만든 술이기 때문
에 열이 많은 소양인에게 가장 잘 어울리는 술이다. 소양인에게는 인삼 부
작용(두통, 눈 충혈, 상열감 등)이 있으므로 인삼주는 맞지 않다. 소양인이 인삼주를
마시면 이내 머리가 아프고 눈이 충혈되며 어지럽기까지 하는 등의 불편한
증상을 느끼게 된다. 안주로는 위장의 열을 내려주는 음식이면 되는데 삼겹
살, 돼지족발, 수육, 오이냉채, 생굴, 전복, 해삼, 수박, 오이 등이 좋다. 음
주 후 차 한 잔으로는 구기자차, 영지차가 적합하다.

소양인의 숙취해소 음식으로는 굴을 강력히 권한다. 굴은 비타민과
미네랄의 보고이며, 옛날부터 빈혈과 간장병 후의 체력회복에 애용되어온
훌륭한 강장식품이다. 과음으로 깨진 영양의 균형을 바로 잡는 데 도움을
주며, 특히 소양인의 주독을 시원하게 풀어주는 탁월한 효과가 있다. 오이
를 즙으로 내어 마시는 것도 소양인의 숙취에 도움이 된다. 또한 감나무 잎
을 따서 말려두었다가 달여 마시는 감잎차는 감잎에 함유된 '타닌'이 위점
막을 수축시켜서 위장을 보호해주고 숙취를 덜어준다. 수박껍질도 잘 말려
두었다가 과음으로 위가 쓰릴 때 물에 달여서 마시면 주독이 쉽게 풀린다.

|||||| **숙취해소**를 위한 비방(秘方)

숙취현상은 체내에 들어온 과다한 알코올 성분이 미처 분해되지 못해 발생
한다. 또한 알코올 분해 과정에서 생기는 습열(濕熱, 습기와 열기가 섞여 있는 병리적 상태),
열독(熱毒)의 기운이 체내에 영향을 미치기 때문이기도 하다. 숙취의 증상으
로는 가볍게는 갈증으로부터 의식 혼탁, 기억력 상실, 두통, 설사, 복통,

부종, 근육통, 무기력에 이르기까지 다양하다.

한방에서는 술의 이러한 병리적인 현상을 '주독(酒毒)'이라고 표현하며, 주독을 풀기 위한 다양한 방법들이 알려져 있다. 주독에 의해 상한 간장을 치료할 때는 갈화(葛花), 청피(靑皮), 인진(茵陳) 등 간에 쌓인 습열을 제거(去 濕熱)하고 간의 기운을 맑게 하며(淸肝), 주독을 푸는(解 酒毒) 한약재를 처방하여 간의 긴장과 피로를 풀어주는 데 치료의 주안점을 둔다.

○● 물 먹는 하마가 되라

과음한 다음날 아침 물기 있는 음식이나 다량의 물을 마시고 싶은 것은 열(熱)한 기미(氣味)를 가진 술로 인해 신체가 밤새 열독(熱毒)에 시달리기 때문이다. 간에서 알코올을 처리할 때 체내 수분을 이용한다. 그래서 신체에는 수분 부족 현상이 생겨 목과 입이 바짝 마르고 심한 갈증을 느끼게 되는 것이다.

따라서 다음날 숙취에서 빨리 해방되고 싶다면 우선, 음주 도중에 물을 많이 마셔두는 것이 좋다. 술도 빨리 깰 뿐 아니라 다음날 갈증 해소에도 많은 도움을 준다. 숙취에 대한 한의학적 치료 원칙 중 하나가 이소변(利小便)인데, 이는 술로 인해 생긴 습열을 소변으로 배출시키는 것이다. 음주 도중, 그리고 음주 후에 물을 많이 마시면 소변 배출량이 많아지면서 주독이 저절로 풀어진다.

○● 발한요법으로 주독을 푼다

한방에서는 주독을 풀어주는 방법 중 발한(發汗, 땀구멍 밖으로 땀을 배출하는 것)요법을 권장한다. 발한요법을 무조건 '사우나에서 땀을 듬뿍 흘리는 것'으로 잘못 이해하는 경우가 있는데, 어느 정도 체력이 있거나 태음인인 사람에게는 적당한 방법이다. 하지만 마르고 몸이 허약하거나 소음인인 사람에게는 오히려 몸속의 수분을 감소시켜 알코올 분해 작용을 방해해 일시적인 뇌빈혈 현상 등을 일으킬 수도 있으므로 주의해야 한다.

술을 마시고 난 후 바로 목욕을 하는 것도 좋지 않다. 혈중 알코올 농도가 높을 때 목욕을 하면 혈액순환이 지나치게 빨라지고 혈압이 높아질 가능성이 많다. 그러므로 간장에서 어느 정도 술을 소화하고 난 이후에 적당히 따뜻한 물에서 목욕을 하는 것이 숙취를 해소하는 효과적인 목욕법이다.

체질에 관계없이 권할 만한 발한요법은 아침에 일어나서 반신욕(半身浴, 더운물을 욕조에 절반만 받아 허리까지 담그고 약간의 땀이 맺힐 정도로 앉아 있는 목욕법)을 하거나 뜨거운 물로 샤워를 하는 것이다. 사우나에서 땀을 흠뻑 흘리는 것보다 더욱 몸이 상쾌하고 부작용도 없는 좋은 방법이다. 족욕도 간단하면서 효과가 빠른 방법이다. 더운물을 세숫대야에 받아 탁월한 혈액순환 효과가 있는 레몬오일을 2~3방울 떨어뜨린 후 발목까지 담그고 15분간 앉아 있는다.

○●숙취해소 음식

칡 _ 음주 후의 갈증을 해소시켜 주고, 술의 열독을 빨리 풀어주어 숙취에서 빨리 벗어나도록 도와준다. 칡뿌리 생즙 또는 칡뿌리 달인 물을 음주 다음날 아침 공복에 마시면 좋다. 갈근(칡뿌리)을 이용해서 주독을 푸는 대표적인 처방으로는 '갈화해성탕(葛花解醒湯)'과 '대금음자(對金飮子)'가 있다.

녹차 _ 성질이 서늘하여 술의 열독을 내리고 갈증을 풀어주는 역할을 한다. 특히 이뇨(利尿)를 도와주는 효과가 있어 술을 빨리 깨도록 한다. 숙취를 해소하기 위해 녹차를 마실 때는 음주 후 잠들기 전 2~3잔, 음주 다음날 아침 2~3잔을 마시는 것이 좋다.

오이 _ 서늘한 성질이 있어 주독을 풀어주는 효과가 크다. 생것을 그냥 먹어도 좋고 갈아서 복용해도 같은 효과가 있다. 칵테일 소주의 일종인 '오이 소주'를 마시는 것도 숙취를 빨리 해소시키는 한 가지 방법이 될 수 있다.

곶감 _ 술독을 중화시키는 과일로는 으뜸이다. 술을 마실 때 곶감을 안주로 먹으면 술이 덜 취한다. 술 마신 뒤 후식으로 단감이나 곶감이 들어간 수정과를 먹어도 좋다. 배, 복숭아, 사과 같은 과일에도 콩나물 이상으로 아스파라긴산이 풍부하여 숙취에 도움이 되므로, 안주로 먹거나 음주 후 갈아서 마셔도 좋다.

콩나물국 _ 최고의 해장국! 콩나물 속에 다량 함유되어 있는 아스파라긴은 간에서 알코올을 분해하는 효소의 생성을 돕는다. 숙취에 탁월한 효과가 있으며 특히 꼬리 부분에 집중적으로 함유되어 있다.

녹두 _ 녹두 한 되에 물 다섯 되를 붓고 두 되가량 될 때까지 끓인 후 자루에 넣고 짜면 녹두죽이 된다. 여기에 흑설탕이나 꿀을 타면 맛좋은 녹두차가 되는데 잘 보관해두고 수시로 마시면 열이 내리고 정신이 맑아지며, 소변이 잘 통하고 주독도 없어진다.

사과식초 _ 과음 시 1티스푼의 사과식초를 물 한 컵에 타서 마시면 효과적이다.

솔잎 _ 솔잎을 크게 한 줌 따서 깨끗이 씻는다. 양배추 3~4잎, 양파 큰 것 1개, 감자 큰 것 1개, 도라지 한 줌, 당근 큰 것 1개, 부추 한 줌, 배 1개를 한꺼번에 갈아서 생즙을 만들어 먹는다. 이 즙은 성인병의 예방과 치료에 가장 효과적이다. 무엇보다 꾸준히 장기 복용하는 것이 중요하며, 한 컵 정도를 조석 공복에 먹어야 한다. 6개월 이상 지속적으로 먹으면 건강도 호전되고 음주 후의 숙취현상도 사라진다.

TIP

1. 알코올 의존의 진단기준

다음 일곱 가지 증상 중 1년간 3개 이상의 증상을 경험하면 알코올 의존 상태이다.
- 취하기 위해 점점 더 많은 술을 마셔야 한다.
- 술을 끊거나 평소보다 줄일 경우 불면증, 초조감, 손떨림 등과 같은 금단증상이 나타난다.
- 처음 생각했던 것보다 더 많은 양 또는 더 오랫동안 술을 마신다.
- 술을 끊거나 줄이려고 노력하지만 계속 실패한다.
- 술을 깨는 데 많은 시간을 소비한다.
- 술 때문에 사회적, 직업적 활동 또는 여가를 줄인다.
- 신체적, 정신적 문제가 있음에도 술을 마신다.

2. 알코올 남용의 진단 기준

다음 4가지 증상 중 1개 이상이 해당할 때는 알코올 남용 상태이다.
- 술로 인해 직업 혹은 학교, 가정에서 중요한 업무를 수행 불가능한 경우.
- 술을 마시면 위험한 신체질환이 있음에도 술을 계속 마시는 경우.
- 술과 관련된 법적인 문제 발생하는 경우.
- 술 때문에 사회 또는 대인 관계에 문제가 있음에도 술을 마시는 증상.

⦀ 몸을 살리는 **음주 상식 7가지**

음주 시 항생제나 해열제 등을 함께 먹으면 혈압강하나 쇼크 등 부작용을 일으킬 위험이 있다. 숙취로 인한 두통을 없애기 위해 아스피린이나 타이레놀 같은 두통약을 먹는 사람들이 더러 있는데 이는 좋은 방법이 아니다.

두통약이나 해열제는 위에서의 알코올 대사를 방해해 결국 간의 부담과 혈중 알코올 농도를 높이는 부작용을 일으키거나 간에서 독성대사물질을 생성하는 것으로 알려져 있는데, 음주 후 습관적으로 복용하다보면 간에 치명적인 손상을 주게 된다고 보고되고 있다. 숙취로 인한 두통은 체질에 알맞은 차를 복용하거나 물을 많이 마시는 것이 오히려 더 도움이 된다.

또 음주 전에는 위장약을 먹지 말아야 한다. 위장약을 복용한 후 술을 마시면 평소처럼 가벼운 정도만을 마셨다 하더라도 혈중 알코올 농도가 급격히 높아질 위험이 있다. 위장약 성분 중 일부가 알코올의 분해과정을 방해해서 혈중 알코올 농도를 상승시키게 되는 것이다. 따라서 위장약을 복용한 후 술을 마셨다면 운전이나 기타 기계조작을 삼가는 것이 좋다.

○●**차라리 구토를 하라**

음주 후 속이 거북한 것은 이미 소화능력 이상의 술을 마셨다는 증거다. 속이 울렁거리고 거북한데도 구토하지 않고 그냥 잠들 경우 토물(吐物)이 기관으로 넘어 들어가는 수가 있어 오히려 위험하다. 낮은 농도의 술(맥주)에 반응하다가 갑자기 높은 농도의 술(위스키, 고량주)이 들어오면 우리 몸의 세포는 제대로 대응을 못하게 된다. 단시간에 많은 양의 술을 마시면 뇌 중추신경의 억제로 숨이 멈추거나 심장마비가 일어날 수 있다. 이렇게 해(害)나 독(毒)이 될 수도 있는 술을 위장에서 흡수되기 전에 구토해 버림으로써, 급성 또는 만성적인 술의 영향을 미리 방지할 수 있는 것이다.

술을 토해내면 조금 있다 정신이 차려지는데, 이때 따뜻한 커피(중추신경촉진제)나 과당이 많이 든 꿀물이나 과일류를 먹어 안정시키고 술로 인한 심한 탈수 현상을 막는 것이 좋다. 그러나 매번 술을 마신 후 상습적으로 억지로 구토를 유발하는 행위를 하게 되면 위장과 식도 주위에 염증이 생기는 결과를 초래할 수도 있으므로, 아예 구토를 할 만큼 과음을 하지 않는 것이 상책이다.

○●얼굴이 금세 붉어지는 사람은?

술을 조금만 마셔도 얼굴이 금세 붉어지는 것은 아세트알데히드를 분해하는 효소가 부족하다는 증거다. 아세트알데히드 분해효소가 부족해서 아세트알데히드가 쌓여 얼굴이 빨개지는 것이다. 아세트알데히드는 숙취를 일으키고 신체 여러 장기를 손상시키는 것으로 알려져 있다.

따라서 술을 마시면 얼굴이 빨개지는 사람은 술로 인해 건강이 쉽게 상할 수 있으므로 주의해야 한다. 이런 사람은 술을 마신 후 얼굴색만 변하는 것이 아니고 맥박이 금세 빨라지고 두통과 구토 등의 숙취증상이 쉽게 나타난다. 따라서 본인이 음주를 삼가는 것은 물론이고, 주위 사람들도 술을 권하는 것을 삼가야 한다.

○●필름이 끊긴다면 뇌세포 손상을 의심해봐야 한다

필름이 끊기는 현상이 있으면 알코올로 뇌세포가 손상되었을 수 있다. 우리 몸은 과음 후에는 어느 정도 쉬어야 정상으로 회복하는데 자주 과음을 하다보면 자신도 모르게 신체기능이 하나씩 악화된다. 흔히 말하는 필름이 끊기는 현상은 과다한 알코올로 인하여 뇌 속의 기억 입력장치에 문제가 생긴 것을 말한다. 이때는 뇌에 기억이 아예 입력되지 않았으므로 아무리 곰곰이 생각해도 기억이 나지 않는다.

필름이 끊긴다고 곧 알코올 중독이라고 단정할 수 없지만, 술을 마실 때마다 필름이 끊기는데도 계속 술을 마시면 알코올 중독을 걱정해봐야 한다. 또한 과도한 음주는 계속적으로 뇌에 손상을 일으켜 알코올성 치매를 일으킨다. 알츠하이머병과 같은 노인성 치매는 대개 65세 이후에 증상이 나타나는 것에 비해 알코올성 치매는 가장 활동적인 30~40대에도 나타날 수 있다는 것을 명심해야 한다.

○●다친 곳을 또 때리는 것과 같은 해장술

해장술은 간과 위를 파괴한다. 일시적으로 두통과 속쓰림이 가시는 듯한

TIP

건강을 위한 지혜로운 음주법 10가지

- 술은 가능한 섞어 마시지 말되 부득이 섞어 마실 때는 알코올 도수가 낮은 술부터 마신다.
- 잔은 한 번에 비우지 말고 여러 번에 나누어 마신다.
- 술을 마시는 도중에 물을 많이 마신다.
- 술을 본격적으로 마시기 전에 무알코올 음료수를 미리 마시도록 한다.
- 자신의 주량을 지킨다.
- 공복에 술을 마시지 않는다.
- 술을 잘 마시는 사람 옆에 앉지 않는다.
- 더 이상 술을 마실 수 없을 때는 확실히 거부의사를 표시한다.
- 술안주는 기름기 없는 살코기, 과일 또는 야채 종류를 선택한다.
- 음주 후에는 2~3일간 음주를 쉬어 간도 휴식할 수 있는 시간을 준다.

것은 마약과 다름없는 작용 때문이다. 또 해장술을 마신 후 정신이 좋아졌다면 알코올의 과잉 섭취 후 급작스런 금단현상을 막아주는 일시적인 방편으로 그렇게 느껴지는 것뿐이다. 해장술은 다량의 알코올 대사로 이미 지쳐 있는 간이나 뇌에 또 부담을 주는 것이다. 술로 인해 간세포가 손상된 상태에서 다시 술을 마시면 간세포 손상이 더욱 커지므로, 해장술은 마시지도 권하지도 말아야 한다. 한 번 술을 마셨다면 적어도 2~3일 정도는 술을 마시지 않아야 간세포가 다시 정상으로 회복된다. 따라서 음주 다음날은 해장술 대신 해장음식이나 과일을 챙겨 먹는 것이 훨씬 득이 된다.

○●밥 먹고 자지 말자

술을 먹고 귀가한 후 꼭 밥을 먹고 자는 습관을 가진 사람이 있는데 밥은 술을 먹기 전에 조금 먹어두는 것이 좋다. 음주 후에는 밥보다는 누룽지 끓인 물이나 곡물가루를 섞은 미숫가루 등을 훌훌 마시는 것이 더 낫다. 음주 후 과식까지 하게 되면 수면을 더욱 방해하여 숙취 제거를 힘들게 한다.

○●술에 취한 상태에서는 성관계를 갖지 말라

고의서(古醫書)에서는 성생활의 주의사항 중 "취입방(醉入房)을 하지 말라"는 것을 강조했다. 음주 상태에서 성생활을 하지 말라는 것인데, 취입방(醉入房)하면 검버섯이나 고질적인 기침병이 생기며 생명이 단축된다고 했다. 또 음주 상태에서 임신된 아기는 정서적으로 불안정하다고 밝히고 있다. 가벼운 음주는 성생활에 도움이 될 수 있다는 보고가 있기는 하지만, 과음 후에는 발기부전, 조루의 증상이 오히려 더욱 쉽게 나타난다.

내 몸에 20여 종의 A급 발암물질이?

나와 가족을 생각하는 금연

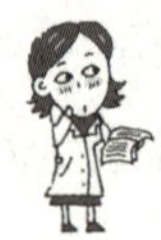

‖‖‖ 남편을 일찍 죽일 수 있는 여섯 가지 방법

담배를 계속 피우도록 한다, 술이 떨어지지 않도록 준비한다, 달콤한 과자를 권한다, 지방질이 풍부한 음식으로 식단을 짠다, 음식에는 소금을 듬뿍 넣어 간을 한다, 커피에 설탕을 양껏 넣는다.

이렇게 하면 남편을 일찍 죽게 할 수 있단다. 당신은 혹은 남편은 일찍 죽을 준비를 하고 있는 것은 아닌지 생각하게 만드는 짤막한 글이다. 몇 년 전 "담배 맛있습니까? 그거 독약입니다"라며 폐암 투병 중에도 금연 광고에 기꺼이 출연했던 코미디언 故 이주일 씨를 기억할 것이다. 최근에도 탤런트 이미경 씨가 폐암으로 세상을 떠났다. 그녀가 유언으로 남긴 말은 "담배를 피우지 말라"는 것이었다.

50년대 필립모리스 社의 말보로 담배광고에 카우보이 '말보로 맨'

으로 출연해 말보로 판매율을 세계 1위로 끌어올렸던 웨인 맥러런은 실제로도 애연가였다. 그러나 92년 그는 폐암으로 숨졌고 99년 금연광고에서는 이미 세상을 떠난 그의 "담배 때문에 폐암에 걸려 수술을 해야 했다"는 멘트를 들을 수 있었다. 영화배우 율 브리너도 85년 폐암으로 죽기 전 금연광고에 출연했다. 광고는 그가 죽은 뒤 방송되었다. "나는 이제 떠나고 없습니다. 나는 말합니다. 담배를 끊으라고."

⦚⦚⦚⦚ 담배는 아편 수준의 **마약(麻藥)이다**

마약과 흡연의 공통점은? 안 하면 불안초조하고 기분이 나빠지며 기운이 없어진다. 하면 정신이 맑아지고 집중이 잘되고 기운이 난다. 반복적으로 계속 체내에 공급해줘야 한다. 돈 주고 사야 한다.

차이점? 마약은 단속 대상이고 흡연은 단속 대상이 아니다.

담배를 피운 지 3년이 지나면 마약(麻藥)처럼 중독성이 생기는데, 이는 담배에 포함된 니코틴 때문이다. 니코틴은 15세기 스페인 주재 프랑스 대사짠 니코(Jean Nicot)의 이름에서 명명된 것으로, 특유하고 복합적인 약리작용을 하는 화학물질이다. 아편과 거의 같은 수준의 습관성 중독을 일으키기 때문에 약학적으로는 마약으로 분류된다.

담배는 일단 피우기 시작하면 30~40분마다 한 대씩 피워야만 한다. 니코틴의 중독성은 모르핀이나 필로폰보다는 약하지만, 코카인이나 마리화나보다는 강하다. 적은 양의 니코틴은 신경계에 작용해 교감 및 부교감 신경을 흥분시켜 쾌감을 느끼게 하고, 많은 양의 니코틴은 신경을 마비시켜

환각상태에까지 이르게 한다.

또한 각성효과가 있어 글을 쓰거나 작업을 할 때 일시적으로 창의력을 향상시키기도 하며 흥분되었을 때 일시적으로 진정시키는 효과도 있는데, 이거 어디서 많이 듣던 효과다. '대마초'로 구속된 연예인들이 이러한 각성 및 진정 효과 때문에 '대마초'를 끊기 힘들다고 하지 않았던가?

니코틴은 폐혈관을 따라 어떤 약물보다 빨리 뇌로 이동한다. 흡연자가 담배 연기를 들이마신 순간부터 뇌에 전달되는 데 걸리는 시간은 불과 4～5초 정도이며, 1분 안에 쾌감을 느낀다. 이는 주사로 흡입된 헤로인보다 빠른 속도다. 자, 담배를 피우면 집중이 잘되고 마음이 안정된다고? 그렇다면 당신은 이미 니코틴이라는 습관성 중독을 일으키는 마약의 중독자다.

‖‖‖ **무엇으로** 만들었는고 하니

괴테의 파우스트를 보면 마녀가 마법의 약을 만드는 장면이 나온다. 세상의 모든 못된 것들을 가마솥에 넣고 끓여서 만든 마법의 약. 그런데 마녀의 약도 아닌 것이 악하기는 더한 것이 있는데, 바로 담배다. 좀약, 살충제, 방부제, 최루탄 재료, 자동차 배기가스, 암모니아, 청산가리, 연탄가스, 비소, 페놀…… . 이런 것들로 만들어서 그럴듯하게 포장해서 팔고 있는 것이 담배다.

웰빙 열풍이 한창이라, 집에서 먹는 것이라도 유기농으로 재배한 것으로 만들어보겠다는 주부들이 많다. 새집에서 내뿜는 환경 오염물질로 인한 새집 증후군을 이제야 알게 되었다고들 난리다. 이러할진대, 내가 피우고 내 아이가 매일 들이마시는 담배 연기가 온갖 못된 것을 태운 연기라면, 아무리 무공해 음식을 먹고 좋은 것 찾아다닌들 무슨 소용이 있겠는가. 다 헛고생이다.

그뿐이랴, 담배 연기를 입에 넣었다가 내뿜을 때 나오는 '타르'는 또 얼마나 독성이 강한지. 옛날 재래식 화장실을 사용하던 시절엔 구더기가 스는 곳에 담배를 뿌려 막았고, 산에서 야영할 때는 뱀의 접근을 막기 위해 야영지 주변에 담뱃가루를 뿌렸다. 담배는 뱀이 얼씬도 못할 정도로 독하다.

담배의 독특한 맛은 '담뱃진'이라고 부르는 '타르'에서 나오는데, 담배 해독의 원인은 대부분 이 타르 속에 들어 있는 각종 독성물질과 발암물질에 의한 것이다. 담배에는 약 20여 종의 A급 발암물질이 포함되어 있다. 담배 한 개비를 피울 때 흡입되는 타르의 양은 대개 10mg 이내로, 한 사람이 하루에 한 갑씩 담배를 피울 때 1년간 모이는 타르의 양은 보통 유리컵 하나에 꽉 찰 정도다.

담배를 많이 피우거나 담배연기가 가득한 방에 오래 있으면 머리가 아프고 정신이 멍해진다. 바로 일산화탄소 때문이다. 일산화탄소는 연탄가스 중독의 원인이라고 알고 있지만, 담배를 피울 때 일산화탄소의 혈중 농도는 연탄가스 중독만큼이나 높아진다. 그래서 혈액의 산소운반 능력을 떨어뜨리고 만성 저산소증 현상을 일으켜 신진대사에 장애를 주며 기억력상실, 구토, 조기 노화현상 등을 발생시킨다.

그뿐만 아니라 니코틴은 말초혈관을 수축하여 맥박을 빠르게 하고 혈압을 높이며, 콜레스테롤을 증가시켜 동맥경화증을 유발하고 악화시킨다. 담배를 피우는 사람에게 심장병, 버거스씨병, 동상이 잘 생기는 이유도 바로 여기에 있다. 또한 인체 모든 조직에서 모세혈관의 막힘 현상이 심해

내가 농약 피해
유기농 먹이면 뭐하냐고!!
살충제가 요렇게 집안에
확 뿌려지는데..
쏘리쏘리 ~
이것만 피고 안 피울게~
엄마~간지러워~
벅벅

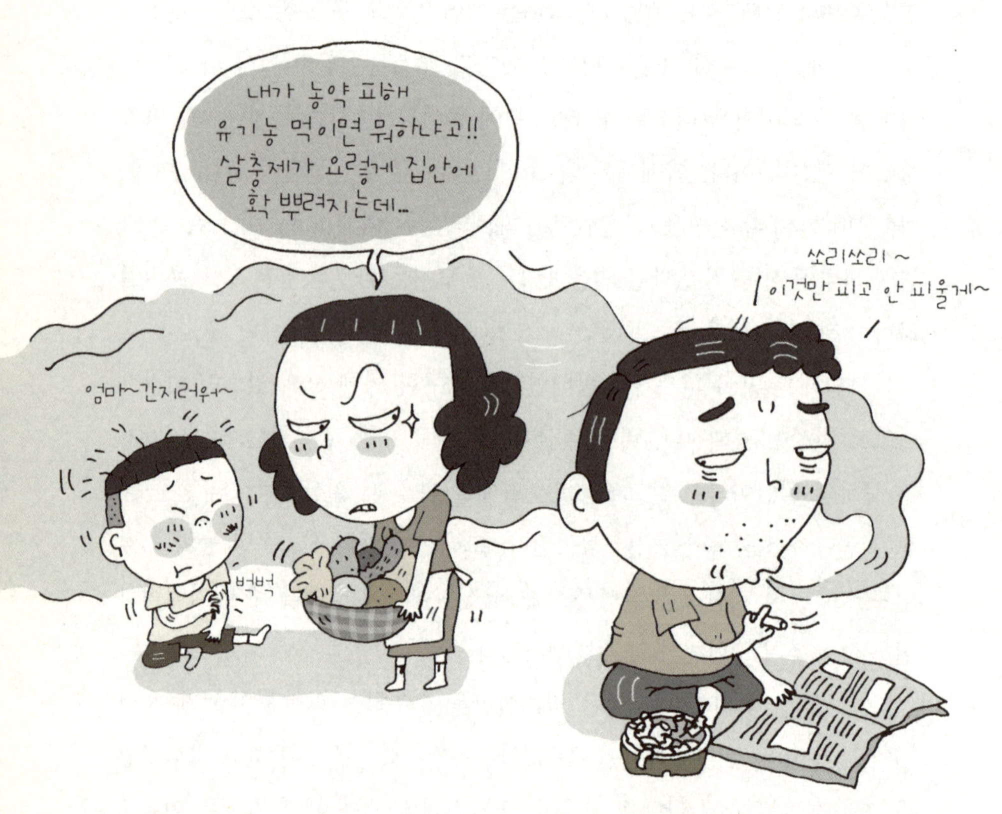

생명을 태우는 그의 취미

서 조직으로의 영양분과 산소 공급이 원활하지 못하기 때문에 어떤 수술을 막론하고 피부 조직을 꿰맨 후 조직이 아무는 속도가 더디다. 그래서 흡연자는 수술 뒤끝도 안 좋다.

ⅠⅠⅠⅠⅠ 담배연기에 **부부사랑도 날아간다**

얼마 전 영국 암 저널(British Journal of Cancer)에 "담배를 피우면 침 속에 들어 있는 유익한 성분이 몸에 해로운 화학물질로 바뀌어 정상세포를 공격한다"는 내용의 논문이 발표된 적이 있다. '침'은 음식과 함께 섞이는 과정에서 소화 효소 등 몸에 이로운 물질을 분비하고, 구강 상태를 몸에 좋도록 조정하는 훌륭한 역할을 하는 분비물이다. 그런데 담배를 피우는 사람의 '침'은 그야말로 '독침'이 되는 셈이다.

담배의 해독을 이야기하는 김에 "담배 연기에 부부사랑도 날아간다"는 사실도 짚고 넘어가자. 의외로 많은 흡연자가 성기능 장애와 생식능력 약화의 주범이 담배라는 사실은 모르고 있다. 흡연은 남녀를 불문하고 성기능 문제를 일으키는 주범으로 지목되고 있다. 발기력은 말초혈관의 다발로 이뤄진 음경에 혈액이 얼마나 원활히 공급되느냐에 달려 있는데, 흡연을 하면 말초혈관을 수축시켜 음경에 혈액이 유입되는 것을 방해함으로써 발기의 강직도와 지속시간을 떨어뜨린다.

또한 고환의 기능을 저하시켜 정자의 운동성이 떨어지고 모양이 변형되어 결국 생식능력 저하로 이어진다. 여성흡연도 성기능에 해롭기는 마찬가지다. 여성 흡연자의 경우 생식기로 가는 혈류의 장애를 일으켜 불감증, 성교통과 같은 여성 성기능 장애를 불러온다. 일찍 흡연을 시작한 여성 가운데 폐경기가 빨라지거나 생리불순, 생리통, 자궁 내막염 등 생식기 질환자가 많이 발생한다는 보고도 있다. 또한 난소 기능을 저하시켜 여성호르몬의 분비가 줄어들고 여성으로서의 아름다움을 빨리 잃게 된다.

건강한 남성의 매력, 아름다운 여성미를 오래도록 간직하고 싶다면 담배부터 끊을 일이다.

‖‖‖ **생명을 태우다,** 매일 조금씩 자살하다

장기간 흡연을 해온 사람은 자신이 이제껏 들이마신 담배연기 속에 들어 있는 20여 종의 A급 발암물질이 담배를 피운 세월만큼 인체 각 기관에 흡착되어 암세포가 자라게 된다는 사실을 알까? 인류에게 발생하는 암 중 30~40%가 담배로 인한 암이다. 특히 담배연기가 직접 닿는 호흡기 계통의 암, 즉 폐암, 식도암, 구강암, 후두암(발병률이 높은 순으로)은 그 원인이 대부분 담배다.

담배를 지속적으로 피우면 담배연기는 기관지를 자극해서 염증을 일으키고 기침과 가래를 만든다. 또 기관지 벽이 두꺼워지면서 기관지가 좁아져 호흡기능을 약화시킬 뿐만 아니라, 기관지점막에 있는 섬모기능을 약화시켜 가래를 내뱉는 능력이 줄어든다. 따라서 담배를 오래 피운 사람은 폐 밑 깊숙한 곳에 항상 가래가 남아 있어 그르렁거리는 소리가 난다. 이렇게 호흡 기능이 약해지면 만성 기관지염, 폐기종, 폐암이 발생할 확률이 높아지는 것은 지극히 당연한 일이다.

흡연자는 비흡연자에 비해 심혈관계 질환에 걸릴 위험도 60~70%

더 증가한다. 특히 40대 급사(急死)의 중요한 원인으로 흡연이 지목받고 있다. 그 이유는 흡연으로 인해 심장 근육에 필요한 산소 공급량이 줄어들어 산소 부족상태를 초래하기 때문인데, 이로 인해 심근 허혈상태가 되고 협심증 및 심근경색 등의 증상이 생기게 되는 것이다.

흡연은 소화기계의 모든 부분에 영향을 미쳐 속을 쓰리게 하거나 궤양을 일으키는데, 이는 흡연이 위산 분비를 촉진시키기 때문인 것으로 생각된다. 특히 십이지장궤양의 위험이 커지는데, 치료해도 흡연자는 회복 속도가 아주 느리다. 또한 식도괄약근의 작용도 약해져서 위액이 식도 내로 역류하는 역류성 식도 질환도 쉽게 생긴다. 그뿐만 아니라 흡연은 통증과 설사를 일으키는 크론씨병(Crohn's disease)에 걸릴 위험을 증가시키며 담석이 생기는 것을 촉진한다는 보고도 있다.

ⅠⅠⅠ 테이프만 붙여 간단히 금연한다, **금연침**

금연침은 80년대 경희대 한방병원에서 발표한 '금연에 대한 이침요법의 임상적 연구'라는 논문을 시작으로 활발한 연구가 시작되었으니, 금연침의 역사는 이때부터라도 해도 좋겠다. 임상 연구가 활발해지면서 90년대 초에 경희대 한방병원 침구과에 금연클리닉이 최초로 개설되었고, 이후 전국의 한방 의료기관에서 널리 시술하게 되었다.

지금까지의 임상 연구결과로는 금연을 한 번이라도 시도해본 적이 있는 사람이 금연침을 시술받은 경우 효과가 좋으며, 금연침을 맞은 후 현저한 금연효과를 보인 사람이 74.5%에 이른다는 보고가 있다. 또한 금연

성공자의 추적조사 결과, 1년 후에도 완전금연을 유지한 사람이 22%, 완전 금연 상태는 아니지만 현저히 흡연량이 줄었다는 사람이 47%였다. 이 결과로 볼 때 금연침을 시술받은 후 어느 정도 시간이 경과한 후에도 지속적인 효과가 있는 것을 알 수 있다.

금연침은 귀에 작은 테이프를 붙이면 끝나는 간단한 시술법이다. 조그만 사각 테이프의 중앙에 작은 침이 붙어 있는 '피내침(皮內針)'을 귀에 붙이는 이침(耳針)요법을 사용한다. 귀에서 폐, 기관지, 인후, 코, 내분비 등의 상응점에 해당하는 곳에 피내침을 붙이는데, 이렇게 흡연의 피해를 직접 입게 되는 곳뿐만 아니라 신문점(神門点)과 내분비점(內分泌点) 등도 함께 자극한다는 점은 다른 금연 보조제가 따라올 수 없는 금연침만의 독특한 효과이며 큰 장점이다. 신문점을 자극하면 대뇌피질의 흥분과 억제를 조절해서 니코틴의 금단 현상에서 오는 불안 초조 등의 정신 신경계통 증상을 완화해주며, 내분비점을 자극하면 내분비 호르몬의 밸런스를 조절해서 신진대사를 촉진하도록 도와준다.

'침'이라는 용어 때문에 선뜻 용기를 내지 못하는 사람에게 "귀에 테이프 다섯 개만 붙이면 끝나고 하나도 아프지 않다"고 설명하면 그제야 안심하고 침을 맞아보겠다고 하니, 하여간 아픈 건 못 참는 요즘 사람들, 알아줘야 한다. 한의원에는 주 2회 방문해서 한 번에 한쪽 귀씩 번갈아 금연침을 붙이고, 집에 돌아가서 귀에 붙여둔 침을 손가락으로 살살 만져 자극하면 더욱 효과가 좋다.

금연침은 두 가지 효과를 얻을 수 있는데, 하나는 몸이 담배와 서로 코드가 맞지 않도록 조정해준다는 점이다. 금연침을 맞은 후 담배를 피우면 담배 맛이 싱겁거나 너무 쓰거나 풀냄새가 난다. 심한 경우는 구역질이나 메스꺼워서 담배를 피우고 싶은 생각이 싹 달아나게 되는데, 이런 반응은 개인차가 크다.

또 하나는 담배를 완전히 끊은 후 약 2주간 몸을 괴롭히는 각종 금단증상을 거의 느끼지 못하도록 없애준다는 점이다. 굳은 결심으로 며칠 안 피우기는 해봤는데, 이후의 금단증상이 너무 괴로워서 다시 피웠던 사람은 금연침을 꼭 맞아보라고 권하고 싶다. 대개 금연침으로 금연에 성공하는 사람의 경우 3~4회 시술받는 동안 완전 금연을 하게 되고, 그 후에 다시 3~4회 더 시술받아서 금단증상까지 어느 정도 조정하게 되므로 대략 금연침 시술은 6~8회 정도(3~4주 소요)면 끝난다.

최근의 보고에 의하면 니코틴 의존도가 높을수록 금연침의 효과가 떨어지고 예후가 좋지 않으므로, 니코틴 의존도가 높은 경우는 치료기간을 길게 잡아야 한다는 발표가 있었다. 그러나 지난 10년간 필자가 금연침을 시술했던 인원을 어림잡아도 7~8천 명은 족히 되는데, 필자의 경험으로 볼 때는 흡연량이 많고 기간이 긴 중년 남성보다 하루 몇 개비씩 피우는 젊은 여성의 금연 성공률이 더 낮았다. 즉 니코틴 의존도가 금연 효과를 결정한다기보다 금연이 얼마나 절실한가에 따라 효과가 달라진다고 생각한다.

금연침의 효과가 가장 좋은 시기는 역시 정월이다. 자신의 행동을 수정할 계기를 새해로 잡아 확실한 의지를 다지게 되는 때인 만큼, 정월 한 달 동안의 성공률은 다른 시기보다 훨씬 능가한다. 필자는 사내 금연 강의에 강사로 초빙받아 강의도 하고 즉석에서 금연침을 시술해주기도 했는데, 상사나 주위의 강권에 할 수 없이 침을 맞는 사람, 다른 직원들이 맞는다니까 호기심에 한번 맞아보는 사람 등 본인의 확고한 결심이 뒷받침되지 않은 사람은 금연침을 맞아도 뾰족한 효과를 보지 못하였다는 뒷이야기를 듣게 된다. 금연침을 맞고 효과를 내고 싶다면 미리 담배와 인연을 끊을 만반의 마음 자세를 갖추는 것이 몸 고생하지 않는 비결이다.

⦀ **일주일만 참으면** 새로 태어난다

중독성이 있는 모든 것은 끊을 때 금단증상을 거쳐야 정상으로 돌아온다. 담배를 끊은 후에도 예외 없이 금단증상으로 몸이 더 괴로워지는 시기가 있다. 금단증상은 개인차가 있긴 하지만 니코틴 의존도가 높을수록 심하게 나타나며, 빠른 사람은 금연 후 수시간 뒤부터 시작되는데 대부분은 금연 후 3일경이 가장 힘들다.

4일째 되는 날부터는 조금씩 증상이 가벼워지기 시작하고, 80% 이상은 7일 정도 지나면 금단증상으로부터 해방된다. 금단증상은 혈중 니코틴 양이 줄어들면서 자율신경 및 내분비 계통에 변화가 생기기 때문에 발생하는 것으로, 신체가 정상으로 돌아오고 있는 회복현상이니까 기쁘게 생각하고 이 시기를 잘 넘겨야 한다.

부족한 산소를 뇌에서 받아들이는 과정에서 현기증이 나타나고, 혈압이 정상으로 회복되는 과정에서 두통이 발생한다. 또한 수축된 혈관 등 순환기 계통이 회복되는 과정에서 가려움 · 근육통 · 오한 · 다한 증상이 나타나고, 타르나 불순물이 호흡기에서 제거되는 증상으로 잦은 가래와 기침이 생기며, 소화기 계통이 적응되는 증상으로 소화불량 · 메스꺼움 · 설사가 발생할 수 있다. 이외에 흔히 볼 수 있는 금단증상은 불쾌감, 짜증, 우울감, 불면, 초조감, 욕구불만, 노여움, 불안, 집중 곤란, 식욕항진 등이다.

금단증상을 줄이는 데 금연침 외에 스스로 대처할 수 있는 방법도 많다. 두통이 있을 때는 따뜻한 물수건을 목 뒤에 대고 수분간 누워 있으면 개운하다. 불면증에는 잠자기 전 따뜻한 물에 발을 20분간 담그는 족욕법을 권한다. 갈증이 심한 사람은 껌을 자주 씹거나 과일주스를 자주 마시고, 공복감이 심해지는 사람은 칼로리가 낮은 음식을 적은 양으로 자주 먹도록 한다. 불안, 초조, 긴장이 심한 사람은 운동으로 스트레스를 풀어주는 것이 좋다.

||||| 나와 가족을 생각하는 **아름다운 금연**

금연침으로 담배를 끊었던 40대의 박 부장이 금연을 한 지 한 달이 되던 때 지인들과 북한산으로 등산을 다녀왔다. 그는 "예전 같으면 중간 중간 쉬어야 겨우 정상까지 올라갈 수 있었던 산을 쉬지 않고 한번에 올라가는 나 자신을 발견하고 깜짝 놀랐다"고 털어놓았다. 몸으로 금연효과를 직접 체험해서 그런지 그는 이후에도 수년간 금연상태를 잘 유지하면서 주말마다 등산 다니며 건강 챙기는 재미에 푹 빠져 있다.

이처럼 금연 후 6시간이면 맥박과 혈압이 낮아지기 시작해 한 달 정도 지나면 혈압이 정상으로 되돌아온다. 24시간이 지나면 일산화탄소가 몸 밖으로 배출되고 폐기능이 향상되기 시작해서 3주가 지나면 폐기능이 월등하게 회복된다. 이미 동맥경화가 상당히 진행된 상태인 사람도 금연 후 5년 정도가 지나면 정상으로 회복되며, 금연 1년 후에는 담배를 계속 피운 사람과 비교할 때 각종 심장병에 걸릴 위험성이 절반 수준으로 떨어지고, 15년 후에는 담배를 전혀 피워본 경험이 없는 사람과 같아진다.

단, 금연 후 몸이 빠른 속도로 정상으로 회복될 때 식욕도 함께 늘어나 음식섭취가 늘고 체중이 2~3kg 더 늘 수 있다. 따라서 금연과 동시에 주 3회 이상 달리기, 자전거 타기, 줄넘기 등과 같은 유산소 운동을 병행해야 한다. 금연에 성공한 30대 이 대리는 금연 후 입맛이 좋아져 식사량이 늘어나는 것을 발견하고 필자에게 고민을 털어놓았다. 필자는 이 대리에게 식욕억제 효과가 있어서 흔히들 '비만침'이라고 부르는 침을 주 2회씩 총 4주 동안 시술해주는 한편, 주 3~4회 유산소 운동도 병행해 실시할 것을 권했다. 그 결과 체중은 오히려 빠지고 불룩했던 배도 들어가는 등 금연과 함께 체형도 변하고 운동도 생활화해서 완전히 새사람이 되었다.

금연을 결심하는 데 나이가 40이면 어떻고 50, 60이면 어떤가. 평균 수명이 점점 길어지고 있는 이때, 하늘이 내려준 수명이 60세일지, 90세일지 알 수 없지만 죽는 그 순간까지 건강한 신체로 사랑하는 가족들과 함께 살고 싶다면 가장 먼저 해야 할 일은 바로 담배를 끊는 일이다.

TIP

1. 금연과 음식

- **금연을 방해하는 음식** : 술, 커피, 홍차, 콜라, 매운 음식, 기름기 많은 음식
- **금연을 돕는 음식** : 생수, 녹차, 무설탕 껌, 오이, 당근, 토마토, 복숭아, 씹는 비타민제, 은단 그리고 청어, 고등어, 정어리 같은 등 푸른 생선과 문어, 오징어, 연어 등 오메가 지방산이 많은 어류, 무, 된장, 파래, 미역, 김, 솔잎

2. 금연사이트

- 한국보건사회연구원의 금연포털사이트 '금연 길라잡이(nosmokeguide.or.kr)'
- 금연교육 전문기관인 헬스비전 21이 운영하는 사이트 '금연 나라(www.nosmokingnara.org)'

나에게 맞는 보양식은 따로 있다

체질별 보양식

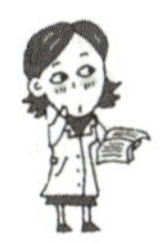

몸을 보(補)하기 위한 메뉴는 유난히 동양 문화권에서 발달해왔다. 서양에도 보신 메뉴가 있기는 하지만 '스태미나식'으로 분류해서 회복기 환자나 운동선수 등 특별히 영양보충을 필요로 하는 사람들을 위한 '식이요법' 정도로 인식하고 있다. 반면에 동양에서의 보양식은 생활의 일부로 아주 보편화해 있는데, 이는 동양식 식단이 채소와 쌀 위주이기 때문에 자칫 부족하기 쉬운 칼로리를 보양식을 통해 섭취해온 조상들의 지혜로운 음식문화가 아니었나 생각된다. 한방에서도 허약한 사람의 병을 치료할 때 효과를 높이기 위해 약재 외에 보양(補養)의 목적으로 닭이나 잉어 등을 한약재와 함께 달이는 처방을 한다.

보양식에 관한 한 어느 나라보다 그 종류나 조리법이 상상을 초래할 만큼 다양한 나라는 단연 중국이다. 다리 달린 것은 의자만 빼고 다 먹는다는 중국은 보양식의 천국이라고 해도 과언이 아니다. 역사에 등장하는 보양식 메뉴만도 수천 가지에 이르는데, 하(夏)나라의 폭군 걸 왕은 애첩 매희를 만족시키기 위해 곰 발바닥 요리를 먹었고, 초나라 장왕은 각종 동물을 잡자마자 간을 빼서 날로 먹었다고 한다. 중국 보양식 가운데 가장 널리 알려진 것은 동충하초, 상어 지느러미, 잉어 부레, 사슴 힘줄 등을 푹 고아 만든 '불도장(佛跳墻)' 이다. 불도장이라는 이름은 "냄새를 맡으면 참선하는 승려도 담을 뛰어넘는다"는 뜻을 담고 있다. 불도장이 황실에서 먹던 고급 음식이라면 `베이징 덕(duck)'은 중국 서민들이 가장 즐겨 먹는 보양식이다. 노릇노릇 구워진 오리고기를 얇은 밀전병과 함께 먹는 맛이 일품이며, 뼈를 푹 곤 국물은 구수하고 개운한 맛을 낸다.

‖‖‖ 특히 여름에 **보양식을 많이 먹는 이유**

여름에는 더위에 지쳐 땀을 많이 흘리게 되고 입맛이 없어지며, 높아진 습도 때문에 맥이 빠지면서 결국 몸까지 허해지기 쉽다. 입맛이 없어져 먹는 것부터 부실해지니 여름철은 사계절 중 건강관리하기 가장 어려운 때이다. ≪동의보감≫에도 "사람의 건강관리는 여름이 가장 어렵다"고 했다.

이런 여름철에는 몸의 영양 불균형 해소를 위해 단백질 보충에 특히 신경 써야 한다. 단백질 부족현상이 지속되면 만성피로가 몸에 쌓이게 되어 면역력을 떨어뜨려 각종 질환의 원인이 되기도 한다. 그래서 어떤 계절보다도 보양식에 많은 관심을 가지게 된다. 여름에는 따뜻한 기운이 밖으로 나와 몸속이 차가워지기 때문에 보양식 중에서 국물이 있는 뜨거운 탕 종류를 먹는 것은 나름대로 음양의 조화를 맞춘 식사법이라 할 수 있다.

⫸ **보양식을 자제**해야 하는 사람들

과거에 먹을거리가 부족하고, 특히 육류를 섭취할 기회가 적었던 때는 채식만 먹던 사람에게 보양식을 통해 많은 칼로리와 동물성 단백질 및 지방을 일시에 제공하면, 몸이 일시적으로 반짝하는 힘을 얻게 된다. 실제로 단백질은 호르몬 형성에 지대한 영향을 미치기 때문에 기를 보충하기 위한 영양소로 가장 적합하다.

그런데 보양식은 공통적으로 고단백에다가 고칼로리, 고지방식이기 때문에, 영양과잉 시대에 잉여에너지를 피하지방과 뱃살 등에 축적하고 다니는 현대인들에게는 지나치게 자주 즐기면 모자란만 못한 결과를 초래할 수 있다. 보양식을 아예 자제해야 하는 사람도 있는데 간경화, 췌장염, 담석증 환자들이 그런 경우다. 보양식으로 주로 많이 먹는 보신탕, 삼계탕, 장어구이 등은 고단백 식품이면서도 많은 양의 지방을 함유하고 있기 때문에 병증이 악화되거나 극심한 통증이 발생할 수도 있기 때문이다.

⫸ 체질별 **효과적인 보양식**

○●태양인

더운 계절에 견디기 힘들어하며, 조금만 피곤하면 두통이 있고 갈증이 심해진다. 몸에 열이 많고 허리와 척추가 약한 체질이기 때문에, 담백하고 기름기가 없으며 자극적이지 않은 음식으로 기운을 아래로 가라앉히고 허리와 척추를 튼튼하게 해주는 것이 좋다. 간을 보하며 담백한 새우, 붕어, 조개류, 메밀, 솔잎 등은 태양인에게 보(補)가 되는 음식이다.

○●태음인

식탐이 강한 대식가 스타일로 육류와 기름진 음식을 좋아한다. 땀을 많이 흘리는 체질이기 때문에 여름에는 스스로 몸이 허하다고 생각해 보양식에 많은 관심을 두고 지나치리만큼 선호하는 경향이 있다. 그러나 흔히 여름철 보양식으로 먹는 개고기나 삼계탕은 태음인에게 도움이 되지 않는다.

태음인에게는 담백하면서도 허약한 몸의 원기를 도와서 간의 피로를 풀어낼 수 있는 음식이 보양이 되는데, 단연 '소고기' 다. 태음인은 소고기로 만든 요리는 무엇이든 먹기만 하면 기력회복이 아주 빠르다. 한의원에서 흔히 보약에 많이 처방하는 '녹용' 도 태음인의 보약이다.

○●소양인

소양인은 활동적이고 적극적이며 신체 대사 기능이 빨라서 배가 쉽게 고파진다. 열이 많은 소양인은 특히 여름을 견디기 힘들어하는데, 소양인에게 보(補)가 되는 음식이란 영양가 높은 음식이 아니라, 소양인의 취약점인 열이 뜨는 것을 아래로 내려주고 늘 부족한 음(陰)을 단전에 모아주는 음식이다.

바다의 인삼이라고 불리는 '해삼' 이 바로 소양인의 보양식이다. 소양인의 열을 내려주기도 하면서 보음(補陰)하는 음식이기 때문이다. 돼지고기, 오리고기도 마찬가지로 몸의 열을 내려주면서 기운을 보충해주고 대변을 잘 통하게 해준다. 따라서 삼겹살, 돼지 편육, 오리탕 등이 소양인의 체질 보양식이 된다.

가물치도 부종을 없애고 해독을 하며 이뇨작용을 돕고 열을 내리는 작용이 있으므로, 소양인 산모의 산후 부기를 내리면서 기력을 회복하는 데 효과적이다. 복어도 소양인의 열을 내려주고 이뇨작용이 잘되도록 하며 정신을 맑게 해주고 기운을 보충해준다.

○●소음인

몸이 차면서 소화기능이 약하고 신경이 예민한 체질이므로, 몸을 따뜻하게 하면서 소화가 잘되고 영양도 공급해주는 음식이 보양음식이다. 인삼, 벌꿀, 닭고기, 노루고기, 뱀장어, 미꾸라지, 흑염소, 개고기 등은 소음인의 원기회복은 물론 소화에도 도움이 되며 손발을 따뜻하게 해주어 건강을 돌우는 소음인의 대표 보양식이다.

이처럼 여름이면 많이 찾는 보신탕이나 삼계탕 등 한국 고유의 보양식은 주로 소음인에게나 적합한 음식이다. 어느 날 다섯 사람이 보신탕을 함께 나눠 먹었다면 그중 한두 사람 있게 마련인 소음인을 제외하면 보양식은 나머지 체질에게는 그저 그렇거나 또는 몸에 해롭게 작용한다는 이야기다.

||||| **보신탕,** 정말 정력이 세질까?

여름철에 입맛을 잃고 원기가 떨어질 때 우리 조상은 구육(狗肉, 개고기)을 먹고 기운을 얻었다. 개장, 개장국, 구장(狗醬), 지양탕(地羊湯)이라고도 부르는 보신탕은 개고기를 탕으로 요리한 것으로, 주로 삼복(三伏)을 전후하여 많이 찾는 전통음식이다.

‘복(伏)’ 자가 ‘사람 인(人) 변’에 ‘개 견(犬)’ 자인 것도 참 재미있다. 복

(伏)은 원래 중국의 속절(俗節, 제삿날 이외에 철이 바뀔 때마다 사당이나 조상의 묘에 차례를 지내던 날)로, 삼복 제사 때는 개를 잡아 성(城)의 사대문에 매달아 액과 재앙을 방지했다는 유래가 있는 것으로 보아 삼복과 개의 연관성은 중국에서 유래한 것으로 추측된다. 옛 선조들은 삼복에 '북놀이'라는 것을 했다. 북놀이란 탁족(濯足), 회음(會飮, 모여서 술을 마심), 복달임을 말하는데, 여기서 복달임이란 더위를 물리친다는 뜻으로 개고기국을 끓여 먹던 풍습이다. 농가월령가의 8월령을 보면, 며느리가 친정으로 나들이 갈 때 "개 잡아 삶아 건져 떡 고리와 술병이라"고 할 정도로 사돈집에 보내는 귀한 음식이었다. 이렇게 여름에는 개고기가 환영을 받았다.

북한에서도 개고기는 '단고기'라고 해 인기가 꽤 높다. 김정일 국방위원장은 개고기의 자세한 요리법까지 꿰고 있을 정도라고 한다. 우리나라에서도 '개고기 마니아'들이 있을 만큼 그 인기가 대단하다. 연간 소비량이 돼지(83만 톤), 소(39만 톤), 닭(28만 톤)에 이어 네 번째로 많다(10톤)고 하니 말이다.

여름에 인체의 기(氣)는 양(陽)의 부위에 해당하는 위쪽과 피부 쪽으로 몰리므로, 상대적으로 음(陰)에 해당하는 복부나 위장은 기가 허해지게 된다. 그래서 우리네 조상들이 복날 개고기를 먹어온 복절식(伏節食) 음식문화는 땀으로 빠져나간 체내 수분을 보충하고 영양분을 섭취하여 원기를 돋우는 삶의 지혜였다고 볼 수 있다.

개는 사냥을 잘하는 전견(戰犬), 집을 지키고 잘 짖는 폐견(吠犬), 살이 잘 찌고 둔해 식용으로 쓰는 식견(食犬)으로 크게 3종류로 나뉜다. 이중 식견을 식용으로 쓰며, 특히 수컷 황견을 최상으로 친다. 그 성질은 따뜻한 약성을 지니며 비위를 보하고 허리와 무릎을 따뜻하게 하며, 기력을 돋우고 아랫도리를 단단히 하여 따뜻한 기운을 늘 북돋아주며 혈맥도 튼튼하게 해준다.

뱃속이 냉해지기 쉬운 복날에 구탕(狗湯)을 먹는 것은 이처럼 걸맞는 이치가 있기 때문이다.

개고기는 다른 육류와 달리 몸에 이로운 불포화지방산이 많으며 콜레스테롤이 낮고 돼지고기에 비해 지방 함유량이 5~6배 정도 낮아 맛이 담백하며, 고기가 부드럽고 소화흡수가 잘되며 아미노산 성분 및 비타민 A와 B 등이 풍부하다.

또 오장의 기능을 편안하게 하고 남성의 양기를 북돋우며, 골수를 충만하게 하는 효과가 있다. 특히 몸이 차거나 소화기능이 약한 경우, 수술 후 체력이 극도로 떨어진 경우에 매우 효과가 좋다. 여름철에 땀이 나며 탈진이 된 경우에도 좋다. 특히 소음인에게 효과적이다.

≪본초강목≫에서는 "개고기는 성질이 따뜻하고 오장의 기능을 편하게 하며, 모든 피로와 부족 현상을 없애주고 소화기능을 좋게 한다. 뿐만 아니라 골수를 풍부히 하고, 허리와 무릎을 따뜻하게 한다"고 적고 있다. ≪동의보감≫에서는 "누렁 개고기는 양기를 왕성하게 해주니 잘 양념하여 끓여서 공복에 먹으면 좋다"고 적고 있다.

한방에서는 ≪의종손익(醫宗損益)≫이라는 조선 의서에 "숙지황, 당귀, 천궁, 백작약, 향부자 등의 한약재와 황구 한 마리를 짓찧어 환을 빚어 만든 사물황구환(四物黃狗丸)으로 여성 생리불순이나 남성 성기능 장애를 치료한다"는 설명이 있으며, 다른 의서에도 한약 처방에 개고기를 첨가한 '구육탕(狗肉湯)'으로 질병을 치료한 기록이 있다.

그러나 개고기가 항간에 강장음식이라고 인식하고 있는 것만큼 곧바로 정력을 높여주는 것은 아니다. 영양학적으로도 모든 고기는 똑같이 단백질인데, 개고기는 다른 고기들과 비교할 때 오히려 단백질 및 지방 함량과 열량 등이 가장 떨어지기 때문에 에너지원으로서 특별히 뛰어난 것도 아니다. 그러므로 개고기도 다른 육류와 마찬가지로 하나의 영양 공급원이라고 여기면 된다.

만약 여름 내내 일주일에 두세 번씩 보신탕을 먹는 사람이 있다면 아무리 개고기가 지방이 적고 콜레스테롤이 낮다고는 하지만, 체내 중성지방과 콜레스테롤 수치가 높아질 수 있다. 따라서 개고기를 세시풍속에 따른 별미(別味)로 생각하고 이따금 즐기는 수준이면 별 무리가 없겠다.

한편 별미로 가끔이라도 개고기를 먹는 것이 해로운 사람이 있는데, 개고기는 더운 성질이 있는 육류기 때문에 열병을 앓은 후에는 먹지 말아야 하며 임산부도 삼가야 한다. 체질이 소양인인 사람도 개고기를 먹으면 열이 쌓여서 해로우며, 열성이 강한 마늘을 함께 먹는 것도 열을 가중시켜서 좋지 않다. 개고기를 먹고 체했을 때는 행인(杏仁, 살구씨)을 달여 먹는 것이 최고의 민간 처방이니 기억해두면 도움이 되겠다.

ⅢⅢ 건강식품의 대표격, 개소주

한국인이 보신탕만큼이나 많이 먹는 보양식이 '향육액(香肉液)'이라고도 불리는 '개소주'다. 개소주는 개를 고온에서 끓여 소주 내리는 방법으로 추출한 액을 마시는 것인데, 개고기의 육질을 직접 먹는 것이 아니므로 거부감은 덜하면서 개고기의 효능은 그대로 살릴 수 있는 장점이 있다. 음식으로보다는 건강식품으로 많이 복용하며, 허약자의 건강증진과 영양 보급을 목적으로 하는 토속 건강식품이다.

재료가 개고기인 만큼 약성이 따뜻하고 생식작용과 소화기를 돕는 기능을 가지고 있다. 속이 냉하면서 허약한 사람이나, 중병 또는 소모성 질환을 앓고 난 환자가 허약체질을 보하기 위해서 먹으면 좋다. 소화기관이 약하고 몸에 양기가 부족한 소음인에게 가장 효과가 좋은데, 소양인 중에서도 특히 소화가 안 되어 음식을 잘 먹지 못하고, 몸이 차서 허리나 무릎이 시린 사람, 그리고 이런 사람들이 수술이나 출산을 한 후 회복이 늦을 때 효과적이다. 그러나 개소주는 어디까지나 허약체질을 개선하는 건강 보조식품일 뿐 질병을 치료하는 약은 아니라는 점을 강조하고 싶다.

개소주는 속에 열이 많고 비만한 체격을 가진 사람에게는 적합하지 않다. 또한 땀을 많이 흘리는 태음인이나 몸에 열이 많은 소양인 체질인 사람이 감기나 몸살을 앓고 있거나, 술을 많이 마셨거나, 당뇨가 있는데 혈당이 높아진 상태라거나, 혈압이 높을 때 개소주를 먹으면 해롭다. 한편 시중에서 개고기에 몇 가지 한약재를 첨가해서 개소주를 만들어내는데, 개소주 자체가 먹는 사람에게 맞는지 여부도 정확하지 않은데다가, 체질이나 증상을 전혀 고려하지 않은 한약재를 함께 넣어 달인다는 점에서 오히려 몸을 해칠 수도 있다.

▥ 토(土)에 속하지만 화(火)의 성질을 보완한다, 닭

마당을 이리저리 쫓아다니며 곡식을 쪼아 먹고, 병아리들을 졸졸 거느리며 돌아다니던 닭은 우리 선조의 식탁에서 중요한 단백질 공급원이었다. 백 년 손님, 사위가 오면 씨암탉을 정성껏 고아 대접했던 것을 보면, 영양공급 식품으로 닭을 최고로 쳤던 것을 알 수 있다.

≪동의보감≫에는 닭은 토(土)에 속하지만 화(火)의 성질을 보완해준다고 씌어 있다. 덥다고 차가운 음료나 과일들을 많이 먹어서 뱃속이 늘 냉하기 쉬운 여름철에 닭을 먹는 것은 토(土)의 장기인 위장을 보하는데다 따뜻한 기운(火)까지 더해줄 수 있기 때문이다. 닭고기는 육질을 구성하는 섬유가 가늘고 연할 뿐 아니라, 지방질이 근육 속에 섞여 있지 않기 때문에 맛이 담백하고 소화흡수가 잘된다는 점도 매력이다. 또한 일반 고기와는 달리 닭은 한 마리를 한 사람이 모두 먹을 수 있기 때문에 신체 발달에 필요한 모든 영양분을 고루 섭취할 수 있다는 이점도 있다.

○●삼계탕

어린 닭(영계)에 수삼 한 뿌리와 찹쌀, 마늘, 대추, 밤 등을 채워 넣고 멀겋게 국물이 우러나도록 고아낸 삼계탕(參鷄湯)은 이미 전 국민의 '여름철 대표 보양식'으로 인정받는 음식이다. 특히 몸이 차고 추위를 많이 타며, 자꾸 몸이 마르고 식은땀을 많이 흘리며, 쉽게 피로하고 편식을 하며 집중력이 떨어지는 사람에게는 더할 나위 없이 훌륭한 보양식이다.

수삼은 원기회복의 명약으로 잘 알려져 있는데, 신진대사를 촉진하고 체내 효소를 활성화해 피로회복을 앞당기는 데 탁월한 효과를 낸다. 뿐만 아니라 함께 넣는 마늘의 따뜻한 성분과 어우러져서 여름철 차가워진 속을 빨리 데워준다.

찹쌀은 성질이 따뜻해서 소화기를 데워주는 효과가 있으므로, 소화가 잘되지 않거나 기력이 떨어지거나 중병을 앓고 난 환자의 회복식으로 멥쌀 대신 사용하고 있다. 삼계탕을 끓일 때 닭 속에 멥쌀 대신 찹쌀을 넣는 이유도 찹쌀의 따뜻하고 소화를 용이하게 하는 효과를 얻기 위함이다.

삼계탕은 이처럼 닭, 수삼, 찹쌀에다가 맵고 따뜻한 성질을 가진 마늘까지 더해져서 뜨거운 성질이 더욱 강해지는 음식이니만큼 더운 여름철 냉해질 대로 냉해진 속을 데워주는 데 제격이다. 또한 삼계탕의 모든 재료는 '평소에 속이 냉한 소음인(少陰人)'에게 알맞기 때문에 특히 소음인에게 보양의 효과가 뛰어나다.

삼계탕을 만들 때는 닭 한 마리에 황기를 20g 정도 넣으면 무더위를 이기는 건강요리법이 된다. 황기는 수렴성의 기운이 많아 땀을 멎게 하고 피부를 튼튼하게 해주며 기운을 올려주는 효과가 탁월하여 자한(식은땀), 빈혈, 양기 부족으로 인한 낭습에도 잘 듣는 약재이다. 그러나 삼계탕은 성질이 뜨거운 음식이므로 평소에 열이 많거나 고혈압 뇌졸중 등 뇌 심혈관 질환이 있는 사람은 먹으면 안 된다.

○●초계탕

초계탕은 삶아서 가늘게 찢어 무친 닭고기를 오이, 해삼, 버섯, 묵 등과 함께 그릇에 담고 찬 닭고기 국물을 부어 만든 음식으로, 예로부터 평안도 지방 사람들이 무더운 여름철에 즐겨 먹어온 보양음식이다. 메밀국수를 말아 먹기도 하는데, 원래는 궁중요리 가운데 하나였다고 한다. 초계는 식초의 초(醋)와 겨자의 평안도 사투리인 '계'를 합친 이름이다.

○●옻닭

닭의 뱃속에 옻을 넣어 삼계탕처럼 끓여먹는 옻닭은 정력을 높이는 강장식품으로 알려져 있다. 흔히 먹는 음식은 아니지만 여전히 사랑받고 있으며, 여름철 보양식으로도 유명하다. 옻은 성질이 따뜻하고 어혈을 풀어주는 효과가 탁월하지만 독이 있기 때문에 신중하게 복용해야 한다. 닭에 옻과 찹쌀을 넣어서 끓여먹으면 옻의 독으로 인한 위장의 손상을 막아주고, 옻의 효능을 높일 수 있다. 이때 찹쌀은 제독 작용을 해 옻독의 영향을 크게 줄여준다.

옻닭은 중년 남성들과 손발이 차고 월경이 불규칙한 여성들, 그리고 평소에 배가 차고 소화불량 등 위장병이 있는 경우에도 위를 따뜻하게 해 기능을 좋게 하는 효과가 있다. 그러나 옻닭이 좋다고 무턱대고 먹어서는 안 된다. 몸에 열이 많은 사람이 옻닭을 먹으면 옻독이 올라 피부가 붓고 심하게 간지러워 고생을 하기 때문이다. 또 임산부도 피해야 한다. 따라서 옻닭은 함부로 먹을 것이 아니라 한의사의 처방을 미리 들어보는 것이 좋다.

○● 오골계

초나라의 여태수는 오골계를 먹고 70세에 득남을 하였다고 전할 정도로 피를 맑게 하고 정력을 좋게 하는 것으로 알려져 있다. 수(水)와 목(木)의 성질을 지니고 있어 간장과 신장을 튼튼히 해주는 효과가 있다. 이밖에도 한의서를 통해 전래되는 오골계의 효능은 매우 다양하며, 한방에서 전통적으로 많이 사용하는 약재 중의 하나다.

《동의보감》, 《본초강목》에서는 오골계에 대하여 "산모의 허약한 기운을 보하고 여성의 대하증, 자궁출혈증 등의 치료에 효과가 있다. 설사나 이질 후에 보양제가 되며 특히 중풍, 떨리고 마비가 오는 증상, 신경통, 타박상, 골절상에 유효하다. 그리고 피를 새롭게 하며 신장기능을 활성화하여 성기능을 강하게 하는 특이한 효능이 있다"고 적고 있다. 특히 오골계를 찹쌀과 함께 넣고 푹 끓인 오골계 백숙은 기(氣)가 약하면서 땀이 많이 나는 사람의 여름철 보양식으로 효과 만점이다.

ⅢⅢ 소고기로 만든 개장국, **육⑻개장**

개고기를 고아 끓인 국을 개장국이라고 했는데, 여기서 개고기 대신 소고기를 넣어서 마치 개장국처럼 끓였다는 뜻으로 육개장이라고 불리게 되었다. 개장은 주로 일반 서민들이 애용해왔는데, 지배계층인 양반층에선 개고기 대신 소고기를 넣어 끓여 여름을 이기는 보양음식으로 즐겨왔다.

개고기가 체질에 맞지 않는 태음인이나 소양인은 보신탕 대신 육개장을 먹으면 된다. 물론 소고기가 들어간 음식이어서 태음인에게 가장 잘 맞기는 하지만 체질에 크게 구애받지 않고 두루 잘 맞는 음식이기도 하다.

ⅢⅢ 쌀쌀할 때 배를 데워주는 **추어탕**⑻鰍魚湯⑼

선조는 24절기 중 가을이 무르익는 10월쯤에 오는 절기인 한로⑻寒露⑼와 상강⑻霜降⑼ 즈음에 살이 오르는 미꾸라지로 탕을 만들어 즐겼다. 추어탕의 따끈한 국물은 쌀쌀해지기 시작하는 날씨와도 잘 어울린다. 걸쭉한 국물이 특징인 추어탕은 영양만점인 보양식으로, 양질의 단백질이 풍부하고 철분과 칼슘이 많은 편이어서 자양 강장식으로도 손꼽힌다.

≪본초강목≫에서는 "미꾸라지는 배를 데우고 원기를 돋우며 술을 빨리 깨게 하고 발기불능에도 효능이 있다"고 하였다. 또 소화가 잘되는 음식이어서 위장질환이 있는 사람이나 나이가 들어 소화력이 떨어지는 사람에게도 좋다. 추어탕과 밀접한 관련이 있는 향신료가 산초가루다. 산초는 아주 매콤한 맛이 나고 향기가 독특한 향신료로서 한방에서는 조피나무, 초

피나무 등의 열매를 쓰고 있다. 추어탕의 비린내를 없애는 효과 외에도 산초에는 소화기 계통의 기능을 굉장히 좋아지게 하는 효과가 있어서 위하수나 위확장 증상에도 도움이 된다.

▥ 용과 봉황이 한데 어울어지다, **용봉탕**(龍鳳湯)

용 대신 '잉어'를, 봉황 대신 '닭'을 써서 끓인 탕으로 용과 봉황이 한데 어우러진 격이니 그 이름만으로도 금상첨화다.

잉어는 '민물고기의 왕'이라는 별명이 있을 정도로 번식력이 강하고 아무것이나 잘 먹으며 성장이 아주 빠르다. 실제로도 단백질과 지방, 비타민 B가 풍부해서 어류 중에서 가장 강장효과가 뛰어나다. 예전에는 궁중과 양반 집에서만 맛볼 수 있는 고급 음식이었으며, 젖이 돌지 않을 때 먹으면 바로 젖이 나올 정도여서 산모에게 인기가 높다. 또한 폭포를 기어오를 만큼 힘이 세고 생명력이 왕성해서 그 피를 마시면 폐렴에 좋고 정력을 증진시킨다. ≪동의보감≫에는 "잉어는 열을 삭이는 효과가 있고, 갈증과 기침 그리고 천식을 해소하고 황달을 없애준다"고 했는데, 잉어는 소화가 잘되어 곰탕을 먹지 못하는 사람들에게 좋은 고급 보양식이다. 벤 상처는 물론 폐렴에도 효험이 있다. 잉어 뼈는 여성의 냉증을 치료하는 데 쓰이고 불감증에도 좋다.

잉어와 닭은 모두 고단백 식품으로 잉어는 단백질이 22%이고, 닭은 21%나 되며 단백질을 구성하는 아미노산도 잉어와 닭 모두에게 아주 많다. 따라서 두 음식이 만나면 아미노산 상승효과가 나타나 그 효과가 더욱 커질 뿐만 아니라, 콜레스테롤 감소효과를 기대할 수 있다. 잉어와 닭의 콜레스테롤 함량을 비교해보면 100g당 잉어는 75mg, 닭고기는 112mg으로 닭고기가 매우 많다. 그런데 잉어에는 콜레스테롤을 낮춰주는 불포화지방산이 3.79%나 들어 있어서 동맥경화나 고혈압으로 고생하는 사람에게도 좋은 영양 공급원이 될 수 있다. 더구나 용봉탕은 표고버섯을 많이 넣으므로 콜레스테롤을 제거하고 산성을 중화하는 효과도 기대된다.

용봉탕은 미리 끓인 물에 닭 두 마리와 잉어 한 마리를 넣고 달걀, 무, 미나리, 파, 표고, 소 안심살, 두골, 곤자소니(소의 창자 끝에 달린 기름기가 많은 부분), 전복, 해삼, 잣, 참기름, 고춧가루, 후춧가루, 간장 등을 넣고 푹 끓여내는데 그 맛도 일품이다.

ⅢⅢ 아무것도 먹지 않고도 2년은 산다, **자라**

자라 역시 남성 스태미나 증강에 탁월한 효능을 발휘하는 것으로 잘 알려져 있으며, 특히 추위를 잘 타는 노인이나 손발이 찬 사람에게 효능이 있어 채소와 함께 끓여먹으면 피로 해소가 빨라진다고 한다. 또한 자라는 기와 혈을 보해주는 것으로 유명한데, 이는 자라가 생명력이 무척 강하고 원기가 넘쳐서 1~2년 정도는 아무것도 먹지 않고도 살 수 있기 때문에 사람에게도 도움이 된다고 생각하는 것이다. 한의학에서 볼 때 자라의 이 같은 효능은 근거가 있다. 자라의 살은 필수아미노산이 많고 비타민 B_1과 B_2가 풍부하며 맛이 좋아 허약한 사람의 기력회복 음식으로 좋다. 한방에서는 자라의 등껍질을 말린 것을 별갑(鱉甲)이라 하여 어혈 복통, 난산, 대하증, 방광결석 등에 청혈 및 정혈 효과를 보기 위해 약재로 사용하고 있다.

Man & Woman

남자들의 말 못할 고민
땀, 대장, 간, 정력 이야기

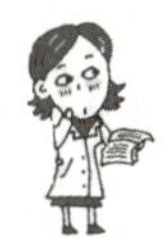

⫴ **땀을** 많이 흘리면 **기가 약하다?**

보약을 짓기 위해 한의원에 찾아오는 남성들 중 열에 아홉은 "요즘 땀을 많이 흘려 기가 허해진 것 같다"는 이야기를 한다. 그러나 결론부터 이야기하자면, 땀이 많이 나는 것이 꼭 기가 허해서만은 아니다. 기운이 허해서 나는 땀이라면 보기약(補氣藥)으로 원기만 보충해주면 되니 오히려 간단하다. 땀이 나야만 건강한 사람도 있다. 문제는 땀이 나는 부위에 따라서, 혹은 땀이 나는 자체가 몸속에 다른 질병이 있음을 예시하는 증상일 수도 있는 것이다. 그러니 무조건 '땀이 많이 나는 걸 보면 분명히 기가 허한 것이고 보약을 먹어야 한다'고 생각하면 안 된다.

교과서적으로 본다면 땀은 체온을 유지하는 자동 제어장치로 우리 몸의 냉각장치 역할을 하는, 우리 몸에 없어서는 안 될 생리현상의 결과물이다. 보통 37℃를 유지하는 체온은 이보다 올라가면 뇌의 명령에 의해 자동으로 땀을 분비해 열을 내보내면서 몸속의 노폐물도 함께 배출시키게 된다. 땀의 기능을 통해서도 참으로 오묘한 인체의 조화로움을 알 수 있다.

그러나 땀이 많이 나는 것을 건강이 안 좋은 증거라며 부정적으로 보는 사람이 의외로 많다. 그 이유는 오래전부터 우리 선조들의 건강을 지켜온 한방적인 관점으로부터 시작된다. 한방적으로 본다면 '땀의 배출'은 '위기(衛氣)의 상태'와 밀접한 관계가 있어서 땀을 이해하려면 '위기'라는 용어를 이해하면 간단해진다.

'위기(衛氣)'는 말 그대로 '몸의 기운을 외부에서 지켜주는 기 에너지'라는 말이다. 즉 외부에서 나쁜 기운이 들어오지 않도록 막아주기도 하고, 내부의 기운을 적절히 땀을 통해 외부로 내보내면서 기운이 소모되지 않도록 조절해주는 역할을 한다. 그러니 인체를 방어해주는 '외곽 수비대'쯤 되는 기운이다.

수비대가 망가지면 방어력이 약해져 땀이 주체할 수 없이 바깥으로 다 도망가서 기운 소모가 커지고, 외부의 바이러스나 나쁜 기운은 쉽게 담을 넘어 들어오게 되므로 감기를 비롯한 각종 감염성 질환 등의 질병에 쉽게 걸리게 된다. 그러니 '땀'의 생리를 한의학적으로 이해하는 데는 '위기'의 역할을 이해하는 것이 우선이다. 위기가 튼튼한 사람은 생리적인 땀 배출 활동을 통해 건강을 더 잘 유지하게 되고, 위기가 약한 사람은 땀 배출 상태를 통해 병의 징조를 알 수 있다는 말이다.

⫶⫶⫶ **땀에도** 종류가 있다

양방에서는 땀을 많이 흘리고 나면 전해질 음료를 마시고 염분을 보충하면 된다고 보지만, 한방에선 땀을 단순히 수분이 피부로 배출되는 것이라고 보지 않고 혈액과 함께 인체를 구성하는 진액(津液, 체액의 엑기스)의 일부라고 본다. 그러므로 땀을 지나치게 많이 흘리는 것은 정상이 아니라고 생각하게 되는 것이다.

그러나 모든 땀이 다 병적인 것은 아니다. 식은땀은 허약(虛弱), 구슬땀은 보약(補藥)이라는 말도 있지 않은가. 그러면 어떤 땀이 병약함의 증거이고, 어떤 땀이 건강의 증거일까?

한의학에서는 비정상적인 땀을 자한(自汗)과 도한(盜汗)으로 나눈다. 자한(自汗)은 말 그대로 스스로(自) 나는 땀(汗)이다. 주로 낮에 줄줄 흐르는 땀으로 '기허(氣虛)'나 '양허(陽虛)' 때문인데, 전신 혈액순환이 잘되지 않고 조금만 몸을 움직이거나 체온에 변화가 있어도 땀을 흘리게 된다.

특히 위기가 약해져서 배출되는 땀은 진액을 저장하는 저수지의 둑이 무너져서 몸의 활동에 꼭 필요한 진액이 밖으로 쏟아져 나가는 상황으로 볼 수 있다. 몸 상태가 나빠진 지 얼마 안 되었고 땀을 많이 흘리기 시작한 것이 오래되지 않은 자한(自汗)증상 초기의 경우는, 위기(衛氣)가 허약해져서 땀이 나는 것으로 볼 수 있으니 흔한 예로 감기초기에 나는 땀이다.

이 경우의 치료는 약해진 위기(衛氣)를 보강하는 처방을 하게 되는데, 여기에는 흔히들 땀 많이 흘리는 데 좋은 약이라고 알고 있는 '황기'도 포함된다. 닭 한 마리에 황기를 40~60g 정도 넣고 푹 고아서 먹거나, 껍질 벗긴 산마를 강판에 갈아 즙을 내어 하루 한 번 마시는 등의 간단하고도 효과 좋은 약용 음식도 도움이 된다. 이외에도 몸을 따뜻하게 하고 영양가 있는 식사를 하면서 기운을 보충해야 한다.

한편 몸 상태가 나빠진 지 오래되어 기력이 모두 소진되고 아무리 쉬어도 피로가 심한 경우는 자한(自汗)증상이 심한 것으로, 피로가 누적되어 있거나 오래 앓은 병 뒤끝에 몸 상태가 쳐진 것으로 볼 수 있다. 이 경우는 아무리 황기를 달여 먹어도 땀이 줄어드는 데 도움이 되지 않는다. 전문적인 치료가 필요한 경우이기 때문이다.

이런 상태를 모르고 땀 많이 나면 황기닭이 좋다더라는 구전만 믿고 약식(藥食)만 만들어 먹으며 시간 보내다가는 낭패를 볼 수 있다. 이때는 약해진 기(氣)를 보충해주는 처방을 하게 되는데, 주로 보약(補藥)제제가 사용되며 충분한 휴식과 양질의 식사를 병행하면서 치료를 해야 한다.

낮에 줄줄 땀을 흘리는 자한(自汗)과는 반대로 도한(盜汗)은 잠자는 중에 본인도 모르게 흠뻑 식은땀을 흘리는 증상을 말하는데, 몸의 진액이 빠져나간 '음허증(陰虛證)'에서 생기는 증상이다. 말 그대로 도둑과 같이(盜) 흘리는 식은땀, 또는 건강을 도적질해가는 땀이라는 의미다.

도한은 몸속의 진액이 부족해져서 열이 발생해 생기는 땀으로 폐렴이나 폐결핵, 기관지염 등의 질병이 있는 사람에게 나타나는 경우가 많다. 진액이 부족해지는 원인은 스트레스(心熱)와 정력의 지나친 소모(腎熱) 때문이며, 이 상태가 오래 지속되면 만성피로, 정력 감퇴 등의 증상이 나타난다. 또 외부의 나쁜 기운에 대한 저항력도 떨어져 짧은 기간에도 몸이 심하게 축난다.

도한증을 치료하는 데는 육미지황탕 등의 자음(滋陰)을 보충해주는 처방에 심신의 허열(虛熱)을 없애주는 지모, 황백, 지골피 등의 약재를 가한다.

주의할 점은 몸에 열을 발생시키는 짜고 매운 음식을 제한하고, 남성인 경우는 부부생활을 자제하는 것도 식은땀을 억제하는 데 도움이 된다. 음혈이 부족할 때는 뽕나무 열매인 '오디'가 아주 좋은데, 한약재로는 상심자(桑葚子)라고 부른다. 보혈(補血), 보음(補陰) 효과가 좋고 노화를 억제하는 대표적인 자양강장 식품인데, 약간 덜 익은 오디로 술을 담가 오디주를 만들어 하루 한두 잔 마시거나 생오디를 하루 두세 번 1회 25~30g씩 먹어도 효과가 있다.

▓ **땀으로** 알 수 있는 **남성의 건강**

땀과 질병은 밀접한 관계가 있고, 심한 경우 목숨을 앗아가기도 한다. 지나치게 줄줄 땀을 흘리게 되는 질환을 예를 들면 갑상선 기능 항진증, 당뇨병, 갱년기 증후군, 자율신경 실조증 등이다. 특히 당뇨병 환자는 땀을 너무 많이 흘리게 되면 혈당이 급격히 올라가 혼수상태에 빠질 우려가 있으며, 갱년기에 접어든 여성은 여성호르몬의 결핍으로 혈관운동장애가 나타나면서 밤낮으로 땀을 많이 흘린다. 이 때문에 만성적인 수면장애를 겪기도 하니, 생리적인 현상이지만 병이 아닌 병인 셈이다.

또 결핵환자는 식은땀을 많이 흘릴 뿐 아니라 체중도 빠지고 밤에 미열까지 발생한다. 황달이 있으면 땀으로 속옷이 누렇게 변색하는데, 이는 몸속의 '습열(濕熱)'을 땀구멍을 통해 밖으로 뿜어내기 때문이다. 또한 심장병 환자가 복용하는 강심제(强心劑)는 체내 전해질 속에 칼륨이 있어야 제 기능을 하는데, 심장병환자가 땀을 너무 지나치게 흘려서 칼륨이 땀과 함

께 다량 배출되면 강심제를 먹어도 심장 수축이 제대로 이뤄지지 않아 응급
상황이 발생할 수도 있으므로 주의해야 한다.

　　병적인 땀은 대개 특정 부위에서 집중적으로 흘러나오는 것이 특
징이어서 땀이 나는 부위에 따라서 병세를 알 수도 있다. 밥 먹을 때 머리
에만 땀이 많이 흐르는 증상을 '두한(頭汗)'이라고 하는데 고혈압, 비만, 정
력감퇴가 있는 사람에게 흔한 증상으로 양기가 부족해진 것을 나타낸다.
혹은 식사 후에 머리 쪽에서 땀을 비 오듯 흘리는 사람이 있는데, 이는 위
장기능의 항진에 의한 위열(胃熱) 때문이다. 과음한 다음날 아침식사 때 땀
을 흘리는 것도 이와 비슷한 이치. 이런 경우는 감초 다린 물에 오미자를
잠시 넣었다가 건져내고 차 대신 마시게 하면 증상이 조금 덜해진다. 그
러나 근본적인 치료는 되지 못하니 전문적인 한방치료를 받는 것이 가장
좋다.

　　또 남성 사타구니나 성기 부근의 식은땀은 '낭습(囊濕)'이라고도 부
르는데 신장기능이 허약해진 것으로 정력감퇴의 증거다. 덥지도 않은데
가슴에만 땀이 차는 증상은 '심한(心汗)'이라 하는데, 협심증 등의 심장질환
이 의심된다. 특히 가슴 부위에만 집중적으로 땀이 날 때는 극도의 스트레
스로 인한 노이로제가 의심된다. 손발에만 집중적으로 땀이 많이 나는 것
은 자율신경 실조증 또는 소화기 계통의 질병이 겹친 경우가 많고, 특히
발바닥이 너무 뜨거워서 이불 밖에 발을 내놓아야 겨우 잠을 잘 수 있는
사람은 신장에 열이 과다하게 많은 징조이므로 신열을 꺼주는 치료를 해
주어야 한다.

⫶⫶ **땀도 체질** 따라 다르다

땀은 질병뿐 아니라 체질에 따라서도 다른 양상을 보인다. 이는 체질에 따라 땀샘의 반응이 다르기 때문에 개개인의 땀 흘리는 양도 다르기 때문이다. 따라서 남보다 땀을 많이 흘린다고 해서 모두 기가 허하거나 문제가 있는 것은 아니라는 이야기가 나오게 되는 것이다. 더울 때 땀을 어느 정도 흘린 후 몸이 더욱 가뿐해지는 사람이 있는가 하면, 쉽게 탈진해서 맥을 못추는 사람이 있는 것은 바로 체질의 차이가 나기 때문이다.

땀을 흘리는 것이 건강에 가장 나쁜 영향을 주는 체질은 소음인이다. 소음인은 원래 땀이 많지 않은 체질로 속이 차기 때문에 따뜻한 환경이 몸에 좋긴 하지만, 너무 더워서 땀을 줄줄 흘리게 되면 다른 체질에 비해 쉽게 탈진하고 어지러움을 느낀다. 그래서 살짝 땀을 내는 온탕욕이나 반신욕이 좋고 사우나는 금물이다. 다같이 목욕을 하고 나왔는데 유독 피로하고 어지러움을 느낀다고 호소한다면 분명 소음인이다.

소음인이 땀을 흘리는 것은 피가 나가는 것과 같다고 보아도 무리가 없다. 소음인이 여름철 더위로 지나치게 땀을 많이 흘려 기력소모가 크다고 판단되면 인삼, 황기, 대추를 같은 비율로 넣고 달여 아침저녁으로 마시면 효과가 좋다. 소음인이 땀을 많이 흘린다고 호소하면 분명 건강에 이상이 온 것이다. 한의사의 전문적인 처방이 있어야 건강 회복이 빠르니 고민하지 말고 한의원을 방문하라.

소음인만큼 땀을 흘리는 것이 몸에 해롭지는 않지만 이로울 것도 없는 체질은 소양인이다. 워낙 몸에 열이 많아 더위를 아주 싫어하고 땀 흘리는 것도 좋아하지 않는다. 사우나에 들어가지도 않으려 하고 막상 들어가도 가슴이 답답해서 5분도 참지 못하고 밖으로 나오게 된다. 특히 여름에는 술을 조금만 마셔도 머리와 얼굴에서 땀이 줄줄 나기 때문에 술을 즐기지 않는다. 몸이 무겁고 피로할 때는 온천이나 뜨거운 욕탕, 습식 사우나에서 땀을 약간 내는 것은 좋다. 그러나 길게 하면 안 된다. 땀이 적은 소양인은 건조한 찜질방이나 건식사우나를 하면 피부가 더욱 건조해지고 몸이 괴로워지는 것을 느낀다. 소양인이 땀을 줄줄 흘리고 있다면 이 또한 건강이 좋지 않다는 증거다. 한의사에게 진찰을 받고 적절한 처방을 구하는 것이 현명하다.

땀을 흘리는 것이 건강에 도움이 되는 체질은 태음인이다. 태음인은 어지간히 땀을 많이 흘려도 기력이 떨어지지 않으니, 다른 이유가 따로 있어서면 몰라도 땀을 많이 흘린다는 이유 때문에 굳이 보약을 찾을 필요는 없다. 태음인은 몸 안에 열이 축적되는 경우가 많아 땀으로 열을 배출해줄수록 신진대사가 잘되고 건강에 도움이 된다.

한여름에 운동을 하면서 땀을 흠뻑 흘린 뒤에도 가뿐하고 상쾌함을 느끼는 체질은 태음인이 유일하다. 땀을 흘리지 않으면 오히려 몸속에 열이 쌓여서 가슴이 답답해지고 혈압이 오르며 불면증이 생기기 쉽다. 그래서 여름에 덥다고 더위를 피해 에어컨 바람만 쐬고 있으면 땀구멍이 닫히게 되어 내열을 쌓아두는 꼴이 되므로 오히려 건강에 해롭다.

하지만 땀을 흘리는 상태가 물처럼 줄줄 흐르는 정도면 병적인 것이니 이 점도 유의해야 한다. 또한 온몸에 흐르는 땀이 아니라 얼굴이나 윗몸에서만 땀이 흐르는 것도 좋지 않은 신호다. 사우나를 좋아하는 체질이긴 하지만 습식사우나에서는 태음인도 가슴이 답답하고 숨이 차는 것을 쉽게 느낀다. 태음인은 바닥만 따뜻한 찜질방이나 건식사우나를 무척 좋아한다.

자신의 체질을 잘 모르겠다는 남성이 있는가? 그러면 사우나를 다녀오면 어느 정도 가늠할 수 있다. 온몸의 땀을 빼고 나서 시간이 흐를수록 몸이 가벼우면 태음인, 시간이 지날수록 기운이 처지고 몸이 무거워지면 소음인일 확률이 높다. 소양인은 체내에 열이 많아 더운 곳이라면 아예 근처에 가지 않으려는 경향이 있다.

▥ **변이** 묽고 **설사가 잦다, 장이** 약한 걸까?

"변이 늘 묽고 설사가 잦은 편이며 술 마시면 어김없이 다음날 심한 설사를 합니다. 장이 약한 것 같아요."

보약을 지으러 온 남자 환자들은 3명 중 1명꼴로 이런 말을 한다. 이들은 대체로 술을 자주 마시거나, 술을 마시지 않는 경우엔 아주 예민한 성격이라는 공통점이 있다. 묽은 변이나 잦은 설사를 오랫동안 하는 것은 어떤 이유에서건 장에서 소화 흡수하는 능력이 떨어지거나, 장운동이 격렬하거나, 대장 속 수분 전해질이 너무 많이 분비되어 나타나는 증상이다. 남성의 경우는 스트레스와 음주를 가장 큰 원인으로 꼽을 수 있다.

변을 무르게 보거나 설사를 자주 하는 것은 불쾌한 증상이기도 할 뿐더러, 특히 설사가 만성이 된 사람들은 설사 자체보다도 장의 영양분 흡수가 감소되고 영양상태가 나빠진다. 따라서 체중이 줄고 전신에 힘이 없고 어지러우며, 감기도 자주 걸리고 늘 피곤하다고 느끼게 된다.

'장이 약하다'고 호소하는 남성들의 증상을 들어보면 아랫배가 늘 묵직하고, 대변을 본 후에도 시원하지 않고 남아 있는 느낌이 들면서 뒤가 묵직하다고 한다. 가벼운 경우는 설사 증상만 있지만 몸이 안 좋을 때는 식욕부진, 복부 불쾌감 또는 팽만감, 뱃속에서 꾸르륵 꾸르륵 소리가 나는 복명(腹鳴), 복통 등이 함께 나타난다. 술 먹은 다음날은 하루 종일 심한 설사를 하면서 어떨 때는 혈변이나 점액변을 보는 경우도 있다.

⫼⫼⫼ **장이 약한** 남성을 위한 **체질별 치료법**

장이 약한 남성이라고 치료법이 다 똑같을 수는 없다. 증상의 상태와 체질에 따라 치료는 개인별로 다른 것이 한의학적 치료의 특성이기도 하다. 하루에 서너 번 설사를 하기는 하지만 배가 아프거나 특별히 입맛이 떨어지는 것은 아니고, 조금 피곤하다는 정도로 느끼면서 의욕이 떨어지는 증상을 '허설(虛泄)'이라고 한다.

　　대개 신경이 예민하고 마른 남성에게서 많이 볼 수 있는 증상인데 정신적 갈등, 긴장, 대인 관계에서 불쾌한 일이 있을 때 악화된다. 단순히 신경성 설사라고만 생각하고 치료를 안 하는 경우가 많지만, 소화기의 기능이 약하고 냉(冷)한 것이 원인이므로 치료가 필요하다. 치료는 소화기를 따뜻하게 하고 기능을 북돋워줄 수 있는 백출, 건강, 오수유 등의 한약재를 중심으로 한 처방을 꾸준히 복용하고, 침과 뜸 치료를 병행해야 한다.

　　새벽만 되면 아랫배가 살살 아프면서 설사가 나는데 새벽 설사 이후에는 다시 잠을 잘 수도 있고, 낮에는 전혀 아무런 이상도 느끼지 않는 증상은 '신설(腎泄 혹은 晨泄)'이라고 한다. 중년 이후에 육체적 활동보다 정신적, 지적 활동을 많이 하는 남성에게서 잘 나타나는데, 腎陽(정력)이 약한 것이 원인이다.

예전에는 안 그랬는데 근래 들어 새벽에 배가 아파서 꼭 화장실을 가야 한다는 남성을 진찰해보면 정력이 급속히 약해져 있다. 이럴 때는 '신양(腎陽)'을 보강하는 파고지, 오미자, 파극 등의 한약재를 위주로 처방하고 아랫배의 단전, 관원 등 남성의 정기를 모아줘야 하는 경혈 주위에 침과 뜸 치료를 병행한다.

대변이 무르거나 잦은 설사를 하는 증상은 체질적으로 보았을 때 술을 좋아하고 또 많이 마시는 경향이 있는 태음인 체질에게 주로 발생한다. 평소 식사하고 나면 갑자기 자리에서 사라져 한참 동안 보이지 않는 사람이 있는데, 배탈이 나서 그런 것이 아니고 으레 식후의 행사가 그렇다면 이 사람은 태음인일 가능성이 크다. 이렇게 태음인은 식사 후에는 어김없이 바로 대변보러 화장실을 급하게 찾아야 한다. 자주 대변을 보긴 하지만 변이 항상 무르고 굳지 못한 편이다.

태음인이 이렇게 대변을 보는 것은 워낙 식욕이 왕성해서 가리는 음식도 없고 먹는 양이 많기도 한데다가, 체질적으로 장이 약하고 몸에 습기가 많으며 장이 자극을 잘 받기 때문에 식사 후 바로 배변감을 느끼게 되는 것이다. 그러니 태음인의 이런 배변 습관은 질병이 아닌, 지극히 체질적인 특성이므로 치료할 필요가 없다. 단, 평소 증상보다 아주 심해졌다거나 심한 설사를 지속적으로 본다면 치료가 필요하다. 태음인의 장을 위한 한약재인 연자육, 산약, 나복자 등을 첨가한 태음인 체질 처방을 사용하게 되며, 증상에 따라 침과 뜸 치료를 병행하면 된다.

변이 무르거나 설사를 자주 하는 체질로는 소음인도 있다. 그러나 태음인과는 반대로 소음인은 설사를 하고 나면 기력이 쑥 빠지면서 아주 힘들어한다. 체질상 소화기 능력이 약하고 차가운 특성이 있어서 외부 환경이나 음식이 냉하면 바로 설사를 하기 때문이다. 맥주 마신 다음날 정신없이 설사를 했다며 쓰러질 것 같이 얼굴이 하얘져서 오전에 진료를 받으러 오는 남성은 어김없이 소음인이다. 소음인 남성은 식성이 까다롭고 식사량이 많지도 않아서 평소에는 주로 변비 경향이 있다.

▎▎▎▎ 생청국장, 장에 좋은 최고의 음식

진료실에서 항상 느끼는 것은 '장이 약하다'고 생각하는 남성은 많지만 장에 자극을 주는 음식을 가려서 조심하는 남성은 많지 않더라는 것이다. 예민한 장 점막을 콕콕 자극하는 음식으로 대표적인 것이 술과 담배 그리고 맵고 짠 음식이다. 이 세 가지는 중독성을 가진 기호식이라서 좀처럼 끊거나 줄이기 힘든 공통점이 있다. 이것들이 없으면 무슨 낙으로 사나 하는 남성이 많으니 말이다.

그러니 장에 탈이 나면서도 세 가지와 함께하며 살아보려고 안간힘을 쓴다. 한의원에서 장에 좋다는 약도 지어 먹어보고 술 먹은 다음날 아침에 설사하면 정장제도 먹어본다. 그러나 기호품과 기호음식의 기본이 바로 되어 있지 못하면 어떤 약도 효과를 보지 못한다. 애꿎은 장(腸)만 주인 잘못 만나 고생인 것이다.

장에 나쁜 음식이 있는 반면에 장에 좋은 음식도 물론 있다. 대표적인 것이 콩을 발효해서 만든 우리 전통음식, 청국장. 장을 튼튼히 하는 음식으로 청국장만 한 것이 없다. 청국장, 특히 생청국장의 정장효과(整腸效果)

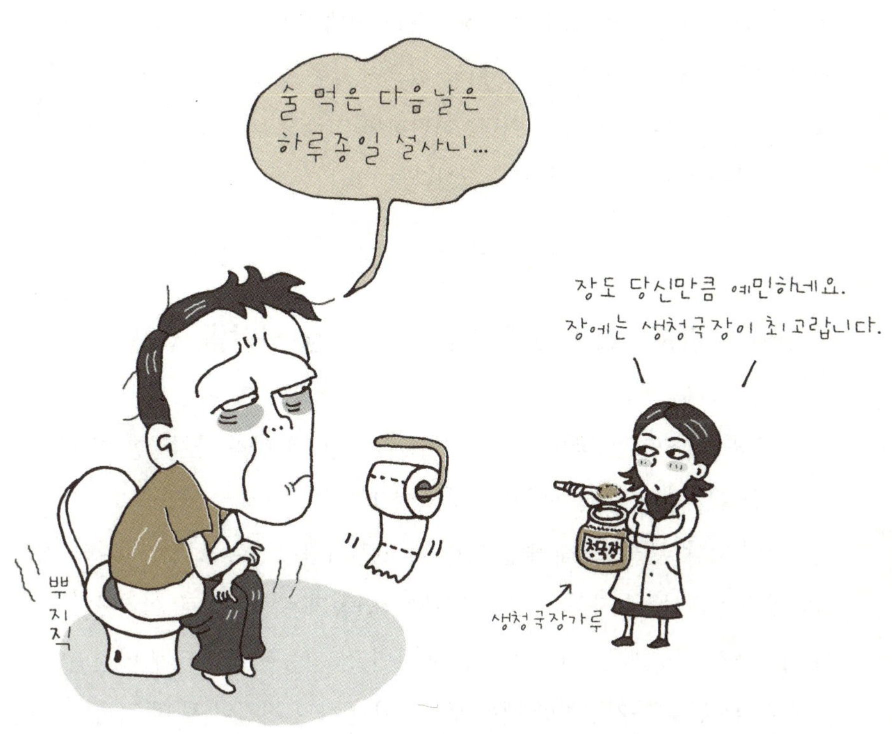술 먹은 다음날은
하루종일 설사니...
장도 당신만큼 예민하네요.
장에는 생청국장이 최고랍니다.
뿌지지직
청국장
생청국장가루

는 아주 강력해서 변비나 설사가 있는 사람은 물론이고, 변비와 설사가 교대로 있었던 사람도 제대로 된 변을 보는 효과를 얻을 수 있으니 장(腸)에 관한 한 이만한 음식이 없다.

하루 한 숟가락의 생청국장을 섭취하는 것이 요구르트 수천 개를 한꺼번에 먹는 것과 맞먹는다. 생청국장 한 숟가락(약 15g) 안에는 살아 있는 각종 효소와 약 15억 마리의 바실루스(Bacillus)균이 있는데, 그에 비해 요구르트 등의 젖산균 음료에는 150만 개의 균밖에 없으니 설명이 필요 없다. 장내 생존율을 비교해도, 유산균은 30% 미만인데 비하여 바실루스균은 70%에 육박한다. 즉 많은 균수를 지니고 있으며 생존율이 높다는 것은 그만큼 효과가 크다고 할 수 있는 것이다. 이만하면 청국장 냄새가 고약하다고 멀리했던 사람들도 귀가 번쩍 뜨일 것이다.

▏▎▍ 음주 · 과로 · 스트레스의 3박자, 간암 사망률 세계 최고

"요즘 들어 얼굴색이 검어지고 쉬 피로한데다 아침 양치질할 때 헛구역질을 하는데, 간이 나빠진 것 같아요."

이런 남성들은 으레 술을 많이 마시는 사람이므로 소위 '지은 죄'가 있어서 간장 기능에 자신이 없는 것이다. 연속되는 술자리로 어지간히 간이 피로해져 있을 때는 얼마간 술만 피하면 간 기능은 회복되게 마련인데, 간에 휴식시간을 주기는커녕 계속 부려먹기만 하니 걱정이 될 만도 하다.

수년 전 40~50대 남자 연예인들이 간경화, 간암으로 줄줄이 세상을 떠나 사회적으로 간 질환이 이슈가 되었던 적이 있었다. 그 당시에는 한의원을 내원하는 남자 환자들의 대부분이 자신의 간 건강에 관해 무척 궁금해했다. 검사에는 괜찮다고 나오는데, 각종 증상을 종합해서 자가 진단을 해보면 아무리 생각해도 간이 건강하지 못한 것으로 판단된다는 것이다.

이런 걱정을 하지 않을 수 없는 것이 우리나라 직장 남성들의 현주소다. 왜냐하면 음주, 과로, 스트레스의 3박자가 곧 직장 남성들의 생활패턴이기 때문이다. 게다가 우리나라는 B형 간염 발생률이 높아 '간염=국민병'이라는 인식이 깔려 있다. 업무차 한국에 장기간 머물러야 하는 외국인들 중에는 "한국 들어가기 전에 꼭 간염 예방주사를 맞으라는 충고를 주위에서 하더라"고 전할 정도이니 어쩌다가 우리가 이런 이야기까지 듣게 되었을까.

그뿐 아니라 한국은 간암 발병률과 사망률도 세계 최고라는 불명예까지 안고 있다. 아는 사람은 다 아는 얘기지만 작년에 우리나라에서는 한동안 '헛개나무'가 전국적으로 싹쓸이되었다. 매스컴에서 간장 질환에 유효하다고 소개되자 갑작스런 헛개나무 소동이 일어난 것인데, 자신이나 가족들의 '간'에 대해 평소 예민하게 생각하던 사람들이 얼마나 많았는지를 보여주는 사례라고 생각되면서도 한의사의 입장에서는 씁쓸했던 것이 사실이다.

▥ **간은 침묵의 장기,** 병증이 나타나면 늦다

한방에서는 지나친 음주나 과로 등으로 인해 몸의 축축한 성분(濕)과 열(熱)이 부딪히면서 혈액의 흐름을 방해하게 되고, 이것이 간에 축적돼 간 질환을 일으킨다고 보고 있다. 음주나 과로 외에도 화를 자주 내거나 조급해 하는 등 감정의 변화가 심한 경우 혹은 스트레스를 과도하게 받은 경우, 간에 울혈(鬱血)이 생기면서 간 기능이 급격히 떨어지게 된다. 이러한 상태가 장기간 지속되면 간 질환으로 이어진다.

　　따라서 축적된 간장기능 저하 현상이 갑자기 병증으로 올 때는 급성 간염으로 나타나게 되고, 차차 만성 간염을 비롯해 간경화, 간암으로 이어지게 되는 것이다. 지방간, 간염, 간암 등의 간 질환은 걸리기는 쉬워도 고치기는 어려운 고질병에 속한다. 그 이유는 간은 90% 이상이 손상되어도 아무런 반응을 보이지 않는 '침묵의 장기'여서 이미 병증으로 진단을 받은 상태는 병의 진행이 상당히 진행된 이후이기 때문이다.

　　체질적으로 보면 간 질환을 가진 사람 중 태음인이 다수를 차지하고 있는 것으로 알려져 있다. 태음인은 간이 약해서가 아니라 오히려 간 기능이 너무 좋아서 과음, 과로, 지나친 스트레스에 몸을 쉽게 맡기는 경향이 있고, 참을성이 많아 어지간히 아파도 잘 견디기 때문에 건강관리를 소홀히 하기 쉽기 때문이다. 또한 태음인은 체질적으로 고혈압, 동맥경화, 중풍 등의 성인병도 발병하기 쉬운 체질이기도 하므로, 각별히 식생활과 섭생에 주의하고 특히 간장 질환의 가족력이 있다면 정기적인 검진을 잊지 말아야 한다.

　　《동의보감》에서는 간 질환을 '황달(黃疸)'편과 '창만(脹滿)'편에 자세히 소개하고 있는데, "우측 늑골 아래가 단단하게 만져지고 식욕이 떨어지며 구역질이 나고 쉬 피로하다"는 등의 증상과 그 치료법을 기록하고 있다. 현대 한의학에서도 간 질환은 고전문헌을 통해, 또는 새로운 치료요법을 통해 간의 염증을 줄이고 간 기능을 조절하는 데 초점을 맞춰 간장 질환을 치료하는 것이 일반적이며, 대개는 체질을 판별하고 증상에 따른 한약재와 침 치료를 병행한다.

다만, 간장에 대한 정확한 지식과 간에 유효한 한약재를 선정해서 사용하면 전혀 부작용 없이 간 치료를 할 수 있음에도 불구하고 간 질환 치료에 한약을 사용하는 것을 꺼리는 사람들이 많은 것은 아쉬운 점이다. 이웃 중국은 물론 일본이나 대만에서는 급성과 만성 간염에 한약으로 치료하는 경우가 일반화되어 있으며, 특히 중국은 간 질환 치료에 우수한 한약복합제제를 속속 개발해 자국민의 치료에 사용하는 것은 물론이고 외국으로도 수출하고 있다. 그러나 유독 한국은 세계 최고의 간 질환 국가임에도 불구하고 한방치료를 꺼려하는 실정이니 아이러니가 아닐 수 없다.

물론 강한 알칼리 성분을 함유한 부자, 초오 또는 대극, 감수와 같이 약성이 강한 약재는 간에 부담을 주는 것이 사실이지만, 이런 특수한 약재를 사용하는 경우는 그리 많지 않다. 실제 간 질환에 사용하는 약재는 50여 가지 정도로 제한돼 있고, 이들 약재는 동물실험과 임상실험을 통하여 독성이 없는 것은 물론이고 간 기능 개선효과가 있는 것으로 밝혀져 있다. 오히려 흔히 먹는 타이레놀이나 아스피린 등의 해열진통제나 간단한 감기약에도 들어 있는 항생제, 먹는 무좀약인 항진균제, 스테로이드나 피임약 등의 호르몬제, 심지어 음료수처럼 마셔 대는 드링크제 등의 일정 성분만을 모아 만든 양약의 간 독성이 더욱 우려된다.

‖‖‖ 이웃 장기가 협력해 **간장을 치료한다**

무절제한 음주는 체내에 주독(酒毒)을 쌓이게 해서 각종 질병을 일으키는데, 알코올성 간장 질환에는 알코올에 의해 유발되는 간 염증의 발생을 억제하고 간에 쌓이는 피로물질을 빨리 배출하는 등 손상된 간을 회복시키는 갈화, 갈근, 인진, 청피 등의 청간해독(淸肝解毒) 약재를 사용해서 주독을 풀어준다.

지방간은 간장 속에 중성지방이 비정상적으로 축적된 증상을 말하는데, 기름진 음식을 좋아하는 뚱뚱한 사람들이나 술을 자주, 많이 마시는 사람들에게 주로 생긴다. 하지만 그렇지 않더라도 항생제나 호르몬제 등의 약물을 복용했거나 방부제·표백제 등의 화학물질, 중금속, 당뇨병이나 갑상선기능 항진증 같은 내분비계통의 이상, 정서적 스트레스에 의해서도 발생한다.

한방에서는 인진, 택사, 적복령 등 간의 습열(濕熱)을 제거하고 기능을 회복시키는 한약재를 투여해서 간뿐 아니라 간 기능의 이상으로 생긴 소화장애와 신장기능 이상까지 동시에 치료하는 효과를 얻는다. 한방의 간염치료는 간염 바이러스를 직접 공격하는 것이 아니라, 손상된 간세포를 보호하고 기능을 회복하도록 유도하는 치료다.

한의학에서는 간염의 원인을 독소 배설이 안 돼 간에 습열(濕熱)과 어혈이 생기고, 따라서 면역기능이 약화되고 영양부족이 생긴다고 본다. 그래서 간염에 많이 사용하는 것으로 알려진 '생간건비탕'을 살펴보면 백복령, 인진, 시호, 등 17가지 한약재들로 구성되어 있어 간의 염증을 치료하는 것은 물론이고, 간염으로 인해 악영향을 받고 있는 심, 폐, 위, 신장 기능까지 회복을 도모해서 이웃 장기가 협력해 간장을 치료하는 역할까지 하도록 만든다.

또한 간염을 치료하기 위해서는 약물요법과 함께 적당한 열량을 섭취하고 양질의 단백질을 충분히 섭취하는 것이 좋으며, 지방 섭취를 줄이고 당질을 충분히 섭취하면서 비타민과 미네랄을 많이 먹어야 한다. 담배, 술, 탄산음료를 금해야 함은 물론이며 절대 안정을 취하는 것이 기본이 되어야 한다.

간암의 한방치료도 마찬가지로, 환자의 면역력을 증강시켜 효과적인 방사선 및 항암제 치료가 가능하도록 도와주는 데 목적이 있다. 우선 기운을 회복시켜 병에 대한 저항력을 강화한 뒤 기혈(氣血)의 순환을 원활히 하고 소화력을 증강하는 약물을 집중 투여하게 된다. 이때는 간에 울체된 어혈을 풀고 기의 순환을 돕는 약재와, 간 기능을 회복시키는 소적백출산, 가감생간탕 등의 약재를 사용한다.

평소 간을 튼튼히 하려면 단백질이 풍부한 육류, 생선, 콩 등을 많이 섭취하고 과식이나 운동부족에서 오는 비만을 예방해야 한다. 또한 정신적인 긴장이나 스트레스를 발산시키지 못하고 쌓아두어 마음에 병을 만드는 일이 없도록, 운동이나 취미를 활용해서 가슴속 울증을 그때그때 해소하는 것이 중요하다.

▥ 척 보면 안다, **정력 약한 남성**

정력이 약해진 남성은 몇 가지 사항만 체크해보면 짐작이 가능하다. 체중이 지나치게 불어난 남성, 특히 복부 비만의 남성은 몸에 습(濕)이 많아져 몸이 둔하고 무거우며 더불어 정력이 약해진다. 이런 남성들은 코골이도 아주 심한 공통점이 있다.

또 잠잘 때만 식은땀이 축축하게 나는 증상, 즉 도한(盜汗)이 있는 남

성도 정력이 약하다. 그뿐만 아니라 음낭이나 사타구니에 땀이 차고 습진
이 생겨있는 사람, 아랫배가 차고 설사가 잦은 사람, 대변이 항상 묽은 사
람도 하초에 습(濕)이 많으므로 정력이 약하다. 당뇨가 오래되어 말초 혈액
순환 기능이 떨어지는 남성도 발기력이 현저히 떨어지므로 정력이 약하다.

　　이와 같은 정력 약화의 조짐이 있는 남성은 비아그라(Viagra)를 찾을
일이 아니라, 징조가 보이는 초기에 원인을 제거해주어야 마땅하다. 열심
히 운동해서 체중을 줄여야 몸을 축축하고 무겁게 만들었던 습(濕)이 없어지
면서 신체 대사가 정상으로 회복되고 정력이 강해진다. 이런 남성들의 정
력을 다시 회복시키려고 할 때 제습(除濕)을 목적으로 하는 한약재인 '창출',
'의이인' 등의 약재를 위주로 처방해서 몸의 습을 없애주는 원인 치료를 하
는 것도 이와 같은 이유에서다.

　　도한증이 있는 남성 또한 도한증을 치료해야 정력이 회복된다. 설사
가 잦고 변이 늘 묽은 남성도 대장의 건강을 회복하는 치료를 받아야 하며,
당뇨가 있는 사람은 당뇨 초기에 혈당수치를 스스로 운동과 식사를 통해 잘
조절할 수 있을 정도로 건강관리를 철저히 해야 나중에 정력 약화 등의 후
유증이 없을 것이다.

남자 35세, 그때 이미 시작되었다

남성 갱년기

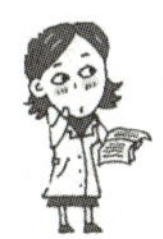

미국 중산층 가정의 붕괴와 중년남자의 위기를 다룬 영화 '아메리칸 뷰티'는 갱년기에 접어들면서 삶이 시들해진 중년 남성의 삶을 그리고 있다. 하루하루를 무기력하게 살아가던 그가 어느 날 딸의 친구에게 한눈에 반해 잊고 지냈던 삶의 열정이 되살아나면서 회사를 때려치우고 스포츠카를 사고 그녀가 원하는 근육질 몸매를 만들기 위해 운동을 시작하는 등 엄청난 생활의 변화가 일어난다.

▒ 여성 못지않다, 남성 갱년기(男性 更年期)

여성은 대개 50세가 되면 여성호르몬의 분비가 급격히 감소되어 폐경과정을 겪게 된다. 뚜렷한 신체적 정신적 변화를 느끼는데 이러한 갱년기 증상은 급작스럽게 나타난다. 이에 비해 남성은 남성호르몬이 급격히 떨어지는 일은 없으며, 정자 생성 기능도 점차 감소하기 때문에 신체적 정신적 변화가 완만하고 스스로 변화를 알아채지 못하는 경우도 있다. 갱년기 증상에 관해 이야기를 할 때 여성의 폐경기 증상만을 이야기하는 경우가 많은 것은 여성의 증상이 집중적인 기간에 심하게 나타나기 때문이지, 남성 갱년기가 없기 때문은 아니다.

　　　남성갱년기와 여성갱년기는 공통점이 있는데, 남녀를 불문하고 50세 정도에 성호르몬(sex hormone)이 감소되면서 신체적 정신적 변화를 경험한다는 것이다. 증상도 유사하다. 그러나 여성과 달리, 갱년기가 오더라도 남성은 생식 능력이 떨어지기는 해도 완전히 없어지지는 않기 때문에 여성들이 폐경기 이후에 더 이상 임신할 수 없다는 정신적인 공허감까지 생기는 것에 비하면 증상의 정도가 덜하다.

　　　대다수의 남성은 갱년기 증상을 뚜렷하게 경험하지 못하기도 하고, 증상을 느끼더라도 개인차가 심하다. 전신증상으로 발기력 감퇴, 성욕 저하, 골다공증, 피로감, 소화장애, 식욕부진과 현기증, 안면홍조, 심계항진 등과 같은 순환기 장애와 더불어 우울, 신경과민, 집중력 상실 등과 같은 신경증상 등이 주로 나타난다. 이러한 증상은 개개인의 생활에 무력감을 주고, 심하면 삶에 회의를 느끼게 되는 원인이 되기까지 하니 단순한 노화현상으로 치부할 것이 아니라 한번쯤 짚어볼 필요가 있다.

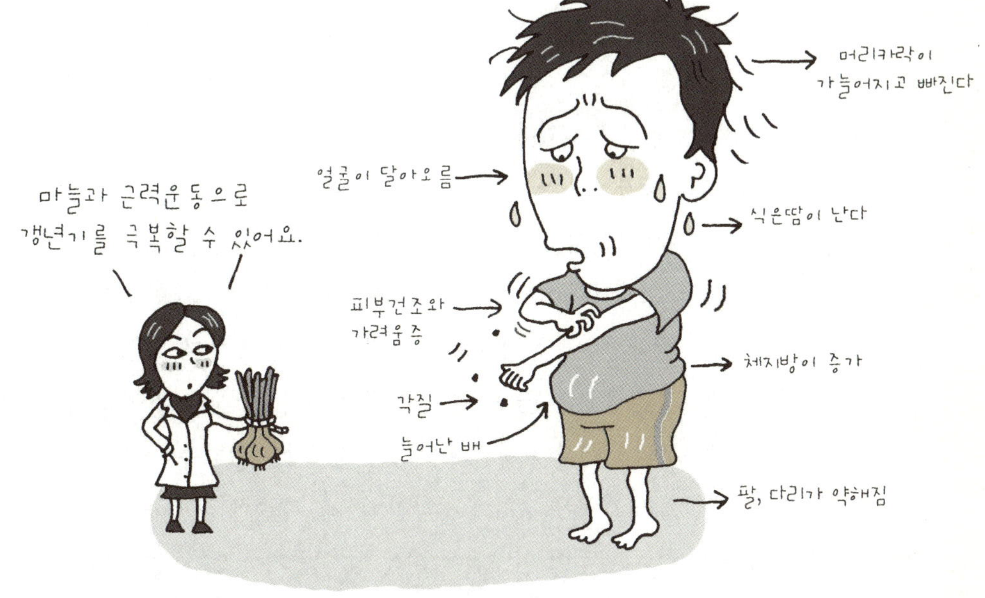

마늘과 근력운동으로
갱년기를 극복할 수 있어요.
머리카락이 가늘어지고 빠진다
얼굴이 달아오름
식은땀이 난다
피부건조와 가려움 증
체지방이 증가
각질
늘어난 배
팔, 다리가 약해짐

남자들은 보통 40대 중반부터 갱년기 증상이 나타나지만 정확히 말하면 증상의 시작은 35세가 출발점이다. 남성호르몬인 테스토스테론은 20대에 최고조로 증가했다가 35세를 정점으로 줄어들기 시작하기 때문이다. 40~55세에는 호르몬 감소 속도가 더욱 빨라져서 신체 변화에 따른 심리적인 위축으로 생활 전반에서 활력이 줄어든다.

바로 영화 '아메리칸 뷰티'에서 케빈 스페이시(Kevin Spacey)가 연기했던, 매사가 심드렁하고 기운이라곤 하나 없는 갱년기의 중년 남성이 되어버리는 것이다. 남성호르몬이 가장 왕성한 30대 남성과 비교하자면 70대 남성의 호르몬 양은 절반 수준, 80대 남성은 3분의 1 수준이지만 호르몬 감소를 촉진하는 여러 요인에 의해 50대에도 절반 수준으로 호르몬 분비가 떨어질 수 있다는 데 문제가 있다.

평균수명이 증가하고 노년 이후의 삶의 질에 대한 관심이 높아지면서 98년 스위스 제네바에서 남성 노화를 연구하는 학회가 창립돼 활발한 연구를 벌이고 있고, 국내에서도 99년 대한남성갱년기학회가 창립돼 많은 연구가 진행되고 있다. 국내 통계자료에 의하면 한국의 4,50대 남성 40%가 갱년기의 대표적인 증상인 골다공증 환자라고 하니, 국내 40세 이상 남성 인구 가운데 3분의 1 이상이 갱년기 증상을 경험하고 있다는 이야기다. 이외에도 한국 남성의 호르몬 수치는 서양인의 80% 수준에 불과하다는 연구발표도 있어서 한국 남성이 서양인에 비해 성기능 저하 등 남성 갱년기 증상을 보다 일찍, 심하게 경험할 가능성도 있다고 보아진다.

‖‖‖ 남자 40세, **음혈⟮陰血⟯이 부족해진다**

남성 갱년기는 뇌와 고환의 노쇠 현상으로 일어나는 남성호르몬의 자연적인 감소가 주된 원인이다. 하지만 갱년기 증상의 개인차가 큰 원인은 호르몬의 자연적인 감소를 재촉하는 요인을 얼마나 많이 가지고 있느냐의 차이가 개인별로 크기 때문이다.

호르몬 감소를 재촉하는 요인으로는 만성적인 음주 습관, 흡연, 스트레스, 비만, 영양 불균형, 부족한 수면, 운동부족 등과 고혈압, 당뇨, 고지혈증, 간장 질환 등의 만성질환을 들 수 있다. 이것들은 남성호르몬의 감소뿐 아니라 중년 이후의 건강을 좌우하는 대표적인 건강 위험 요소이며, 한국 남성들이 자신의 건강에 관해 가장 고민하는 항목들이 아닌가?

이중에서도 특히 만성적인 음주 습관은 남성호르몬을 감소키는 가장 큰 주범이다. 이러한 남성호르몬 감소 촉진 요인들이 많을수록 남성호르몬 분비는 더욱 빨리 감퇴하게 되고 갱년기 증상은 더 심해진다.

≪동의보감≫에서도 "사람이 40세가 되면 음기⟮陰氣⟯가 반으로 줄어들고, 혈기⟮血氣⟯가 부족해지기 쉽다"고 하여 갱년기가 오는 원인을 밝히고 있는데, 노화로 인한 음기와 혈기의 자연적인 감소뿐 아니라, 여러 가지 건강 위험 요소들이 더해져서 음혈의 감소를 더욱 촉진시키게 되는 것이다.

▥▥▥ 갱년기의 신호탄은 잠자리 무력증

남성 갱년기의 신호탄은 대개 성생활에서 나타난다. 40대 이후 남성의 80% 이상이 성욕 감퇴를 경험하는 것으로 알려져 있다. 이 시기에는 성관계 횟수가 줄어드는 것은 물론이고 성적인 상상력이나 환상도 시들해지며 아침 발기도 없어진다. 심하면 발기부전이나 발기불능 증상을 보이기도 한다. 남성호르몬은 줄어드는 반면 발기를 억제하는 신경전달물질은 증가하므로, 음경의 강직도가 떨어지고 발기 유지시간이 짧아지기 때문이다. 당뇨병, 고지혈증, 고혈압 등의 성인병이 있을 때는 그 정도가 더 심해진다. 성생활이 위축되면서 매사에 자신감이 없어지고 활력이 부족해지며 우울증을 경험하기도 한다.

외관상 가장 뚜렷한 징후는 바로 복부 비만이다. 남성호르몬이 감소하면 여성처럼 근육은 적어지고 체지방이 늘어나는데, 늘어난 체지방은 주로 복부에 박을 엎어놓은 것처럼 쌓이게 된다. 게다가 팔다리는 가늘어지고 가슴 근육은 홀쭉해지며 늘어난 배는 아래로 축 늘어지는 전형적인 갱년기 남성의 몸매로 변해가는 것이다. 머리카락이 가늘어지거나 빠지고 피부가 건조해지면서 가렵고 각질이 잘 생기며 탄력이 줄어들기도 한다.

그뿐만 아니라 시도 때도 없이 얼굴이 확확 달아오르고 식은땀이 하염없이 흐르며, 이유 없이 가슴이 두근거리고 건망증이 심해지며, 골다공증이 생기는 등 폐경기 여성들만 느끼는 줄 알았던 증상들을 폐경이 없는 남성인데도 느끼기도 한다. 게다가 늘 피로하고 밤이면 불면증에 시달리고 낮엔 집중력이 떨어지니까 일에 능률도 오르지 않고 매사에 자신감이 없어진다.

▐▐▐▐ **삶의 만족도와 질**을 높이기 위해 치료한다

40~50대 남성 환자가 위와 같은 증상을 호소하며 진료실을 찾았을 때 "갱년기 증상이시네요"라고 이야기하기란 쉽지 않은 일이다. 미처 못 느끼고 있었는데, 의사에게서 그런 이야기를 듣는 것은 그다지 유쾌한 일은 아니기 때문이다. 그러나 인정하기 싫지만 현실은 현실이니까 자신의 갱년기를 솔직히 받아들이는 것이 치료에도 도움이 된다. 갱년기는 병이 아니기 때문에 노화 탓으로만 돌리고 방치하기 쉽지만, 적극적인 치료를 통해 신체적 정신적으로 건강관리에 도움을 받는다면 삶의 만족도와 질을 높일 수 있는 긍정적인 결과를 얻을 수 있을 것이다.

양방에서는 '테스토스테론'과 'DHEA', '성장호르몬' 등 부족해진 남성호르몬을 알약, 근육 주사, 피부 패치형태로 보충해서 증상을 개선한다. 부족한 남성호르몬을 보충해주면 근력이 증가하고 체지방이 감소하며, 골밀도가 증가하는 등 전반적인 신체 기능이 향상되고 무기력감, 피로감, 우울, 공포감 등의 정신적 증상이 개선되며, 성욕과 성기능도 향상된다.

그러나 그동안 여성 폐경기 증후군에 많이 처방되었던 여성호르몬 제제가 유방암을 유발시킨다는 등의 임상발표가 나오면서 수많은 여성이 치료를 원하지 않거나 대체 치료를 원하는 추세인 것을 감안할 때, 단기간의 만족감을 위해서 투여되는 남성호르몬 처방도 앞으로 많은 임상결과가 나오면서 그 부작용 사례도 속속 보고될 것으로 생각된다.

현재까지 보고되기로는 전립선 비대증이나 전립선암이 유발될 수 있고, 특히 비만과 심장기능 이상이 있는 사람은 부작용을 초래할 수 있다고 한다. 또한 남성 갱년기가 없는 보통 사람에게 투여하면 심각한 부작용을 초래할 수 있고, 남성호르몬을 투여하면 여성호르몬 수치도 덩달아 증가해 유방의 통증이나 여성형 유방이 초래될 수 있는 점, 적혈구와 혈색소가 증가하며 수면 중 무호흡을 악화시킬 수 있다는 점, 알약 형태의 남성호르몬이 간을 손상시킬 수 있다는 점 등이 보고되고 있다.

한방에서는 남성호르몬을 직접 보충하는 양방적인 방법과는 달리, 개개인의 증상과 상황에 따라 인체 균형을 조절함으로써 부작용 없이 증상을 개선하고 있다. 치료방법은 주로 생식능력과 선천적인 기운을 돕고 생식능력을 개선하는, 신기(腎氣)와 정기(精氣)를 보충하는 약재를 위주로 처방한다. 구기자, 토사자, 복분자, 오미자, 차전자 등 단전의 기운을 강화해주는 씨앗 약재와 숙지황, 산약, 산수유 등의 보음(補陰) 약재 등을 기본으로 한다.

정기를 보충하는 대표적인 한약처방은 일반에게도 잘 알려진 경옥고 외에도 연령고본단, 고진음자, 우귀환 등이 있다. 특히 '경옥고'는 ≪동의보감≫에서 "오래 복용하면 정(精)을 크게 보충하고 늙은이를 젊어지게 하여 어린아이로 돌아가게 함으로써……"라고 소개할 정도로 남성갱년기를 극복하는데 도움이 되는 약이다. '연령고본단'은 ≪만병회춘(萬病回春)≫에서 "50세 전에 머리가 흰 사람은 먹은 지 한 달이면 안색이 동자와 같고 10리 밖을 투시하며, 석 달이면 흰머리가 검어지고, 상복하면 신기(腎氣)도 좋아지고 신체가 경건해서 신선의 경지에 오른다"라고 소개하고 있다.

한약뿐 아니라 침 치료도 탁월한 효과가 있는데, 특히 산삼(山蔘)을 추출해서 만든 산삼약침 또는 '자하거(紫河車)'를 추출해서 만든 자하거 약침을 주요 경혈 자리에 놓는 방법이다.

⫼ **젊어지는 방법**은 멀리 있지 않다

남녀를 불문하고 한창 '몸짱'이 유행이다. 그러나 실제로 '몸짱' 만들기에 가장 열중해야 할 사람은 바로 중년 남성이다. '몸짱'을 만들려고 운동에 시간을 투자하다보면 외모만 젊어지는 것이 아니라, 혈색도 좋아지고 피부도 탄력이 붙어서 실제로 젊어진다. 그래서 예전보다 훨씬 젊고 활력 있어 보인다는 칭찬을 주위에서 들을 수 있는 것은 물론이다.

현재까지 알려진 최고의 회춘술은 운동을 통한 근력 및 체력 향상이다. 특히 40대 이상의 남성은 근육의 노화를 억제하고 체력을 키워주는 근력 운동이 가장 필요하다. 근력이 향상되면 뼈가 튼튼해질 뿐 아니라 심장이 튼튼해진다. 운동 방법은 5~10분간의 스트레칭 → 유산소 운동(걷기·속보·자전거 타기·수영 등) 20~30분 → 10~20분간의 근력 운동 → 마무리 스트레칭 순이다.

갱년기를 극복하고 다시 젊어지려면 이런 운동을 적어도 하루 걸러 한 번씩은 해야 한다. 물론 같은 운동을 하더라도 운동효과는 개인차가 있다. 특히 나이가 들어서 처음 운동을 시작할 땐 젊은 사람보다 갑절의 노력을 기울여야 한다. 젊을 땐 유산소 운동만 해도 되지만 40세 이후부턴 위와 같이 유산소 운동과 웨이트 트레이닝을 반드시 함께해야 한다.

갱년기를 극복하는 음식도 있다. '마늘'은 향신료로서의 본래 역할 외에도 쓰임새가 많은데 가장 주목할 만한 효과는 정력증강 및 스태미나 보강, 즉 강정(强精) 강장(强壯)작용이다. 마늘은 야채 중에서 콩 다음으로 에너지를 많이 발생하고 피로를 막아주는 비타민 B1 성분이 풍부해 동서고금의 스태미나 식품으로 통한다.

마늘이 강정제로 널리 알려지게 된 이유는 마늘 속에 포함된 아연 성분 때문이다. 어떤 다른 식품보다 마늘에는 아연이 단연 많은데, 아연은 남자의 고환에 집중되어 있는 물질로 서양에서는 섹스 미네랄(sex mineral)로 불리는 성분이다. 실제 쥐 실험에서 마늘을 먹인 쥐의 정자 수가 증가했다는 연구결과도 있었다.

마늘은 예로부터 최음제로도 알려져 왔는데, 호르몬 분비샘을 자극해서 남성의 정자와 정액의 양을 증가시키므로 말초혈관계의 노폐물을 제거해 발기력 증강에 도움이 되기 때문이다. 마늘은 스태미나식으로 자주 섭취하려면 간편하게 먹을 수 있는 방법이 필요한데, 마늘즙을 우유에 넣어 섞어 마시면 맛도 깔끔하고 위장도 쓰리지 않는다.

'검은깨'는 서 말만 먹으면 황소에게도 이긴다고 했던 옛말이 보여주듯이 남성의 정력과 기를 돋우는 최고의 식품이다. 중국에서는 검은깨를 불로장수의 식품이라 하여 귀중하게 여겼고, 선약(仙藥)으로 취급되어왔다. 우리나라에서도 신라의 화랑들이 수련할 때 7가지 곡식을 섞은 자연 영양식을 먹었는데 그중 하나가 검은깨였다. 볶은 검은깨를 곱게 갈아 우유나 두유, 선식 등에 타먹으면 맛도 좋고 풍부한 영양도 그대로 섭취할 수 있다.

'검은콩'의 검은 껍질 속에 들어 있는 안토시아닌 성분은 신장 기운이 허약해서 성욕이 없고 정력이 약하며, 정자의 활동성이 떨어진 남성의 신장기능을 보충하고 정력을 높여주는 역할을 한다. 뿐만 아니라 비타민 E가 풍부해 정자를 많이 만들어내는 효과를 볼 수 있다.

조선 왕실에서는 중전 외에도 첩을 여럿 두고 생활하는 왕의 건강을 위해 검은콩, 검은깨, 오골계, 흑염소 등으로 보양식을 만들어 진상했다는 기록이 있다. 이러한 음식들은 특히 신장기능을 보해주므로 정력을 강화시키고 젊어지게 하는 효과가 커서 현대에도 남성들의 자양 강정제로 활용되는 음식들이다.

'오골계' 또한 허약한 몸을 보해서 피로를 회복시켜줄 뿐 아니라 남성의 정력 증강에도 매우 효과가 있다. 조선시대 임금님들이 오골계를 즐겼다는데, 바로 오골계의 자양강장 효과 때문이었다. 오골계는 눈과 뼈에 영양을 공급해주는 비타민 A(레티놀)도 풍부하고 남성들의 생식기에 많이 함유되어 있는 아연의 함유량이 많아 강장 식품으로도 손색이 없다. 또한 노화방지 물질인 토코페롤 등의 영양성분도 다량으로 함유되어 있어서 약해진 몸을 회복시키는 최고의 음식으로 사랑받을 만한 음식이다.

요강(尿)이 뒤집힌다는(覆) 의미의 '복분자'는 산딸기의 한약명인데, 기력 약한 노인이 산딸기를 많이 먹으면 오줌 줄기가 세져 요강이 엎어진다고 해서 '엎을 복' 자와 '동이 분' 자를 합해 복분자라는 이름이 붙여졌다. 복분자는 이름 그대로 예로부터 많이 사용되어온 자양강장(滋養强壯) 약재로, 신장기능을 강화하는 효과가 대단해서 남성에게는 양기가 약해졌을 때 나타나는 낭습, 조루, 정력 감퇴, 발기부전 등의 생식기 증상 및 빈뇨증, 야뇨증 등의 비뇨기 증상을 치료하는 데 효과적이다.

한방에서는 다섯 종류의 열매, 즉 복분자, 구기자, 토사자, 오미자, 차전자로 구성된 오자연종환(五子衍宗丸)이라는 처방을 정력감퇴 및 발기부전 치료에 사용하고 있고, 습관성 유정(遺精) 증상에도 복분자, 차전자, 연자육 등의 한약재를 배합한 처방을 사용한다. 평소 건강식으로 복분자를 오랫동안 복용하려면 잘 말린 복분자를 가루 내어 환약으로 만들거나, 일반 차처럼 가루를 병에 보관하면 된다. 끓인 물 한 잔에 두 숟가락 정도 넣어서 먹으면 맛이 향기로운 차가 되고, 술을 좋아하는 사람은 소주에 담근 뒤 2개월 정도만 기다리면 향과 약효가 아주 좋은 약주를 맛볼 수 있다.

ⅢⅢ 사고의 전환이 없이는 **갱년기를 극복하기 어려워**

운동도 좋고 보양음식도 다 좋지만 피해야 할 것을 피하는 것도 잊어서는 안 된다. 무엇보다도 4過(과음 · 과색 · 과흡연 · 과로)를 삼가는 것이 무엇보다 중요하다. 4過는 진기(眞氣)를 소모하게 하여 갱년기를 앞당기는 주요 원인이 되기 때문이다. 또한 남성 갱년기는 도시인들에게 훨씬 심하게 나타나는데, 이는 지나친 경쟁심과 욕심 많은 생활이 원인이 되기 때문이다.

그리고 여생의 필수 영양소인 적절한 운동에도 시간을 투자해야 한다. 적당한 운동이야말로 우리 신체기관의 기능을 유지하고 항상 새롭게 만들어주는 묘약이다. "운동은 하루를 짧게 하지만 인생을 길게 한다"는 카피도 있지 않은가?

단조로운 생활패턴에서 벗어나 여유를 가져보는 시간을 자주 가지는 것도 좋은데, 아내와 단둘이 홀가분하게 여행을 다녀보는 것이 좋은 약이 될 것이다. 갱년기에 접어들어 그제야 주위를 돌아봤을 때 가족들과의 관계가 너무 소원해 있는 것을 발견하게 되었다는 남성들이 많다. 앞만 보고 달렸던 남성이라면 더욱더 갱년기에는 가족들과 친밀한 유대감을 가지는 시간에 많이 투자하는 것이 현명하다.

맞벌이 여성으로 산다는 것은

바쁜 여성 증후군

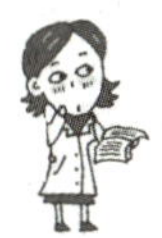

|||||| 맞벌이 아내의 '바쁜 여성 증후군'

취업 여성의 경제력이 증가한 만큼 일방적인 가사노동의 부담은 줄어들고 남편의 가사분담이 증가하고 있긴 하지만, 아직도 가사분담은 아내의 취업 유무와는 별 관련이 없다. 예나 지금이나 여성이 가사노동에서 벗어나지 못하고 있는 이유는 아내가 직장을 나가든 나가지 않든 상관없이 가사가 여성의 주된 임무라고 여기는 사회의 가부장적인 관념, 그리고 어릴 때부터 그런 관념 속에서 자라온 남편의 가정 내에서의 비협조 때문이다.

이렇게 가사일과 회사업무의 이중부담에 시달리게 되는 맞벌이 직장여성들은 피로, 우울증, 체중 증가, 성욕 감퇴 등의 증상을 나타내는, 소위 '바쁜 여성 증후군(HWS, Hurried Women Syndrome)'에 시달리게 마련이다. 게다가 취업 주부는 전업주부에 비해 아이를 키우는 데 더 큰 어려움을 겪게 되며, 아이를 놀이방이나 유아원 또는 양가 부모에게 대신 양육하게 해야 하는 문제로 더 많은 스트레스를 받고 있다.

아직도 우리나라 여성들은 아이를 키울 때는 엄마가 집에 있어줘야 한다는 어머니 책임의식이 있어서 아이를 남이나 시설에 맡기는 것에 대해서 불안감과 함께 죄책감이 있는 편이다. 사실 이런 감정은 사회적인 편견으로 야기된 것이라고 개인적으로도 생각하고 있지만, 아직까지 우리나라 자녀 양육과 교육은 가정에 상당 부분 의존하고 있고, 특히 주부들의 책임과 협조에 의해서 학교 교육도 이뤄지고 있는 상황에서 취업 주부들이 아이를 키우는 데 전적으로 몰입할 수 없다는 점이 커다란 부담으로 늘 가슴 한 구석을 어둡게 한다는 점은 사실이지 않는가?

가끔 녹초가 돼서 병원을 찾는 기혼 직장여성들이 있는데 감기몸살에, 요통, 수면 부족까지 겹쳐서 몸이 말이 아니다. 진찰을 하면서 이런저런 이야기를 하다보면 십중팔구 아이가 며칠 아파 쫓아다닌 것이 원인이다. 아이가 밤새 고열이 심하고 열 경기까지 하게 되면 병원 응급실로 달려가 밤새도록 냉찜질을 해준다. 새벽녘에나 돌아와 잠깐 눈을 붙이고 아침에 출근하면서도 자고 있는 아이 얼굴을 보며 '아픈 아이를 두고 이렇게 아침에 출근해야 하나' 하는 생각을 하게 된다.

열이 심하게 오르면 병원 약을 먹여도 밤에 잠을 잘 자지 않고 보채기 때문에 식구들이 꼬박 잠을 설쳐야 하고, 아이가 입맛이 없으니 특별한 먹을거리를 만들어줘야 하고 때맞춰 약도 먹여야 한다. 그런데 회사에서는 전 직원이 몇 달씩 야근을 밥 먹듯이 하며 일에 매달려 있는데 애 때문에 일찍 들어가는 모습이 좋게 보일 리도 없다.

게다가 엄마가 직장을 나가야 하기 때문에 아이를 일찍부터 놀이방

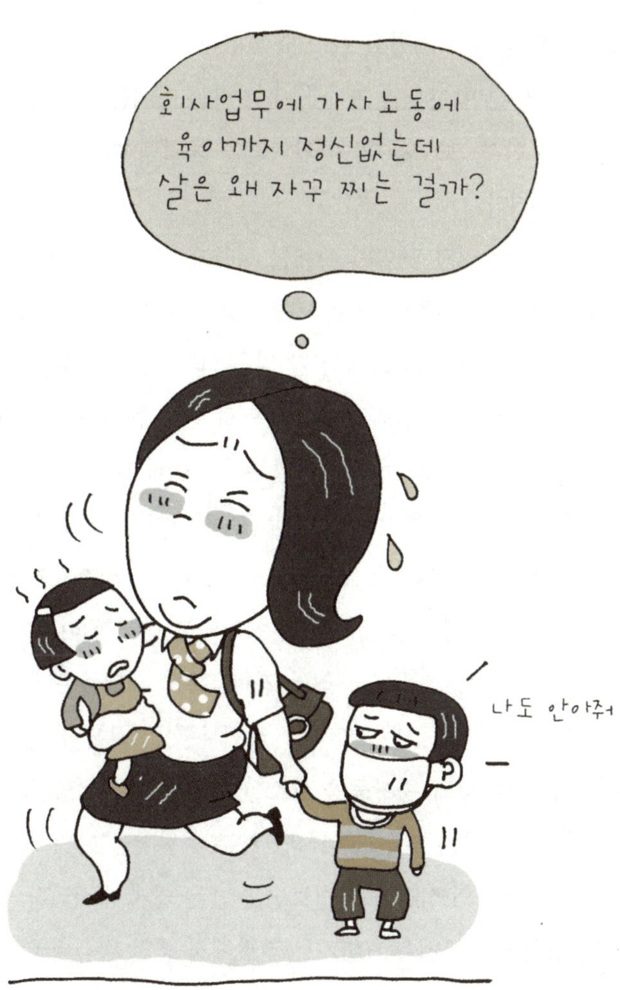

바쁜 여성 증후군(HWS, Hurried Women Syndrome)

이나 유아원에 보낼 수밖에 없다보니 아이가 툭하면 남의 아이에게서 감기를 옮아오게 되고, 잘 낫지도 않는데 병원에 데리고 갈 시간도 여의치 않으니 아이가 한 번 감기를 앓게 되면 한 달이 다 되도록 나을 조짐이 보이지 않는다. 이렇게 엄마가 직장을 나가게 되면서 아주 어릴 적부터 놀이방이나 유아원에서 다른 아이들과 함께 지내야 하는 아이들은 특히 해마다 한의원에 데려와야 한다. 보약을 먹여 면역력을 돋워줘야 아이도 편하고 엄마도 편하기 때문이다.

아이 키우는 일만 맞벌이 아내를 힘들게 하는 것은 아니다. 집안 대소사로 시어머니와 동서들이 모두 모여 음식장만이나 일을 하게 되는 집안 제사 때나 명절 때는 며느리로서의 할 일을 하기 위해 본가에 일을 하러 가야 한다. 명절이 지나면 며칠 집에서 쉬면서 한숨 돌리면 좋으련만 야속한 명절은 후딱 지나가버리고 바로 다음날부터 출근해야 한다. 명절이 끝나면 맞벌이 아내들의 한의원 출입이 많아진다는 사실이 이를 증명한다.

'명절 증후군'이라고들 하던가. 주로 손목·어깨·팔꿈치 통증은 물론, 좁은 부엌에서 종일 앉았다 섰다 하느라고 허리를 펴지 못해 허리 근육이 상하고 무릎 연부조직에 무리가 간다. 특히 새댁들은 스트레스 과다로 인한 증상도 많다. 이들은 스트레스성 편두통, 소화불량, 신경성 변비나 설사, 신경성 비뇨 등의 증상들을 호소한다. 본인들은 '명절 증후군'이라는 생각을 미처 못 하는 경우도 있지만 차분히 진찰을 하면서 증상이 나타난 기간과 명절 전후의 상황을 따져보면 진단은 쉽게 내려진다.

사무직종에 근무하는 H대리는 직장에서 종일 컴퓨터 마우스를 잡고 있을 때는 멀쩡했던 손목이 추석 때 시댁에서 송편 하루 빚고 나서 그만 염증이 생겨버려 명절 지나고 한참 침 치료를 받았다.

"내년 추석 때는 어머님께 올해 손목 염증 났던 이야기를 해드리고 송편 빚는 당번 하지 말고 다른 것 시켜달라고 꼭 이야기하세요." 웃으며 이야기해주었지만 며느리가 그렇게 말하기가 그리 쉬운가. 내년에도 또 고생하는 수밖에. 컴퓨터는 매일 하는 업무의 연속이니 손목이 그나마 단련이라도 되어 있지만, 송편 빚고 집안일하는 일이야 평소에 단련이 안 돼 있는 사람이니 "손목이 그렇게 약해서 무엇에 쓸꼬" 하며 탓하시는 시어른이 야속해 보이기만 하단다.

명절 증후군은 대개 '과사용 증후군'이 원인이므로 통증이 있는 관절을 명절 직후부터 침이나 약으로 치료받으면 곧 나아진다. 또한 명절 스트레스로 인한 여러 가지 신경성 증상들은 오래 마음속에 담아 병을 만들지 말고, 차제에 '귀비탕(歸脾湯, 근심과 걱정으로 마음이 많이 상했을 때 신체적으로 나타나는 증상들을 다스리는 기본 처방)'으로 다스리는 편이 낫다.

▍▍▍▍ 나 홀로 돈 버는 아내, 그들을 진료하고 싶다

결혼한 후에도 공부를 계속하거나 취업을 못한 남편 때문에 혼자 벌어서 남편 뒷바라지를 하고 집안 살림을 꾸리는 기혼 여성들이 적지 않다. 특히 남편이 고시공부를 하고 있거나 대학원에 다니는 학생인 경우, 혼자 직장 다니면서 힘들거나 경제적으로 쪼들려도 힘든 내색을 드러내놓고 하면 돈 벌어서 내조한다고 큰소리친다는 오해를 살까 봐, 또는 공부하느라 예민해져 있는 남편에게 혹시 부담이라도 될까 싶어 내색도 못하고 속으로만 끙끙 앓는다.

아이라도 없을 때는 둘만 먹고 살면 그만이지만 아이가 어디 계획된

대로 들어서고 낳게 되는가. 어쩌다가 아이라도 하나둘 낳게 되면 경제적
인 부담에, 가정살림에, 육아에, 남편 뒷바라지까지 혼자 다 감당해내야 하
는 몇 중의 고통을 안게 되니 심신이 쉽게 지쳐버린다.

　　이런 아내들이 한의원에 오는 이유는 보통 공부하는 남편의 보약을
짓기 위해서다. 얼굴색을 살펴보면 그 사람이 환자인지 아닌지, 마음이 편
안한지 울증(鬱症, 마음속에 울화가 가득 차서 가슴이 답답하고 번민이 많은 증상)이 있는지 알 수
있는 사람이 바로 한의사다. 보약을 먹이고 싶다고 남편을 데리고 함께 온
아내, 필자는 오히려 그 아내를 진찰해보고 싶다고 느낀다. 분명 무언가 할
말이 많고 가슴속에 응어리진 것 때문에 늘 편두통, 뒷목 당김, 불면증이
있으면서도 할 말 다 못하고 사는 아내 말이다. '육울탕(六鬱湯, 울화병을 다스리는
기본 처방)'은 바로 이런 아내를 위한 약이지 싶다.

⫼ **일하는** 여성들이여, **구두에** 투자하라

젊은 여자 환자들 중에는 발바닥이나 발가락, 발등, 발뒤꿈치 등 발이 아프
다며 내원하는 사람이 흔하다. 이렇게 한의원을 찾아오는 사람을 살펴보면
서 제일 먼저 확인하는 것은 어떤 신발을 주로 신고 다니는가 하는 것이다.

　　직장여성이라면 슬리퍼나 운동화를 신고 다닐 수는 없는 일이다. 그
러나 구두가 편하지 못하면 척추에 무리를 주고, 대뇌도 금세 피로를 느끼
게 되어 활동이 둔해진다. 결국 발의 피로는 뇌의 피로를 부추기게 되므로
업무 능률도 떨어진다. 직장에서 편하게 마음껏 능력을 발휘하고 싶다면
가장 돈을 투자하고 신경 써야 할 것이 바로 '구두'의 선택이다.

건강을 위해, 그리고 능률적인 활동을 돕기 위해 선택해야 할 구두의 조건은 우선 굽의 높이가 3센티를 넘지 말아야 발과 척추에 피로가 쌓이지 않는다. 둘째 새 구두를 살 때는 퇴근 후에 발이 약간 부어 있을 때 골라야 한다. 점심때나 이른 아침에 구두를 고르면 십중팔구 오후엔 구두가 꽉 죄어서 신을 수 없게 된다. 그리고 볼이 맞는 것, 자신의 발등 높이나 발 생김새에 무리가 없는 모양으로 사서 신어야 한다.

누구나 발 모양이 다르게 마련인데 발볼이 유난히 넓다든가 발등이 유난히 높은 사람이 구두 모양만 보고 사서 발을 구두에 맞추려고 억지로 신고 다니면, 티눈이나 군살이 생기기 쉽고 일에 능률이 오르지 않는다. 너무 큰 구두도 건강을 해친다.

J은행에 근무하는 K대리(여, 30세)는 발뒤꿈치에서부터 종아리가 며칠 전부터 너무 당기고 아프다며 한의원을 방문했다. 발이 아프다면 일단 구두부터 살펴보는 것이 진찰의 시작인지라 찬찬히 그녀의 구두와 발을 살펴보았다. 옳거니, 며칠 동안 신고 다녔다는 문제의 그 구두가 오래된 것이어서 너무 늘어나 걸을 때 뒤꿈치가 자꾸 벗겨진다는 것이 아닌가.

"발보다 큰 구두를 신고 다니니 걸을 때마다 구두가 자꾸 벗겨져서 발뒤꿈치와 종아리에 저절로 힘이 들어가겠네요. 그래서 발에 병이 생겼군요." 걸을 때마다 벗겨지는 구두를 신고 다니느라 피로해진 그녀 발 뒤의 아킬레스건과 종아리 부위를 침과 뜸으로 며칠 치료해주고 발에 꼭 맞도록 구두를 수리를 하라고 일러주었다. "발이 편해야 몸이 편하고 정신이 편해진다." 꼭 구두 광고 카피 같은 말이지만 진료실에서 여직원들을 진찰하면서 많이 느꼈던 '발 건강'의 중요성은 아무리 강조해도 지나치지 않다.

직장다니면서 아이 낳고 키우기

워킹맘의 임신과 출산

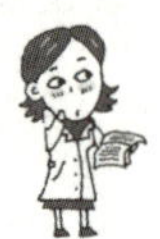

▓ **직장여성,** 그 이름은 **죄인**

우리나라에서 직장여성은 일터와 가정 양쪽에서 죄를 지으며 산다. 출산휴가나 육아휴직을 마치고 출근했을 때 "쉬었다 왔다"라는 말을 듣는 것은 그래도 참을 수 있다지만, '쉬었다 온' 공백이 경력에 마이너스가 되어 승진에서 누락되거나 명예퇴직 1순위로 여겨지기라도 하면 그 서러움을 어디다 하소연도 못한다.

그뿐이랴. 출산 휴가 끝나고 생후 2개월 된 아기를 남의 손에 맡기고 회사로 출근하는 발걸음이 가벼울 수 없다. 아이 봐주는 사람이 부모님이면 그나마 다행이지만, 부모님께 맡길 형편도 안 될 때는 아이 봐주는 사람을 고용해야 하는데 평범한 직장여성은 한 달 월급의 절반 이상을 보모에게 지출하게 된다. 당연히 '내가 지금 뭐하고 있나?' 하는 생각이 들게 마련이다.

최근 여성개발원이 발표한 논문에 따르면 결혼 전부터 사회진출을 했다가 출산, 육아 기간 동안 일을 중단한 후 다시 일자리로 돌아온 여성은 11.3%에 불과하고, 결혼과 출산 직후 일을 그만둔 여성은 68.4%를 차지했다. 한마디로 한국여성들은 결혼과 출산을 택할 것이냐, 사회생활을 택할 것이냐 중 택일을 강요받고 있는 셈이다. 그러니 여성의 경제활동 참가율과 출산율은 반비례한다는 이야긴데, 여성들의 사회 진출이 날이 갈수록 많아지고 있으니 한국의 출산율은 반대로 세계 최저 수준으로 곤두박질치고 있는 것이다.

그렇다고 여성의 경제 활동을 억제하면 출산율이 높아지나? 당치도 않은 이야기다. 전업 주부의 70%가 취업을 원하고 있다는 통계를 보아도 알 수 있는 뻔한 이야기다. 여성의 경제 활동은 점점 더 활발해지는 것은 거부할 수 없는 추세다. 이쯤 되면 직장여성이 맘 놓고 아이를 낳아 키울 수 있도록 보육에 대한 국가적 투자를 늘리는 것이 여성인력 활용과 출산율을 동시에 높이는 현명한 정책이라고 할 수 있을 것이다.

▥ **낳으려면 늦지** 않게 낳아라

직장생활을 하면서 결혼은 했지만 아이 가질 시기는 자꾸 늦추고 보는 것이 요즘 맞벌이부부의 추세다. 분가하면, 승진하면, 집을 구입하면 등등 아이를 미루는 이유는 가지가지다. 그러나 여자의 나이가 많아질수록 건강한 난자는 자꾸 줄어든다는 것을 알아야 한다. 33세 미만인 여성은 결혼한 지

1년 만에 아기를 가질 임신 성공률이 40% 이상이지만 35~39세는 29%, 40~43세는 15~18% 정도로, 나이에 따라 임신율이 떨어지게 된다. 여성이 태어날 때는 200만 개 정도의 난자가 있지만 나이가 들면서 난자의 수는 급격히 줄게 되어 있어 30대엔 10만 개, 40대엔 1만 개 정도로 감소한다.

그러나 여기서 문제는 숫자만 감소하는 데 있는 것이 아니다. 사람이 나이가 들듯이 난자 또한 노화가 진행되어 염색체가 고장 난 난자가 늘어난다는 점이다. 이 불량 난자들 때문에 어렵게 수정이 되었다가도 착상이 되질 않아 임신 유지가 힘들고 유전 질환의 빈도도 증가해서 유산의 위험성이 높아진다. 아무리 불임 의학이 발달했다지만 한 번 떨어진 난소기능을 원상태로 되돌리는 것은 불가능하며, 난자의 질이 떨어지는 것을 방지할 예방법은 아직은 없다.

여기에다 직장에서 쌓이는 스트레스 또한 월경 불규칙, 배란장애, 나팔관 및 자궁 경련 등을 유발해서 불임의 한 원인이 된다. 또 직장여성의 직간접 흡연은 난소에 영향을 끼쳐 난자 파괴를 가속화하고 폐경을 빨리 오게 하기도 한다. 그러니 아이를 가질 생각이면 여성이 적정하게 임신할 시기를 놓치지 말라. 건강한 아이를 갖고 싶다면 아무리 늦어도 35세가 되기 전에는 임신을 해야 한다.

나이 들면 난자가 노화된다는데, 남자의 정자인들 건강할 리가 없다. 최근 미국 캘리포니아 대학 의대에서 발표된 연구결과에 따르면 30세, 50세 남성의 경우 정자 수에는 차이가 없지만 50세는 30세에 비해 정액량은 2~22%, 정자 운동성은 3~37%, 정상 형태의 정자는 4~18%가 감소했다. 뿐만 아니라 임신율도 23~38%나 줄었다는 것이다. 엄마나 아빠나 나이 들어 아이를 갖게 되면 정상 난자와 정자가 만나 건강한 수정란으로 자궁 내에 착상시키는 일이 얼마나 힘들어지는가를 지금이라도 알았다면 너무 늦기 전에 출산 계획을 세우는 것이 현명하다.

▥ **자연유산,** 이유가 뭘까?

결혼한 직장여성 중에는 '자연유산'을 겪어본 사람, 특히 태아가 뱃속에서 사망해서 아기집은 남아 있지만 심장은 뛰지 않는 '계류유산'을 겪어 본 사람이 적지 않다. 임신 20주 전에 태아가 자연 사망하는 것을 자연유산으로 보는데, 직장여성의 자연유산이 예전에 비해 증가한 이유는 고령 임신도 큰 원인이지만 과로, 음주 회식문화, 직 ? 간접흡연 등이 원인인 것으로 보인다.

자연유산의 80% 이상은 임신 12주 이내에 일어나기 때문에 임신 3개월 전후로는 특별히 과로를 피하고 몸조심을 해야 한다. 봄가을 주로 열리는 회사 체육대회나 야유회에 참석하는 것이나, 차를 타고 오래 여행을 하는 것도 삼가는 것이 현명하다. 자연유산이 되는 또 다른 원인은 태아의 염색체 이상이다. 태아 염색체에 이상이 있으면 엄마 뱃속에서 정상적으로 발육하지 못한다. 자연유산된 태아의 염색체를 조사해보면 정상인의 46개보다 많은 47개이거나, 하나 적은 45개인 경우가 많다. 난자와 정자의 결합 과정에서 결함이 생겨 이런 현상이 나타나는 것으로 추측되고 있다.

염색체 이상을 가진 아이는 태어나더라도 지능 저하나 신체적인 장애를 지닌 기형아가 되기 때문에 자연유산은 비정상 태아가 자궁 안에서 자연도태되는 과정으로 볼 수 있다. 그러니 고령의 임신으로 불량난자가 많으면 염색체 이상 태아를 임신할 확률이 젊은 여성 임신보다 높아지므로, 당연히 자연유산의 확률도 높아지는 것이다.

한의학에서는 자연유산이 될 것임을 미리 예고하는 증상을 태동(胎動) 과 태루(胎漏)로 나누어서 치료하고 있다. 이 두 가지 증상은 공통적으로 출혈 소견이 있지만 복통이 있고 없는 데에 따라 분류한 증상이며 각기 치료 방법을 달리 쓴다. 전조증상의 하나인 출혈은 임신기간 어느 때나 나타날 수 있지만 특히 임신 3개월을 전후해서 자주 나타나는 경향이 있으며, 출혈 자체가 임산부에 미치는 영향보다는 태아에게 부담을 주어 유산될 수 있다 는 점에서 문제가 된다.

처음에는 극히 소량의 하혈이 나타나는 수가 많으며 차차 색이 붉게 변해 많은 양의 출혈이 있게 된다. 이 시기를 지나면 심한 출혈 및 복통이 나타나면서 자연유산이 되는 경우가 많다. 이렇게 유산의 징조를 보이는 임산부들을 진찰해보면 자궁이 너무 약하거나 체력이 약한 경우가 대부분 이다. 이럴 때는 임산부의 기혈 상태를 살펴봐서 기가 허하면 '태산반석 산'을, 혈이 허하면 궁귀교애탕을 처방하게 된다. 이러한 약을 복용하면서 퇴근 후 집에 들어가면 집안일을 삼가고 편하게 누워 절대 안정을 취해야 한다. 특히 이런 출혈과 복통이 있을 때 오래 서서 설거지를 한다거나 손님 접대를 치르고 나면 현기증이 나면서 기운이 쑥 빠지고 이내 유산이 되어버 리고 만다.

임신 3개월쯤 된 임산부가 직장 동료로 있다면 이 기간 동안은 그녀 를 배려해주는 마음을 가져보는 것이 어떨까. 이렇게 노력을 했는데도 유 산이 되어버리고 말았다면 최소 6개월 정도는 피임을 하면서 향후 임신을 위해, 또 유산으로 인해 손실을 입은 여성의 몸을 회복하기 위해 한약을 적당 기간 복용한 뒤 임신을 하는 것이 좋다. 이때는 임신을 유지하는 데 가장 중요한 역할을 하는 임맥(任脈)을 돕고 유산을 방지하는 데 도움이 되는 약재로 처방된 가미온포종옥탕(加味 溫胞種玉湯)이나 가미보허탕(補虛湯) 등을 복용한다.

⫘ **한의원의 수많은 처방이** 여성들을 기다리고 있다

난자가 정자를 만나 수정이 되더라도 이후에 완전한 임신 안정상태에 도달하는 비율은 고작 30% 정도에 불과하다. 또한 완전한 임신이 된다 하더라도 임신 20주(6개월)가 되기 전에 자연유산 되는 비율은 10~12%다. 게다가 첫 번째 아이가 자연유산 됐을 경우 두 번째도 자연유산이 될 빈도가 20% 정도다. 세 번째는 25%, 네 번째는 40%로 점차 그 비율이 높아진다. 반복해서 유산이 될수록 이후에 또 유산될 확률은 점점 높아지는 것이다. 여기서 임신 20주 전에 3번 이상 자연유산이 반복되면 습관성 유산이라고 부른다.

습관성 유산이 생기는 이유는 임산부가 풍진, 결핵, 갑상선질환이나 당뇨병 등의 질병이 있거나 선천적인 자궁 기형이나 자궁 근종이 있을 경우, 그리고 임산부와 태아가 면역학적으로 맞지 않아서 태아에게로 가는 혈액 공급이 차단되어버리거나, 유전학적인 원인으로 염색체 이상이 있을 때 등이다. 물론 질병이 있을 경우, 임신을 유지하는 데 이상이 없도록 치료하거나 잘 관리하는 것이 첫째로 할 일이다. 그러나 질병이 없는 경우는 그저 기다리는 것밖에 도리가 없을까?

직장 다니는 기혼여성 중에는 몸이 너무 힘들고 스트레스가 많았던 시기에 자연유산을 경험했다는 사람이 많은 것을 본다. 유난히 체력이 약한 여성은 영락없이 자연유산을 반복하게 되는 것을 보면 결혼한 여자가 가정일과 직장생활을 동시에 잘 해나간다는 것이 얼마나 힘든 것인지를 알 수 있다. 직장여성이 습관성 유산을 겪게 되면 심신이 말 못할 정도로 쉽게 지친다. 가족이나 친척들에게서는 몸도 약한데 직장을 계속 다녀서 임신을 유지되지 못한다며 직장을 그만둘 것을 권유받기도 하고, 본인이 스스로 생각해도 직장을 쉬면서 일단 임신에 성공해야겠다는 초조감이 들게 마련이다.

실제로 임신 초기에 자꾸 자연유산이 되어버린다면, 태반이 생기고 어느 정도 유산 확률이 낮아지는 임신 중기까지는 직장을 몇 달만이라도 푹 쉬어주는 것이 많은 도움이 되기는 한다. 이렇게 쉴 수 있을 때 한약의 도움을 받아 여유 있게 임신을 준비하는 것도 현명하다. 반복해서 임신하고 유산을 할수록 다음번 유산은 더욱더 쉬워지니 무턱대고 임신만 성공하면 무조건 집에 누워서 쉬기만 하겠다고 생각하는 여성이라면 한의원에도 좀 가봤으면 좋겠다.

한의원에는 이런 여성들을 도와줄 수많은 처방이 기다리고 있다. 자궁을 부드럽고 따뜻하게 해서 임신을 준비하게 하는 교애사물탕, 허약한 자궁을 강력히 보해주는 가미팔진탕, 자궁이 약한 체질인 소양인 여성의 비뇨생식기 기운을 북돋우는 육미지황탕 등으로 임신 전에 미리미리 몸을 회복시켜놓은 다음에 임신을 하게 된다면 유산의 확률을 훨씬 더 낮춰 어느덧 임신이 되고 출산의 기쁨을 맛볼 수 있는 날을 맞이할 수 있을 것이다.

ⅠⅠⅠⅠ **임신중절,** 그 놀라운 **위험성**

원하지 않은 임신을 한 경우 여성들이 택하는 일반적인 방법은 임신중절 수술이다. 기혼 직장여성의 경우는 첫 아이를 낳고 직장에 복귀하자마자 바로 두 번째 임신이 되어 버렸을 때 연년생을 낳기는 부담이 되서 임신중절 수술을 했다는 이야기를 많이 한다. 결혼 후 적당한 시기가 될 때까지 임신을 미루다가 생각지도 않은 시기에 마음의 준비도 없이 덜컥 임신이 되었는데, 질병 치료를 위해 약을 많이 먹었던 때라 지레 겁부터 먹고 중절 수술을 선택했다고도 한다. 이렇게 임신중절 수술을 선택할 수밖에 없었던 이유는 사람마다 각색이다.

그러나 어찌되었건 본인의 선택에 의해 중절 수술을 받는 여성들은 자신이 받는 수술이 얼마나 위험하며, 앞으로 자신의 건강과 임신 출산에 얼마나 막대한 영향을 끼칠 것인가에 대해서는 크게 생각하지는 않는 것 같다. 지금이야 산부인과 의사선생님들의 기술이 좋아져서 중절 수술로 인한 사망 사고가 거의 없지만, 60년대만 해도 중절수술을 경험한 여성의 3분의 1이 영구 불임이 되었고, 수술을 받다 사망하는 경우도 많았다고 한다. 그러나 지금도 여전히 사망까지는 아니지만 중절 수술 이후 자궁이 뚫어지거나 자궁 내막에 상처가 생기거나 감염, 패혈증, 세균성 쇼크, 급성 신부전증 등을 일으키는 경우는 왕왕 있을 정도로 위험성이 큰 수술이다.

10년 전의 통계보고이긴 하지만 서울의 박 모 산부인과에서 2년 동안 치료받은 인공유산환자 3백53명을 대상으로 '유산과 불임의 상관관계'를 추적 조사한 결과 불임여성의 56.4%가 과거 임신한 경험이 있으며, 이들의 91%가 인공유산(73.4%)이나 자연유산(17.6%) 경험 때문에 임신하지 못하는 것으로 나타났다는 것이다. 그러니 중절 수술이 필요하지 않도록 차제에 확실한 피임계획을 세우는 것이 가장 현명하다. 피치 못해서 중절 수술을 택하게 되었다면 수술 후 몸을 회복하는 데 각별히 주의를 기울여야 한다.

중절 수술을 받은 여성은 다음번 임신과 자신의 몸을 위하여 유산 수술 후 적어도 3일은 가정에서 휴식과 안정을 취해야 한다. 직장여성 중에 중절 수술 후 바로 다음날부터 출근하는 사람도 있는데, 뭘 몰라도 한참 모르는 사람이다. 얼마나 중절 수술이 위험하고 이후에 따르는 후유증상이 심각한지 제대로 안다면 이렇게 조리를 소홀히 하지는 않을 것이다.

수술 후에도 출산 후와 마찬가지로 미역국과 영양식을 섭취해야 하고, 7일간은 무리한 신체적 노동을 삼가야 한다. 하긴 출산한 것도 아닌데 직장 다니면서 어떻게 일주일을 쉴 수가 있을까만은 적어도 주말을 끼워서 금, 토, 일 3일간은 집에서 푹 쉬면서 조리하고 이후에도 출근은 하되 가급적 무리한 업무는 뒤로 미루고 편한 일만 며칠 더 하는 요령이 필요하다.

그리고 수술 후 최소 3개월 이상 지난 후에 임신을 하는 것이 산모와 아기의 건강에 좋다. 수술 후 조리하는 기간 동안 가미오적산(加味五積散) 등의 한약을 복용하는 것은 수술로 인한 어혈을 풀어주고, 유산으로 인한 후유증을 없애고, 다음번 임신을 위해 자궁을 보(補)하기 위해 필수적인 단계다.

▥ 분만 후에는 보약보다는 **어혈을 먼저 풀어줘야 한다**

평소엔 한의원 정문 구경도 안 하고 살던 여성들도 임신, 출산, 출산 후에는 한 번씩 한의원 출입을 하게 된다. 임신을 준비하기 위해서, 안전한 출산을 위해서, 그리고 출산 후 건강한 신체 회복을 위해서 미리미리 한약으로 준비하기 위해서다. 예전에는 50~60대의 어머님들이 한의원 출입이 잦았지만 요즘은 이렇게 임신, 출산을 위해 젊은 여성들의 출입이 예전에 비해 부쩍 늘었다. 그만큼 한약이 산전 후 관리에 도움이 된다는 것이 대중에게 많이 알려진 탓일 게다.

여성이 임신을 준비할 때 미리 복용해두어 수정란이 자궁내막에 잘 착상되도록 여성의 몸을 따뜻하게 조절해주는 처방으로는 그 유명한 온포종옥탕(溫胞種玉湯), 조경종옥탕(調經種玉湯) 등이 있다. 임신이 잘되도록 미리 준비시켜주는 약인 동시에 열 달 동안 건강한 임신을 유지하는 데도 크게 도움이 된다.

현대 여성들은 몸을 꽉 죄는 바지를 입고 몸을 차갑게 두며, 편향된 식사습관을 가지고 있어서 막상 임신을 하려고 할 때 원인 없이 불임이 되는 경우가 허다하다. 특히 평소 몸이 약한 여성, 손발이 항상 차고 아랫배가 냉한 여성, 생리가 불규칙한 여성, 30세 이상의 여성, 임신 전 피임기간이 길었던 여성, 종일 서 있는 업무에 종사하는 여성, 냉방이 잘되는 건물에서 근무하는 여성이라면 반드시 복용해두는 것이 좋다.

예전에 아이를 일곱, 여덟씩 낳던 때와는 달리 요즘은 하나나 둘만 낳는 시대다. 그러다보니 산모의 연령대가 높아지고 운동 부족으로 산모의 자연 분만이 어려워진다. 다행히 분만 기술이 예전에 비해 좋아져서 분만 촉진제니, 분만 후 진통주사니 하는 편리한 분만 보조요법이 늘어났지만, 산모가 진통과 분만을 겪게 되는 일만큼은 아직도 고스란히 산모의 몫으로 남아 있다.

자연 분만을 쉽게 할 수 있도록 도와주는 한약이 있다는 것이 이럴 때는 얼마나 산모들에게 큰 힘이 되는지 모른다. 단녹용탕(單鹿茸湯) 혹은 녹용송자탕(鹿茸送子湯)이라는 처방인데, 원래 자연분만으로만 출산했던 우리 조상들은 난산으로 산모가 위험할 것으로 예상될 때 이 방법을 사용했다. 그러나 현대의 여성들은 옛날보다 출산 횟수도 적고 진통을 견디는 힘도 약하므로, 굳이 난산이 아니더라도 이 방법으로 출산을 하게 되면 몸이 약한 초산 산모나 노산 산모라 하더라도 쉽게 출산할 수 있다.

임신 막달에 내원해서 진찰을 받은 후 몇 첩을 처방받아 분만 예정일 전에 미리 다려서 유리병에 넣어 냉장 보관했다가 진통이 시작되어 병원으로 가기 전에 모두 마시고 분만대기실로 가면 된다. 효과는 자연분만 때 산도가 빨리 열려 진통시간이 단축될 뿐 아니라, 진통이 올 때 허리에 힘을 강하게 줄 수 있으므로 무척 쉽게 출산할 수 있도록 해준다. 간혹 약을 복용하고도 출산 시 응급한 상황에 의해 제왕절개를 하게 된 경우가 생길 수도 있는데, 그렇더라도 제왕절개 수술 후 기력 회복이 빠르고 수술자국이 빨리 아물게 되므로 출산을 앞둔 산모에게는 먹어서 손해 볼 것이 없는 방법이다.

노산이거나, 분만 시 많은 양의 출혈을 하거나 혹은 기타 원인으로 난산을 겪은 경우는 반드시 특별한 조치가 따르지 않으면 여러 가지 산후 후유증으로 시달리게 마련이다. 또한 분만 후에는 자궁과 골반 주위에 어혈이 형성되는데 어혈은 '나쁜 피' 혹은 '썩은 피'란 뜻으로 비생리적인 혈액을 의미한다. 분만과정에서 형성된 어혈이 미처 다 제거되지 않고 몸 안에 축적되어 있으면 장차 산후복통이나 산후출혈, 사지 및 전신 통증을 유발하는 원인이 된다.

따라서 분만 후에는 반드시 어혈을 제거한 후에 비로소 기혈을 보양하는 조치를 취하는 것이 올바른 산후조리 순서다. 산모의 상태에 따라 다를 수 있으나 일반적으로는 분만 후 식사를 시작하는 것과 동시에 생화탕(生化湯)을 1~2일 복용하면 어혈로 인한 후유증을 방지할 수 있다. 생화탕은 자궁수축을 촉진하여 오로의 배출을 원활하게 하며, 어혈을 소산시켜 산후복통을 치료하고, 산욕자궁의 회복을 촉진한다. 흔히 산후에 보약을 먹는 것이 좋다는 말을 듣고 어혈을 제거하지 않은 채 바로 보약을 복용하는 경우가 있는데, 이는 어혈의 배출을 방해해서 산후 발열 혹은 전신의 통증을 유발할 수 있으니 주의해야 한다.

▮▮▮▮▮ **출산 후, 속은** 텅 비고 **겉은 부어** 있는 상태

열 달 동안 태아를 양육해내고, 몇 시간에서 많게는 몇 십 시간에 걸친 진통을 견뎌내고, 출산을 겪어내느라 출산 직후의 산모는 기력이 무척 떨어지게 된다. 이렇게 허약해진 산모의 기혈을 충분히 보충하고 산후회복을 촉진하며, 면역력을 향상시켜 산후 감염을 예방 및 치료하기 위해서 출산 후에는 산후 보약을 먹는 것이 좋다.

산후에 호박, 가물치 등에 한약재를 임의로 섞어 달여 먹는 경우가 있는데, 산후부종을 가라앉혀 준다는 호박이나 가물치가 산후풍을 예방해주지는 못한다. 이 방법은 옛날에 출산 후 보약을 지어먹을 수 있는 양반들과는 달리 하루 세 끼 밥 먹기도 힘들었던 평민들이 산모의 몸을 보하기에 적당하고 구하기도 쉬운 호박이나 가물치를 이용해서 산모에게 달여 먹였던 민간요법이다.

요즘처럼 한의학이 대중적인 시대에 굳이 민간요법을 사용할 필요는 없다. 그러나 부득이하게 호박 등을 복용하려고 할 때는 한약재를 임의로 섞지 말고 '그냥' 달여 먹도록 하고, 호박이나 가물치 등은 산후 보약을 복용한 뒤에 차차 복용해도 좋다. 젊은 여성들은 산후 보약을 먹으면 살이 찌는 게 아닌가 걱정하는 사람이 종종 있는데, 하나는 알고 둘은 모르는 일이다.

출산 후에는 쉽게 표현하자면 속은 텅 비고 겉은 부어 있는 상태고, 산후 보약은 텅 빈 속을 보충해주고 겉의 부종은 내려주는 역할을 한다. 출산 후에 계속 살이 찌는 사람은 산후 보약을 먹지 않았어도 출산 후 살이 찌는 유형이다. 애꿎은 한약에다 이유를 붙이지 말고 출산 후에는 산후 스트레칭과 적당한 운동으로 체중이 지나치게 늘지 않도록 본인이 노력하는 길밖에 없다.

한의학에서는 출산 후에 나타나는 모든 후유 증상을 산후풍(産後風)이라고 부른다. 산후에 나타나는 여러 가지 후유 증상을 살펴보면 어지럼증은 산후 현훈(産後 眩暈), 머리가 무겁거나 아픈 증상은 산후 두통(産後 頭痛), 관절이 여기저기 붓고 쑤시는 증상은 산후 역절풍(産後 歷節風), 산후에 팔다리가 저린 증상은 산후 비증(産後 痺症), 온몸의 근육이 여기저기 아픈 증상은 산후 유주풍(産後 遊走風), 전신 혹은 특정 부위가 시린 증상은 산후 냉증(産後 冷症), 피부 가려움증이나 두드러기 증상은 산후 피풍증(産後 皮風症)이라고 표현하는데,

산후풍(産後風) 환자들은 대부분 위와 같은 증상들을 복합적으로 호소한다.

그러나 아쉽게도 서양의학에서는 '산후풍'이라는 질병명은 없다. 서양여성들은 몸에 열이 많아서 출산을 하고서도 바로 찬바람을 쐬고, 냉수로 샤워를 해도 산후풍 증상이 생기지 않기 때문인지도 모른다. 그래서 산후에 나타나는 이런 증상들 때문에 고민하다가 병원에 가서 별의별 검사를 다 해봐도 아무런 이상이 없다는 결과만 듣게 되니 답답할 노릇이다. 그러나 동양 여성들은 예로부터 산후풍이 출산 후 평생 따라다닌다. 그래서 한의학에서는 부인과 질병 중에서 산후풍에 대해 심도 있게 다루고 있고 치료 처방도 무척 다양하다.

산후풍의 한방치료는 출산 당시로부터 시간이 많이 경과하지 않은 환자가 치료경과가 좋으며 회복도 빠르다. 그러나 시간이 많이 경과되었더라도 비교적 오랜 기간 한약을 먹으면 좋아진다. 산후풍 처방에 많이 사용하는 대영전(크게 영양을 보충한다는 처방)이나 가미오적산(몸 안의 다섯 가지 적괴를 없애주는 처방) 등의 처방은 관절 속의 냉기(冷氣)를 없애주고 통증을 완화해주는 약재로 구성된다. 치료기간은 개인의 체질과 병증에 따라 다르므로 한방 전문의의 자세한 진찰을 받은 후 처방받아야 한다.

그녀들만의 은밀한 고민
수족냉증, 냉대하, 생리통, 방광염 이야기

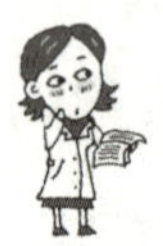

ⅢⅢ **겨울에** 더욱 괴로운, **차가운 여자**

"손발이 너무 차갑고요, 배도 항상 찬 편이라 겨울이면 더 괴로워요."

젊은 직장여성들에게서 가장 많이 듣는 불편증상이 '냉증(冷症)'이다. 한방에서는 냉증을 중요한 병증의 하나로 여겨오고 있는데, 냉증이란 말 그대로 몸의 일부분 또는 전체가 차갑게 느껴지거나 실제로 차가운 것을 말한다. 냉증이 나타나는 부위는 손발, 하복부, 무릎, 전신 등이 있지만 주위에서 가장 많이 볼 수 있는 증상은 손발만 유난히 차갑다는 '수족냉증(手足冷症)'이다. 계절별로 보면 겨울에만 증상이 있는 경우가 가장 흔하지만 냉방장치가 많이 보급됨에 따라 근래에는 여름에도 증상이 심하고, 일 년 내내 증상이 있는 사람도 적지 않다.

그러나 안타깝게도 서양의학에서는 냉증이라는 병명이 없다. 몸이 차가워지는 것은 스트레스나 외부의 자극을 받아 체온이 상승하게 되었을 때 체온을 낮추기 위해 말초혈관이 수축하면서 생기는 생리적인 현상으로 보기 때문에, "시리다, 차갑다" 등의 감각을 호소하는 냉증 환자들에게 별다른 조치를 취해줄 수 없는 것이 사실이다.

냉증은 여성이 남성의 2배 정도 많은데 특히 난소 기능이 약한 젊은 여성이나 갱년기 여성에게 주로 나타난다. 전신의 기운이 뚝 떨어지고, 신체의 따뜻한 기운을 지켜주는 양기가 고갈되었거나, 타고난 소화기능이 약해서 사지 말단으로 에너지를 활발히 운반시키지 못하거나(소음인 체질에서 이런 경우를 흔히 볼 수 있다), 정신적으로 과도한 스트레스 때문에 경락의 기혈 소통(氣血疏通)에 문제가 생겼거나, 사춘기나 출산 후 혹은 갱년기에 난소호르몬의 기능이 떨어지는 등의 여러 원인으로 인해 혈액순환과 체열 공급 조절을 담당하는 자율신경계의 조화가 깨짐으로써 피부 혈관이 지나치게 수축하게 되고 그만큼 피부의 온도가 떨어지면서 냉증이 발생한다. 이외에도 심장 및 갑상선 기능 저하, 저혈압, 영양실조, 과음, 과로, 흡연 등에 의해서도 냉증이 올 수 있는데, 임상적으로 볼 때 두세 가지 원인을 동시에 가지고 있는 사람도 적지 않다.

수족냉증은 혈액이 충분히 공급되지 못하거나 영양 불충분으로 인한 경우가 많다. 한의학적으로는 비주사말(脾主四末)이라 하여 소화기의 기능이 여의치 못하면 손발 등 네 군데 말초혈관의 혈행 순환장애를 일으켜 손발이 싸늘해진다고 보고 있다. 실제로 주위에 소화기능이 약한 사람을 보면 신체가 야위고 피하지방이 적기 때문에 쉽게 추위를 타는 것을 볼 수 있다.

복부 냉증은 아랫배만 유독 찬 증상이다. 노인의 경우 정력이 약화되고 허리와 무릎이 시리고 아픈 증상은 하초가 차고 허하기 때문이다. 여성들은 아랫배가 차고 허리가 아프며 생리통을 호소하기도 한다. 특히 하복부가 냉해지면 방광이 자극되어 소변의 횟수가 많아지고, 오래 지속되면 방광염이나 요도염에 걸리기 쉽다.

무릇 냉증은 움직일 때 이상한 소리가 나거나, 뜨거운 방바닥에 무릎을 대고 있어도 순간에는 온기를 느끼지만 그때뿐이다. 뜨거운 물수건으로 찜질을 해도, 온천이나 한증, 사우나를 해도 좋아지지 않는다.

사실 냉증 자체를 질병이라고 보지는 않는다. 불편한 증상이지만 아주 심각하지 않다면 참으려면 참고 지낼 수도 있는 증상이기 때문이다. 그러나 수족냉증이 있다는 것으로 보아 자율신경계에 어떤 원인으로든 이상이 와 있고, 아울러 신체 기혈 흐름에 문제가 있다는 것을 미루어 알 수 있기 때문에 몸을 관리하는 데 중요한 동기가 될 수 있다.

냉증이 있는 사람은 추위를 심하게 타는 증상 외에 쉽게 피로를 느끼며 손발 저림, 불안, 초조, 불면이 함께 느끼기 쉽다. 여성의 경우는 생리통, 생리불순, 유산, 불임, 불감증, 만성 소화기 질환, 냉 대하, 남성의 경우는 정력 감퇴, 조루, 식은땀, 식욕 저하 등의 증상을 동반하는 경우가 많다. 근래 들어 수족냉증 환자의 3분의 1가량이 추위와 정신적 스트레스 등으로 혈관이 과도하게 수축돼 손이나 발이 하얗거나 파랗게 변하고 저린 증상이 생기는 '레이노 증후군'을 앓고 있다는 연구보고도 있으므로, 냉증이 심한 경우는 전문가에게 꼼꼼히 진찰을 받아보는 것이 필요하다.

냉증에 대한 한방치료는 하지의 기운을 조절해주며 소화기능을 돕고 몸을 따뜻하게 해주는 삼음교(三陰交), 위장 기운과 생식 기운을 골고루 살려주는 중요한 혈자리인 중완(中脘)에 침을 놓아 기혈소통을 원활히 해준다. 또 원기가 모여 있어 생식기능을 조화롭게 하고 양기를 북돋아주는 관원(關

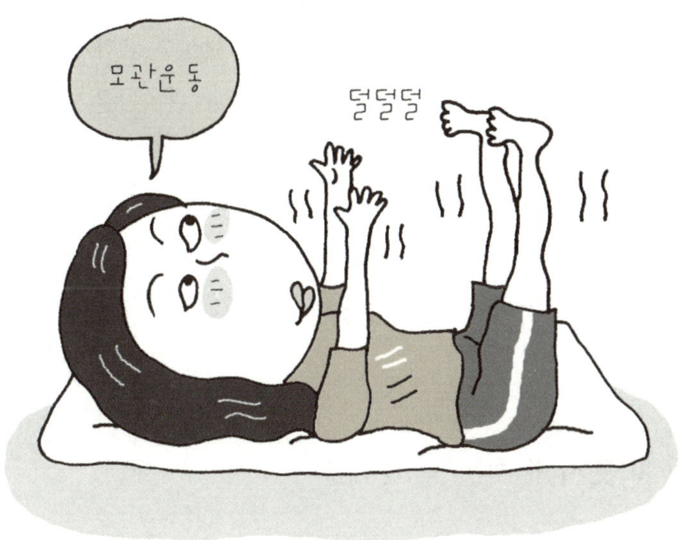

모관운동
덜덜덜

수족냉증에는 모관운동

元)혈에 뜸을 뜨거나, 개개인의 원인에 따라 기운을 돕고 양기를 회복시키고 소화기능을 조절하는 한약, 정신적인 스트레스를 줄이기 위한 한약, 또는 하복부를 따뜻하게 해서 자궁 및 생식기능을 회복시키는 한약을 처방하여 치료한다.

수족냉증의 경우 간단하면서 효과가 큰 수족냉온요법(手足冷溫療法)을 사용하는데, 손과 발을 냉수와 온수에 번갈아 약 3분간 4~5회 담그는 방식이다. 단, 냉수에서 시작해서 냉수로 끝나는 것만 기억하면 되겠다. 냉수와 온수로 손과 발의 피부에 번갈아 자극을 주어 기혈 순환과 대사기능을 촉진시키는 효과가 있다. 전신 냉증이라면 전신을 냉수와 온수에 번갈아 담그되 마찬가지로 냉수에서 시작해서 냉수로 끝나는 원칙을 지키면 된다.

모관운동(毛管運動)도 간단히 실시할 수 있으면서도 효과가 탁월하다. 방바닥에 등을 대고 누워 손발을 위로 쭉 뻗는다. 두 손바닥은 마주보게 하고 손끝은 모은 채 펴고, 발바닥은 천장을 향하게 한다. 그리고는 팔다리를 구부리지 않고 가볍게 흔드는 방법인데, 자기 전에 매일 1~2분씩 하면 팔다리가 가벼워지면서 숙면을 취하게 된다. 팔다리에 있는 모세혈관을 충분히 자극하는 운동으로 전신 기혈 순환에 많은 도움이 된다.

⦚⦚⦚ **몸을 따뜻하게** 하는 음식 4가지

○●생강, 기운을 흩어지게 한다

생강은 음식의 감칠맛을 살리는 향신료뿐만 아니라 한방 처방에서는 빠질 수 없는 약재다. 각종 처방에 생강을 넣는 것은 기운을 흩어지게 하는 성질이 있어서 약물 효과가 빨리 전달되도록 하기 위함이다. 생강은 뜨겁고 매운 성질이 대단해서 열을 발산하고 땀을 나게 하며 혈액순환을 촉진하므로, 교감신경이 지나치게 억제되어 몸이 냉한 사람에게 교감신경을 자극하여 몸이 따뜻해지도록 하는 효과가 있다. 또한 소화기를 따뜻하게 해주면서 위산분비 촉진, 식욕 증진, 위 안의 세균 억제 효과도 있어서 위장 기능이 허약해 몸이 냉한 사람에게도 유용하다.

단, 생강의 껍질은 성질이 차기 때문에 몸을 덥게 할 요량이면 껍질을 벗겨서 쓰는 것이 좋다. 또 몸의 열을 높이고 흥분시키기 때문에 혈압이 높아 불면증 있는 사람은 피하는 것이 좋으며, 혈관을 확장시키는 작용도 하므로 치질이나 위, 십이지장 궤양 등이 있어 출혈하기 쉬운 사람도 주의해야 한다.

○●꿀, 빠르고 완벽하다

꿀에 들어 있는 당분(포도당, 과당)은 체내에서 더 이상 분해될 필요가 없는 단당체로 되어 있어 체내흡수가 아주 빨리 그리고 완벽하게 되며 영양의 밸런스를 깨트리지 않고 곧바로 에너지로 활용되므로 열량원으로 훌륭하다.

냉증이 있는 사람으로 특히 위장이 약하고 늘 피로를 느끼는 사람에게는 꿀이 의학적인 효과를 나타내기도 하는데, 먹자마자 금세 열량을 얻을 수 있을 정도로 피로회복 효과가 빠른데다가 소화 흡수도 아주 빨라서 허약한 위장을 보하는 효능이 탁월하다. 또한 성질이 따뜻해서 위장뿐 아니라 전신의 신진대사를 원활하게 해주며 금세 온기를 느낄 수 있도록 해준다.

○●홍삼, 단전에서부터 더운 힘이 올라온다

인삼은 전신의 기운을 보하고 따뜻하게 하는 효과가 크지만, 체질에 맞지 않는 사람에게는 오히려 두통, 어지럼증 등의 불편 증상을 일으키게 한다. 따라서 냉증에 도움이 되는 식품으로 인삼 대신 체질에 상관없이 누구나 먹을 수 있는 홍삼을 권한다. 홍삼은 4년근 이상의 질이 좋은 인삼을 증기로 쪄낸 것으로 쪄낸 후의 색깔이 적갈색이기 때문에 홍삼(紅蔘)이라고 부른다.

　　홍삼은 몸을 데우는 역할을 하는 양기(陽氣)를 보해주고 혈액 생성을 왕성하게 함으로써 전신의 신진대사 이상을 개선하고 조혈과 혈액순환을 원활하게 해주기 때문에 특히 몸이 냉한 사람이 먹으면 단전에서부터 더운 힘이 올라오는 것을 느낄 수 있다. 위장을 튼튼히 해서 소화기능을 돕고 입맛을 북돋우므로, 위장기능이 약해서 사지 말단에 영양이 충분히 공급되지 않아 냉증이 생기는 수족냉증이 있는 사람에게는 더할 나위 없이 좋은 약이 된다.

○●마늘, 냉(冷)과 풍(風)을 쫓는다

≪동의보감≫에서 "마늘은 성질이 순하고 맛이 매워 부스럼과 풍습(風濕)을 없애고 냉(冷)과 풍(風)을 쫓아내며, 비장을 튼실하게 하고 위장을 덥게 한다. 뱀과 해충에 물린 곳을 치료하며 곽란을 멈추게도 한다"고 하였다.

　　인체 면역력을 키워 항체를 형성하는 데 도움이 될 뿐 아니라, 기가 허한 사람에게 기를 불러주며 몸을 따뜻하게 하므로 여성에게 특히 좋고 남성에게도 스태미나 식품으로 좋다. 특히 심장의 수축력 증가와 말초혈관 확장 작용을 하기 때문에 교감신경의 기능이 약해서 말초혈액순환이 안 되서 전신 냉증이 있는 사람에게는 좋은 약이 된다. 소화기가 냉해서 소화가 안 되고 설사를 자주하고 늘 배가 살살 아픈 복부냉증 증상에도 마늘은 소화기를 따뜻하게 해주기 때문에 효과가 좋다.

마늘은 가열해도 영양분 손실이 거의 없으므로 익히거나 꿀에 재워 꾸준히 먹으면 된다. 단, 안질환이나 구내염이 있는 사람, 평소에 열이 많아 얼굴이 붉거나 두통이 잦고 땀이 많은 사람은 복용에 주의해야 한다. 또 매운 음식에 위장 장애가 생기는 사람은 필히 익히거나 구워서 먹도록 한다.

⦀ 말 못할 고민, **늘 팬티가 축축하다**

냉(冷)은 누구나 아는 것처럼 찬 것을 말한다. 위장이 차다, 손발이 차다, 배가 차다 등의 찬 증상은 모두 냉이다. 몸의 어디든 간에 차가워지면 맑은 물이 생기는데 코에 찬 기운이 들어오면 콧물이 나고, 장이 차가워지면 설사가 난다. 아랫배(여성 생식기)가 차가워지면 생식기 분비물이 질 외부로 흘러 나오게 되는데, 이것이 대하(帶下)다. 흔히 그냥 '냉'이라고도 부르기도 하는데, 여성에 있어 가장 흔한 증상으로 성인 여성의 3분의 1 이상이 이러한 증상을 경험한다.

정상 상태에서 여성의 질 점막 자체는 분비물에 의해 적셔져 있게 되는데, 분비물은 외음부에 있는 피지선, 땀, 바르톨리선에서 분비되는 점액, 자궁경부에서 소량 나오는 점액 등으로 구성되어 있다. 이 분비물은 월경 주기에 따라서 약간씩 그 점액 정도가 달라지기도 한다. 정상적인 경우는 이 분비물이 질 바깥으로 흘러나오지 않지만 배란일이나 생리 전후, 임신, 성적 흥분 때 질에서 맑거나 우유색을 띤 분비물의 양이 늘어나서 밖으로 흘러나오는 경우도 있다. 이것은 병적인 대하라고 볼 수 없는 자연스러운 생리 현상이다.

병적인 냉대하는 정상적으로 분비물의 양이 늘어나는 것이 아니라, 항상 분비물의 양이 많아서 질 밖으로 흘러나오고 피가 섞이기도 하며, 심한 악취가 나거나 가렵다. 또 성관계 시 통증이 있고 불쾌감이 동반된다. 냉대하가 심해지면 온몸에 힘이 없고 소변보기도 불쾌하며, 아랫배와 엉치까지 뻐근하고 허리가 아프기도 하며, 불감증이나 성욕감퇴를 유발하기도 한다. 질 주변이 늘 축축하면 염증이 생기는 것은 당연한 일. 질염이 생겨서 오래되면 자궁, 난소, 난관 등의 생식기에 병이 생기기도 해서 가벼운 자궁경관이나 자궁내막의 염증, 골반염에서부터 심한 경우는 자궁암 등을 유발할 가능성도 배제할 수 없다.

여성의 질은 자궁으로 세균이 침입하는 것을 막아주는 방어작용뿐 아니라 성적인 의미를 동시에 지닌 구조물로, 유산균과 잡균의 적절한 조화로 정상적인 PH를 유지하는 것이 정상이다. 하지만 몸이 피곤하거나 정서적인 불안, 과도한 스트레스, 항생제의 반복사용으로 내성이 생긴 균이 반복적으로 감염을 일으키거나 하면, 만성적으로 질염이 재발하게 되고 좀처럼 낫기 힘들어진다.

특히 미혼여성보다 기혼여성에게서 냉대하나 만성 질염이 더 많이 생긴다. 보통 여성의 질 내 환경은 약 PH 4.5 정도의 산성을 띠고 있지만, 결혼 후 성관계를 가지게 되고 출산을 하게 되며, 또 질이 노화되면서 질 내의 산성도가 점점 떨어져서 세균(트리코모나스 질염)과 곰팡이(칸디다균)류 등의 감염이 쉽게 발생하게 된다.

직장여성을 진찰해보면 가장 많이 듣는 불편 증상이 '냉'이 많다는 것이다. 만성적으로 질염이 늘 재발해서 골반염의 증상까지 나타나는 여성들은 흔하지 않지만, 대부분의 여성이 가벼운 냉대하 증상은 가지고 있다. 왜 미혼 기혼할 것 없이 직장여성들이 냉이 많을까 생각해보니 여러 가지로 냉대하가 많을 수밖에 없는 환경 속에서 생활하고 있기 때문이라는 나름의 결론을 얻었다.

냉대하가 많은 여성은 소화기가 공통적으로 약하며, 손발이 차고 아랫배도 찬 여성, 여름에 냉방시설이 잘되어 있는 사무실에서 유니폼 치마 아래로 다리를 노출하고 하루 종일 사무를 봐야 하는 여성, 많은 인공 유산으로 자궁 내막을 손상한 여성, 외음부의 청결을 유지하는 데 게으른 여성 등이다. 게다가 직장여성들은 잦은 회식과 직장 음주문화로 육류 섭취와 술을 접하는 기회가 많으니 아래에 습한 기운이 많이 쌓이고, 반복되는 다이어트로 신체 기능은 저하되며, 여러 가지 직장 스트레스와 운동 부족까지 겹치니 직장여성들에게 냉대하가 잘 생길 수밖에 없다.

서양 의학에서는 여러 가지 감염균(트리코모나스, 칸디다 임균, 포도상구균, 연쇄상구균, 대장균)이 질 내에 번식하는 것이라고 보고 일정기간 항생제를 투여하고 있다. 한두 번의 질염 발생은 양방에서 그때그때 1~2주 치료를 하면 금세 좋아지기는 하지만, 잦은 재발로 더 이상 양방치료를 받고 싶지 않은 여성들은 한의원을 찾게 된다.

인체의 하복부 특히 자궁과 질 부위가 냉해져서 기혈 순환이 잘되지 않으면 그곳이 부패하는 것은 당연한 일. 이럴 때는 항생제로 염증과 곰팡이를 없앨 것이 아니라, 하복부의 자궁과 질의 환경을 개선해주는 것이 근본적인 해결 방법일 것이다. 한방치료는 염증을 쫓아가는 치료가 아니라 염증을 일으키게 된 생식기와 여성의 몸 자체에 관심을 두고 환경을 개선해 치료한다.

그래서 한방에서는 냉대하나 질염의 원인을 단순히 세균감염으로 보지 않고, 월경 후나 출산 후에 면역력이 떨어지거나, 지나치게 질 세척을 해서 질 PH 조절이 안 되거나, 피로누적으로 인체 저항력이 떨어져서 냉대하가 생긴다고 본다. 몸속의 습열(濕熱)이나 습담(濕痰)을 줄여주는 은화사간탕이나 완대탕 등의 한약을 처방해서, 질 분비물을 줄이고 자궁 경부의 건강성을 회복시키며 자궁과 골반 주위의 혈액순환을 촉진하고 기혈 순환을 돕도록 한다. 이와 동시에 항균력을 가진 한약재(쑥, 사상자, 지부자, 고삼 등)를 달인 물로 뒷물을 하는 외용법을 함께 병행하면 좋은 효과를 얻을 수 있다.

‖‖ 한 달에 한 번 그녀는 **'마녀'가 된다**

"여자는 한 달에 한 번 마법에 걸린다"는 광고 카피가 있었다. 글쎄, 여성의 월경을 마법에 비유하다니 어쩐지 신비스러운 느낌도 들지만, 솔직히 말하자면 여자는 한 달에 한 번 '마녀'가 된다고 해야 정확하다. 왜냐하면 월경을 하는 여성은 월경 4~10일 전부터 신체적, 정서적, 행동적인 변화가 생겼다가 월경 직전이나 월경 시작과 동시에 없어지는 일을 매달 반복하기 때문이다. 정도의 차이는 있지만 전체 가임기 여성의 90%는 월경 주기와 관련한 증상을 어느 정도 가지고 있고, 20~45%는 이런 증상들 때문에 몹시 힘들고 불쾌하게 느끼면서 생활하며, 5~10%는 정상적인 생활이 불가능할 정도로 심각한 상황에 이르게 되니, 그야말로 평범한 여성이 '마

엄마가 과자 좀 달라는데
그게 그렇게 싫으니?
엄마가 마법에 걸린 날인가봐.
아주 날카롭네. 오늘은 니가 참어.
내 과자~
먹어먹어

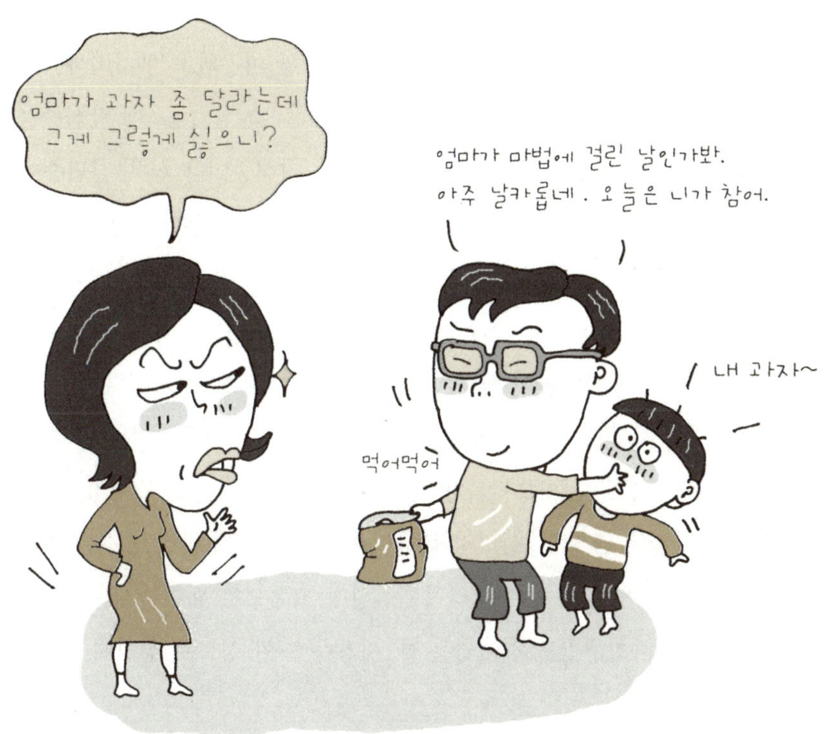

엄마가 마녀가 되는 날

녀'로 돌변하게 되는 기간이라고 표현해도 과하지 않을 것이다.

　　주요 증상으로는 정서불안, 긴장, 초조감, 우울증을 보이기도 하고 때로는 이유 없는 적개심을 느끼거나 화를 잘 내기도 한다. 행동도 변하는데 사회생활을 피하고 홀로 있고 싶어하는 경향을 보이며, 평소에 늘 하던 일도 우물쭈물 제대로 못하고 자제력을 잃고 큰소리를 치거나 남들과 잘 싸운다. 성격이 변했나 싶게 의식도 변하는데, 집중력을 상실하고 우유부단해지거나 망상에 빠지기도 하며 자살 충동을 느끼기도 한다.

　　물론 신체적인 증상도 심한데 두통, 요통, 관절 및 근육통 등을 느낄 수 있고, 특히 유방이 붓고 아플 수 있다. 또한 피곤하고 무기력하며 자꾸 잠이 오고 성욕이 변하기도 한다. 어떤 음식(특히 설탕 등 단 음식)에 탐식증을 보이기도 하고, 반대로 특정 음식을 거부하는 거식증이나 식욕 결핍증이 나타나기도 한다. 체내 수분축적과 전해질에도 변화가 생겨서 몸이 붓고 복부가 팽만하며 체중이 증가하고 소변이 잘 안 나올 수도 있다. 이외에도 어지럽고 손발이 떨리거나 감각의 이상을 느낄 수 있으며, 구토나 설사가 나타날 수 있고, 심장박동이 빨라지거나 땀을 많이 흘릴 수도 있다.

　　월경 전 증후군을 느끼는 여성은 부종, 통증, 자율신경계 반응, 두통 등 신체적 이상반응들보다 불안감, 불쾌감, 주의력 결핍, 긴장감, 우울증, 홀로 있고 싶은 감정 등 심리적 불안감을 3배 이상 더 많이 느끼는 것이 특징이다. 또 10명 중 1명은 심리적·정신적 고통으로 대인관계는 물론이고 직장생활과 사회생활을 해나가는 데 지장을 느낄 정도로 심각하여 치료가 필요한 상태다.

　　이런 증상들이 월경 전에 나타나는 이유는 아직 정확히 밝혀지진 않았지만, 임신 기간이나 폐경 뒤에는 증상이 나타나지 않는 것으로 미루어

월경 주기를 전후로 바뀌는 여성호르몬의 미묘한 변화가 뇌에 영향을 주기 때문이 아닐까 추정될 뿐이다. 특히 정신적으로 우울감이나 불안감을 느끼는 것은 뇌에서 분비되는 신경전달물질인 '세로토닌'의 화학적인 변화 때문이 아닐까 의심되고 있다.

그래서 고전 한의서에는 "한 사람의 남자보다 열 사람의 여자를 치료하기가 힘들고 한 사람의 여자보다 열 사람의 아이를 치료하기가 힘들다"라고 쓰여 있는지도 모르겠다. 이처럼 미묘한 감정적, 신체적인 주기적 변화 때문에 여성은 진찰하기도 치료하기도 상당히 까다로운 존재다.

▥ 월경 전 증후군을 더 악화시키는 식습관

월경 전 증후군을 더 악화시키는 식습관은 다음과 같다. 단 음식을 많이 먹게 되면 정서변화가 심해지고 피곤해지는 증상이, 짠 음식은 몸이 붓는 증상이, 초콜릿이나 커피 등 카페인이 많이 든 음식은 안절부절 못하는 증상이 더 심해질 수 있다. 과도한 육류섭취, 과음, 심한 스트레스 등도 증상을 더욱 심하게 하며, 미네랄이나 비타민 E 등이 부족한 경우도 마찬가지다.

반면에 하루 세 끼 식사보다는 소량씩 자주 식사를 하는 것이 혈당을 일정하게 유지하게 해줘서 증상을 완화하는 데 도움이 된다. 몸을 따뜻하게 하는 허브차, 생강차 등과 칼슘, 마그네슘이 풍부한 달맞이꽃 종자유를 매일 복용하는 것도 효과적이다.

또한 육류를 뺀 식사를 하는 것이 도움이 되는데, 최근 미국에서 여성들에게 육류를 뺀 식사를 두 달간 제공한 결과 월경 전 증후군이 눈에 띄게 완화되었다는 보고가 있었다. 그뿐만 아니라 매일 100mg씩의 칼슘을 섭취하거나 마그네슘을 보충하거나 비타민 B, C, E를 복용하는 것도 불안, 걱정, 우울, 유방 통증, 피로 등의 신체적 정신적 증상을 개선한다.

양방, 한방 치료는 모두 월경 전 증후군 자체를 없애기보다는 그로 인해 나타나는 증상을 해소하는 것을 치료목표로 두고 있다. 양방에서는 진통소염제나 항우울제, 이뇨제, 항염증제, 또는 배란 억제제 등을 처방하는 등 대증요법으로 치료한다. 그에 반해 한방에서는 월경 전에 자궁과 관련된 경락의 기와 혈의 흐름에 장애가 일어나서 증후군이 생긴 것으로 보고, 기혈 순환을 회복하고 하복부의 어혈을 풀도록 도와주는 한약재를 처방해서 기와 혈의 흐름을 바로 잡아 긴장을 해소하도록 하는 데 치료의 주안점을 둔다. 침이나 뜸 치료 역시 하복부를 따뜻하게 하고 기혈 순환을 돕는 효과가 있어서 한약요법과 병행하는 것이 일반적이다.

▨ **진통제로도** 해결할 수 없다, **생리통**

생리통은 심하든, 심하지 않든 대부분의 여성이 일생을 통해 경험하는 여성 특유의 통증이다. 전체 여성의 75% 정도가 생리통을 호소하는데, 이중에 35% 정도가 경증의 월경통을 겪고, 25%가 생리통을 없애기 위해 진통제를 복용하며, 15%는 심한 생리통으로 인해 일하는 데까지 지장을 받고 있다.

가끔 진료실에 생리통이 너무 심하다며 내원하는 여자 환자들이 있다. 생리통이 없는 남자들은 생리통 때문에 병원까지 가는 여자들이 있다는 것을 이해하지 못하겠지만, 진통제로도 해결할 수 없이 심한 생리통을 겪는 여성들이 의외로 많다. 생리통으로 심한 곤란을 겪는 여성들의 복부를 촉진해보면 배꼽 주위와 아랫배 그리고 오른쪽 늑골 아래로 많은 경결(덩어리)이 만져지고, 뒷목과 양 어깨가 바짝 굳어 있으면서 손이 싸늘하게 식어 있는 것을 알 수 있다.

통증을 해결하기 위해 진통제를 하루에만 20알씩 먹었다는 20대 아가씨를 진찰한 적도 있었다. 이 아가씨를 진찰해본 뒤, 생리통의 원인이 당시 직장 내 인간관계에서 받는 심각한 스트레스 때문인 것으로 보긴 했지만 혹시 자궁근종이 있는 것은 아닐까 해서 산부인과 검사를 의뢰해봤는데, 아무런 기질적인 이상이 없었다.

생리통은 자궁근육이 생리혈을 배출시키기 위해 강하게 수축하면서 자궁조직으로 가는 혈류가 차단되고, 이에 따라 원활한 산소공급을 받지 못하게 된 자궁 조직이 자극을 받아 생기는 증상이다. 자궁에 특별한 질환이 없이 자연적으로 생긴 생리통은 자궁 근육의 수축이 강력한 10대나 20대 초반에서 많아서 여고생이나 여대생, 직장 초년생들이 생리통으로 병원까지 찾아오는 예가 많다.

이런 이유로 생리통은 나이가 들거나, 출산을 한 후에 자궁 근육의 수축능력이 떨어지면서 자연히 없어지는 경우도 있다. 출산을 한 후에 생리통이 없어지는 예가 많은데, 이것은 임신 기간 동안 생리통을 유발하는 여성호르몬이 억제되었다가 그 효과가 출산 후까지 지속되어 생리통이 이전보다 감소하는 것이다.

그러나 생리통을 단순히 '자궁 근육 수축으로 인한 통증'으로 보고, 진통제를 먹으면 해결되며 한 달에 하루 이틀 정도 진통제를 먹는 것이 그리 몸에 해롭지 않다고 생각하고 있을지 모르겠다. 그러나 한의학적인 관점에서 본다면 생리통은 자궁에 통하는 기혈이 원활하게 순환되지 않거나 외부의 찬 기운이 침입해서 발생하는 자궁기능에 이상이 있는 경우거나, 또는 정신적 신체적 스트레스가 호르몬분비와 자율신경기능에 나쁜 영향을 미친 때문으로 본다. 따라서 진통제로 통증만 느끼지 못하게 조치한다는 것은 손바닥으로 하늘을 가리는 것과 다를 것이 없다는 생각이다.

요즘 생리통의 가장 주된 원인은 스트레스다. 생리를 시작한 뒤 큰 문제가 없다가 수험생활이나 직장문제 등으로 고민하면서 생리통이 나타났다면 스트레스 때문이라고 보아도 된다. 그래서 학생들은 학년이 높아질수록 통증이 심해진다. 스트레스로 인해 기의 소통에 문제가 생기고, 그 결과 어혈이 발생해 생리통이 나타나는 것이다. 이 경우엔 소요산(逍遙散)이나 육울탕(六鬱湯) 등과 같은 해울제(解鬱劑, 스트레스를 풀어주는 약재로 되어 있는 처방)를 쓰면 치료가 아주 잘된다.

또 몸이 차서 생기는 생리통도 있다. 이 경우는 생리 전이나 생리 중 아랫배가 차고 허리까지 아픈데, 따뜻하게 해주면 통증이 줄어든다. 얼굴색이 창백하고 손발도 차고, 찬 것을 싫어하는 것은 물론이고 몸이 여기저기 아프기도 하다. 몸의 대사기능이 약한 사람들이 찬 기운에 오랫동안 노출되어 이런 증상들이 나타날 수 있다. 이 경우는 자궁을 따뜻하게 해주면서 아랫배에 뭉친 어혈을 풀어주는 온경탕(溫經湯)이나 혹은 계지복령환(桂枝茯苓丸) 등의 처방이 아주 효과가 높다.

또는 기혈이 모두 허약해서 생리 후나 생리 중에 아랫배가 은은하게 아프고 텅 비어 있는 느낌이 들기도 한다. 이때 배를 누르면 편안한 느낌이 들고 문지르면 통증이 완화된다. 이런 경우 기혈을 보해주는 보중익기탕(補

中益氣湯)이나 사물탕(四物湯)이 효과가 좋다. 이런 한약재들은 전반적으로 어혈을 풀고 피를 맑게 하며 자궁과 골반 주위를 따뜻하게 만들어주는 효과가 있는데, 한약 처방 외에도 주기적으로 침과 뜸 치료를 병행해서 아랫배 주위의 기혈이 정체된 것을 풀어주면 더욱 효과가 좋다.

반면 30~40대 이상의 여성에게서 많이 볼 수 있는 심각한 생리통은 자궁근종이나 난소 낭종, 자궁 내막염, 골반강의 염증 등 질병으로 인해서 통증이 생기는 경우가 많다. 따라서 이런 경우에는 질병을 먼저 치료해야 생리통에서 해방될 수 있다. 그러나 10~20대 여성이더라도 생리 시작 전부터 발생한 생리통이 일주일 이상 지속되거나 통증이 날로 극심해지는 경우는 이러한 질환을 먼저 의심해보아야 한다.

생리통이 아랫배나 엉치 주위로 심한 사람은 통증이 심한 날 진통제로 견디지 말고 아픈 곳 주변에 자석을 붙여보자. 준비물은 의료용 자석(빠삐

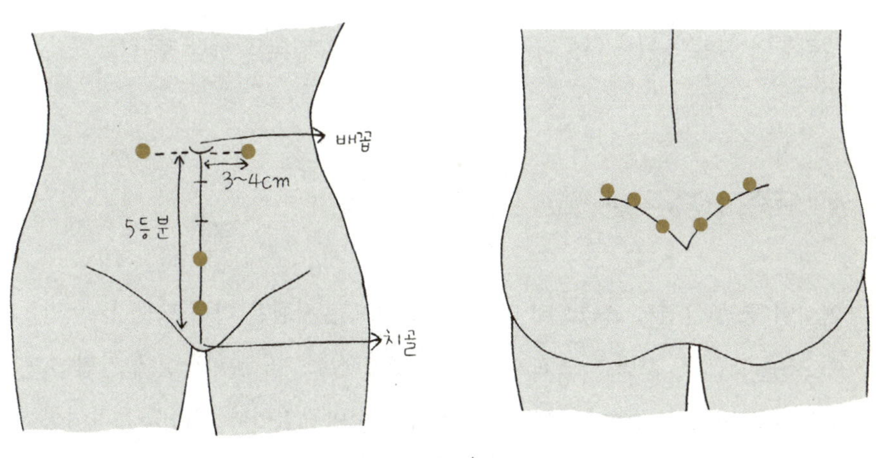

● 자석붙이는 point

자기방 등의 상표명으로 약국에서 판다)인데, 한 번 사용한 후 보관해두었다가 다음달에도 또 사용할 수 있어서 건강에도 좋고 간편하기도 하다. 자석은 배꼽과 치골을 5등분해서 배꼽으로부터 세 번째와 네 번째 포인트에 붙이고, 배꼽 양옆 3~4cm 되는 부위에도 붙인다. 엉치를 만져보면 엉치에 V자 모양의 옴폭하게 들어간 자리가 만져지는데 이곳에 붙이면 된다.

일반적인 생리통은 약쑥 20~30g을 달여서 하루 두 번 나누어 마시면, 혈액순환이 촉진돼 진통효과가 생긴다. '익모초'와 '구절초'를 달여 마셔도 좋으며 약쑥, 익모초, 구절초를 함께 넣고 달여 마시면 더 효과가 좋다. 생리를 할 때 검붉은 핏덩어리가 보인다면, 잇꽃이라 불리는 홍화로 차를 끓여 마시는 것이 도움된다. 또 아랫배가 찰 경우에는 '소회향'과 '생강'을 함께 달여서 생리 시작 전 3~4일 동안 마시면 아랫배가 따뜻해지면서 생리통이 완화되는 효과를 볼 수 있다. 또 심한 스트레스로 기의 흐름이 순조롭지 않으면, 향부자를 달여 마시면 도움이 된다. 쑥을 끓인 후 뜨거운 쑥을 건져내 거즈 손수건으로 주머니를 만든 것에 넣고 아랫배와 허리 등 생리통이 심한 부위를 따뜻하게 찜질을 해주는 방법도 효과가 좋다.

▥ **오줌이 자주 마렵고** 시원하지도 않다

여성이 평생 살면서 오줌소태 한 번 안 걸려보는 사람은 아주 드물다. 소변이 자주 마렵고, 소변을 보고 나서도 또 보고 싶고, 막상 화장실에 가면 소변은 나오지 않고 소변 뒤끝이 찌릿한 증상이 방광염이다. 의사들은 '여성 요도증후군' 혹은 '비세균성 요도염'으로 부르기도 하는데, 쉽게 표현하면

'오줌소태'다.

　　미국 통계에 따르면 20~40대 여자의 20~30%가 경험하고 있으며, 특히 폐경 초기 여자 10명 가운데 1명꼴로 방광염에 걸릴 정도로 흔한 질병이다. 급성으로 발생하는 경우는 소변이 급해 화장실로 달려가지만 정작 소변은 몇 방울밖에 떨어지지 않고, 소변볼 때 요도가 화끈거리며, 보고 난 후 찌릿하게 아픈 느낌이 있다. 나쁜 냄새에 요통, 열과 오한, 그리고 심한 경우 출혈까지 하는데, 급성 방광염은 한밤중에 중년 여성들이 응급실을 찾는 흔한 이유 가운데 하나이기도 하다.

　　국내 연구에 따르면 방광염으로 인해 발생한 급성 신우신염 환자 중 열에 아홉은 여성이었으며, 20대 여성 환자가 전체의 20%를 차지했다고 한다. 이처럼 여자가 남자보다 방광염에 잘 걸리는 가장 큰 이유는 여자의 신체 구조 때문이다. 여자의 요도는 3~4cm로 남자에 비해 훨씬 짧다. 항문과 질에는 방광염을 일으키는 대장균이 서식하는데, 요도는 바로 질과 항문에 너무 가까워서 방광 안으로 장내 세균이 쉽게 침입할 수 있다. 반면에 남자의 요도는 항문에서 멀리 떨어져 있는데다 전립선에서 항균작용을 하는 전립선액이 분비돼 요도를 보호하는 작용을 하기 때문에 좀처럼 방광염이 걸리지 않는다.

　　방광염은 이처럼 여성에게 잘 생기는 질환인데다가 한 번 방광염에 걸렸던 여자의 25~30%는 1년 반 사이 또다시 감염될 정도로 재발률이 높다. 보통 방광 벽에는 균이 잘 붙지 않도록 점액이 분비되는데, 쉽게 감염되는 환자는 무슨 이유에서인지 점액 분비가 감소되는 것으로 알려져 있다. 또 한 가지 재발률이 높은 이유 중의 하나는 방광염이 걸렸을 때 손쉽게 구입해서 먹을 수 있는 항생제를 남용하는 것이다. 당장 염증을 없애려고 마구 먹어대는 항생제로 감염에 대한 면역력까지 떨어지는 것이 원인이다.

　화장실 이용 습관도 문제다. 배변 후에 뒤에서 앞으로 닦는 여성이 많은데, 항문 주위의 대장균이 질 쪽으로 묻어나와 균의 침입을 도와주는 것이 된다. 그래서 배변 후에는 항문에서 뒤로 닦는 습관을 가져야 한다. 또한 과도하게 뒷물을 해서 질을 너무 자주 세척하는 것도 원인이다. 질은 어느 정도 산성도를 유지해야 정상적으로 균을 제어할 수 있는데, 자주 세척하면 질의 산성도가 떨어져서 균의 침입이 쉬워지므로 질염이 자꾸 재발하게 된다.

　명절 연휴 고향 가는 길에 소변을 오래 참았던 여자들이 방광염에 자주 걸리는 경우가 많다. 소변을 참으면 방광이 늘어나서 방광 점막이 상할 뿐 아니라, 소변이 농축되어 균이 자라기 쉬운 환경이 되기 때문이다.

　격렬한 성생활도 방광염의 원인이 된다. 결혼 초에 나타난다고 해서 '신혼 방광염'이라고 이름붙인 밀월성 방광염은 급성 방광염의 일종인데, 성행위를 통해 갑자기 요도가 자극을 받게 되고 세균이 항문에서 질을 통해 방광으로 들어가기 때문에 발생한다. 갓 신혼여행을 다녀온 신부가 소변을 볼 때마다 요도와 아랫배가 아프고, 심할 때는 피오줌도 나와 당황하게 된다. 이를 예방하려면 성관계 후에 바로 소변을 보는 습관을 가지는 것이 좋다. 또한 남편이 포경수술을 하지 않았다면, 아내가 방광염에 걸릴 확률은 더욱더 높아진다는 점도 알아두어야겠다.

　폐경 후에는 호르몬 분비가 떨어지고 질 점막이 위축되면서 질 속 분비물도 감소하고 정상 유산균이 사라지게 되므로 방광염이 예전에 비해 자주 발생하게 된다. 그뿐만 아니라 균에 의한 감염은 전혀 없고, 단지 심리적인 압박요인에 의해서 마음이 불안하고 지속적으로 긴장을 하는 것이 방광염의 원인이 되는 경우도 있다. 신경성 방광염 또는 과민성 방광염이라고 하는데, 낮에는 계속 화장실 가서 소변을 보고 싶은 마음이 들지만 막상 소변량은 얼마 되지 않는다. 또 낮에는 한 시간에 한두 번씩, 그렇게 화장실을 다니지만 잠을 잘 때는 소변보러 가지 않는 것이 특징이다.

갓 사회생활을 시작한 여성 직장 초년생, 시부모를 모시고 살게 된 신혼의 신부, 시험을 앞둔 수험생들이 경험하게 된다. 산부인과나 비뇨기과를 계속 다니다가 결국은 한의원에서 병을 고치게 되는 사례가 많은 것도 바로 신경성 방광염이다. 마음을 편안히 하고 긴장을 완화하는 귀비탕류의 한약재를 꾸준히 복용하면 소변에 관한 약을 전혀 사용하지 않아도 빈뇨 증상이 없어진다.

이러한 여러 가지 원인 때문에라도 여성이라면 누구나 방광염에 대해 좀더 관심을 기울여볼 필요가 있다. 소변은 참지 말고 다리는 꼬고 앉지 않아야 방광 건강에 이롭다. 또 생리 중에는 성생활을 자제하고 생리 패드로 인해 다시 감염되지 않도록 생리 패드를 자주 새것으로 바꿔주도록 노력하라.

양방에서는 방광염을 장기간의 항생제를 투여해서 치료하고 있다. 물론 증상이 급성으로 발생한 경우는 한방에서도 양방처럼 염증을 제거하는 한약재를 주로 처방해서 일단 급해진 염증부터 가라앉히도록 조치를 한다. 그러나 신장 및 방광 기능이 허약한 것이 원인일 경우는 신장 및 방광 기능을 보하는 한약을 처방하며, 정신적인 스트레스가 주요 원인인 경우는 정신적인 스트레스를 풀어주는 한약을 처방해서 원인치료에 주안점을 둔다. 침, 뜸 치료는 아랫배 주위의 경혈을 자극해서 방광 기능을 원활히 하도록 돕기도 한다.

여자로서의 종말, 한방에 답이 있다

폐경, 빈궁마마 이야기

사춘기(思春期)는 인생의 봄에 성호르몬의 분비가 늘어나면서 나타나지만, 갱년기는 인생의 가을에 성호르몬의 분비가 줄어들면서 다가오니 '사추기(思秋期)'라고 불러도 될 것이다. 사람이 늙어가면서 점점 성호르몬이 줄어드는 것이야 남녀가 다를 것이 없지만, 성호르몬 덕분에 월경도 하고 임신도 했던 여성은 매달 순조롭던 월경이 갑자기 끊기면서 신체적 정신적으로 변화가 심하다. 그래서 폐경기와 갱년기가 거의 같은 시기의 같은 증상으로 인식되고 있다. '여성 갱년기 증상' 하면 으레 폐경기 증상을 이야기하게 되는 이유도 바로 이런 까닭이다.

그러나 다행이라면 다행일까. 직장에 다니는 여성은 가정에서 살림만 하는 여성보다는 갱년기 증상을 덜 민감하게 느끼고 지나가는 편이다. 직장일로 뭔가에 집중할 것이 있고, 직장 경력이 꽤 되다보니 나름대로 인생의 결과물도 손에 잡히는 나이여서일 것이다. 그렇지만 바쁜 직장생활

덕분에 정신적인 증상은 다소 덜하다 하더라도 '폐경' 때문에 오는 신체적인 증상은 다르지 않다. 역시 '폐경'은 '폐경'인 것이다.

▌▌▌▌ 여자 48세면 타고났던 천계(天癸)가 고갈된다

한의서인 ≪황제내경 상고천진론(黃帝內徑 上古天眞論)≫에서는 "여자 14세에 선천의 신기(腎氣)가 실하여 천계(天癸)가 이루어진다"고 하여 난소 호르몬의 활동, 즉 생리가 시작된다고 하였다. 천계(天癸)가 이루어지려면, 인체의 여러 경락 중에서 특히 임맥(任脈), 즉 생식기와 임신에 관여하는 경락의 기운이 통(通)하면서 임신할 수 있는 몸으로 바뀌게 된다.

또한 "여자 48세에 선천의 신기(腎氣)가 허해져서 천계(天癸)가 고갈된다"라고 하여 난소 호르몬의 활동이 없어지면서 생리도 없어진다고 했는데, 이는 임신을 할 수 없는 몸으로 바뀌게 됨을 의미한다. 서양의학적인 이론으로 보아도 여성은 40대 중반에 접어들면서부터 난소의 기능이 노화되어 젊고 싱싱함을 보장해주는 여성호르몬의 분비가 점차 적어지다가, 폐경을 기점으로 급작스럽게 생체리듬이 흐트러지면서 여러 가지 신체적 정신적인 변화가 심하게 나타난다고 한다.

≪황제내경≫이 쓰였던 그 옛날 옛적에 이렇게 '성 호르몬의 고갈'에 관해 기록해놓은 것을 보면 한의학이 얼마나 오래전부터 음과 양의 오묘한 이론을 바탕으로 '인간' 자체에 대해 깊이 연구한 학문인가 돌아볼 수 있는 대목이다. 그러나 ≪황제내경≫에도 폐경에 관한 기록은 여기까지가 끝이다. 월경이 끊어지는 신체적인 변화만으로 정말 모든 것이 종결되면

얼마나 좋겠는가?

"40년을 해오던 달거리를 안 하니 속이 다 시원하다", "시원섭섭하다"는 사람이 있는가 하면 "이 나이에 늦둥이 낳을 것도 아니었지만, 그래도 이젠 임신할 수 없다고 생각하니 서글픈 맘이 든다", "이제 여성으로서 끝이라는 생각이 든다"는 등의 속내를 털어놓는 여성들도 있다. 이들의 이야기를 듣다보면 여성이 폐경을 두려워하는 이유가 폐경이 됨으로써 겪는 신체적인 변화에 따른 고통 때문이 아니라, 사춘기 이후부터 지속되던 월경이 끊어지고 이제 더 이상 여자로서 기능을 할 수 없다는 심리적 충격 때문이 아닌가 생각된다.

그토록 아프고 귀찮던 월경이 사라졌건만 해방의 기쁨보다는 이제는 아기를 가지려야 가질 수 없다는 사실에, 남편이나 다른 사람에게 더 이상 매력적으로 보이지 않는다는 사실에 여성들은 더 깊이 절망하는 것이다.

▥ **폐경 증상,** 남자들은 모를 거야

폐경기라고 해서 월경이 하루아침에 수돗물 끊기듯이 딱 끊어지는 것은 아니다. 조금씩 월경 주기가 불규칙해지기를 1~2년 지속하다가 결국은 월경이 없어진다. 6개월 정도 월경이 없으면 완전한 폐경이 되었다고 볼 수 있다. 월경이 조금씩 불규칙해지기 시작하면 호르몬 불균형으로 인한 증상들도 조금씩 시작된다.

얼굴, 머리, 가슴, 등, 목에 불쾌한 열감이 갑자기 확 번지면서 땀이 나기도 하기를 3분 정도 지속한 다음 사라지는데, 하루 수회~수십 회까지 나타나고 개인차가 심하다. 마음이 불안하거나 더운 곳에 있거나 날이 덥거나 걱정거리가 있으면 더 쉽게 발생하고, 이 증상들 때문에 잠을 자지 못하고 밤을 꼴딱 새는 경우까지도 있다.

　　어디 그뿐이랴. 체중이 불어나면서 복부는 비만하고 팔다리는 가늘어지는 '중년 아줌마' 체형으로 변하며, 피부가 건조해져서 주름살이 지고, 질이 건조해지고 질 점막이 약화되어 부부관계 때 통증이 생기게 된다. 요로감염도 쉽게 생기고, 유방에 멍울이 만져지며 아프다. 또한 자꾸 불안하고 두려워져 남편이나 자녀에게 신경질을 많이 부리며, 변덕이 죽 끓듯 해지기도 한다. 이성적으로 아무리 자기감정을 제어하려 해도 도대체 자신을 스스로 제어하지 못하게 된다.

　　"아침 회의시간에 갑자기 열이 확 오르면서 얼굴에 불을 지핀 것 같이 화끈거리고 땀이 나기 시작해서 도저히 회의 내용에 집중할 수 없었어요. 회의실 안에 앉아 있기도 힘들어서 결국은 밖으로 뛰어나왔습니다."
　　"예전엔 그렇지 않았는데, 조금만 스트레스 쌓이거나 하면 금세 얼굴이 달아오르면서 피부가 건조해지는 것을 느껴요."
　　"가족들이 그러는데, 내가 요즘 신경질이 늘고 괜한 것에도 짜증을 부린다고 합니다."

⫴ 여성호르몬, 모자란 양만 채워주면 될까?

여성호르몬은 단순히 월경을 만들어내는 기능만 하는 것이 아니라, 여성을 여성으로서 살 수 있게 해주는 모든 것을 만들어낸다고 볼 수 있다. 여성스러운 고운 외모와 매끄럽고 탱탱한 피부, 봉곳한 가슴과 넉넉한 골반을 만들어내기 때문이다. 그뿐만 아니라 성욕을 느끼게 하고 임신을 위해 난소에서 난자를 만들어 배란이 되게 하는 역할을 한다. 이렇게 여성호르몬이란 여성에게 여자다움을 제공하는 '전부'라고 해도 과언이 아니다.

폐경이 되면 여성호르몬이 제공해주던 그 많던 혜택을 한꺼번에 상실하게 된다. 그래서 폐경을 겪은 여성들은 여성이면서 여성이 아닌 존재가 되었다고 느끼고, 호르몬 제제의 안정성 여부에 논란이 많더라도 일단 호르몬을 공급받으면 여성호르몬이 생산하는 여러 가지 여성스러움의 효과를 얻을 수 있어서 젊어지는 것을 확실히 느낄 수 있다고 여긴다. 즉, '호르몬의 마법'으로 20~30대의 젊음을 되찾을 수 있다고 생각하는 것이다.

월경이 완전히 끊어진 후 6개월이 지난 여성의 아랫배를 초음파로 관찰하면 자궁은 물론이고 양옆에 있는 두 개의 난소까지 그 크기가 작아져 있는 것을 발견할 수 있다. 태어날 때부터 갖고 있던 난포를 거의 다 써버린 난소가 제 기능을 잃고 조그맣게 쪼그라들고, 할 일이 없어진 자궁도 덩달아 작아진 것이다. 여성호르몬을 자연적으로 생산해주던 난소가 수명을 다해서 생산 공급이 중단되고, 생산 기능을 완전히 잃은 난소는 이처럼 퇴화한다. 서양의학적인 관점에서는 '폐경기 증상의 문제점은 여성호르몬이 공급되지 않는 것'이므로 외부에서라도 '여성호르몬을 공급해 주는 것'이 곧 치료라고 보고 있다.

불과 몇 년 전까지만 해도 이렇게 호르몬을 대체해주는 주사나 약물요법은 갱년기나 폐경 여성의 모든 문제를 한꺼번에 해결해주는 만병통치약이자, 다시 젊어지는 치료법으로 여겨졌다. 안면 홍조, 심계항진(가슴 두근거림), 피부 건조, 질 건조 등의 갱년기 증상뿐 아니라, 폐경 이후의 골다공증을 예방하는 효과까지도 탁월한 효과가 있다고 생각했다. 그래서 유방암 발병률이 다소 높아진다는 정도의 위험은 무시해도 좋을 만하다고 여겨졌고, 거의 모든 의사들이 호르몬 대체요법을 권장했다.

그러나 지난 2002년 7월 발표된 미국 국립보건원(NIH)의 연구결과는 전혀 뜻밖이었다. 호르몬 대체요법이 유방암 발병률은 물론이고, 심장병과 뇌졸중 발병률까지 높이는 것으로 나타났기 때문이다. 유방암 발병률이 높아진다는 것은 이미 알고 있던 사실이었지만, 예방하는 줄 알았던 심장병이나 뇌졸중 발병률까지 높아지는 것으로 나타나자 세상이 발칵 뒤집혔다. 그러나 이러한 NIH의 연구결과 발표에 대해 국내 양방 의사들은 "호르몬 요법은 실(失)보다 득(得)이 많으므로 중단할 이유가 없다"고 주장하니, 과연 어느 쪽 말이 맞는 것인지 헷갈릴 수밖에 없다.

ⅢⅢ 식물성 에스트로겐, 젊음의 묘약?

갱년기 여성을 위한 '호르몬 대체요법'의 위험성 논란이 거듭되면서 폐경기 여성들 사이에서는 식물성 호르몬제에 관한 관심이 높아지고 있다. 식물성 호르몬제란 천연 에스트로겐(phytoestrogen)을 말하는 것으로, 여성호르몬과 비슷한 생리적인 효과를 나타내는 식물성 성분을 말한다.

부족한 호르몬을 보충하고 싶어도 호르몬 대체요법의 부작용 위험(물론 의사들은 괜찮으니 계속 복용해도 좋다곤 하지만) 때문에 복용이 꺼려지는 것이 사실이다. 이런 여성들에게 콩을 비롯한 달맞이꽃 종자유, 석류 추출물, 가리비 조개 등의 식품들 속에 천연 여성호르몬 성분들이 함유되어 있어서 부작용

없이 도움을 받을 수 있다는 것은 큰 매력이 아닐 수 없다.

그러나 실제로 이들 식품에서 식물성 에스트로겐 농도를 측정하는 것은 매우 까다로울 뿐 아니라, 폐경기 치료제로 적합한지 평가하기에는 현재까지 자료가 충분하지 않다. 인체를 대상으로 시험한 임상자료 역시 거의 없다. 또한 이들 천연 여성호르몬은 호르몬 대체요법으로 사용하는 에스트로겐 용량에 비하면 함량이 극히 적다는 점에서 치료효과까지 기대하기란 역부족이다. 식물성 에스트로겐이 가장 많이 함유된 것으로 알려진 콩을 매일 한 컵 분량씩 먹더라도 실제 갱년기 치료제를 대신하기에는 턱없이 부족한 양이며, 호르몬제 한 알만큼의 효과를 내기 위해 석류를 먹으려면 수백 개를 한꺼번에 먹어야 한다. 이렇게 먹을 수는 없지 않은가?

그렇다고 실망할 필요까지는 없다. 치료제 대신 사용하기에는 역부족이지만 폐경 증상에 어느 정도 도움을 줄 수는 있다는 것이 공통된 의견이다. 치료제 대신이라는 말과 증상 개선에 어느 정도 도움이 된다는 말이 어떤 의미인지는 잘 아시리라.

콩 중에서도 검은콩이 특히 폐경 증상 개선에 도움이 된다고 알려져 있는데, 그 이유는 검은콩이 훌륭한 보음(補陰) 효과를 낼 수 있는 식물성 단백질을 풍부하게 함유하고 있기 때문이다. 검은콩 중에서 약콩으로 사용하는 '서목태'는 검은색이 짙을수록 항산화효과가 높고 그만큼 노화방지 작용이 많다. 이런 훌륭한 기능을 하게 되는 열쇠는 바로 검은콩의 '검은색 껍질'에 있는 '안토시아닌 색소' 때문이며, 검은콩은 결국 사람을 다시 젊어지게 하는 식품이라고 해도 틀린 말이 아니다.

조선 왕실에서는 중전 외에도 첩을 여럿 두고 생활하는 왕의 건강을 위해 검은콩, 검은깨, 오골계, 흑염소 등으로 보양식을 만들어 진상했다는 기록이 있다. 이러한 음식들은 특히 신장기능을 보해주므로 정력을 강화시키고 젊어지게 하는 효과가 커서 현대에도 남성들의 자양 강정제로 활용되는 음식들이라는 점을 생각해볼 때 우리 조상은 일찍이 검은콩의 항노화 기능을 알고 있었다고 볼 수 있다.

근래 일본에서는 중년 여성들 사이에 석류 열풍이 불어 건강식품 판매 수위를 기록하고 있는데, 석류는 진작부터 양귀비와 클레오파트라가 아름다운 젊음을 유지하기 위해 즐겨 먹었던 음식이었다. 석류가 주목을 받게 된 것은 석류의 원산지인 페르시아만 주위의 중년 여성들이 다른 지역의 여성들보다 젊음을 오래 유지할 뿐 아니라, 갱년기 장애도 거의 겪지 않는다는 것이 밝혀지면서부터이다. 석류 열매 속의 씨앗을 싸고 있는 씨앗 막에 천연 식물성 에스트로겐이 함유되어 있다는 연구보고가 발표된 것이다.

석류를 먹을 때는 새콤한 과즙만 빨아먹고 씨를 뱉어내지 말고 씨까지 전부 먹어야 효과를 볼 수 있으며, 국내에는 아직 이렇다할 특별한 임상보고가 없지만 일본에서는 동물을 이용한 실험보고나 임상결과가 속속 발표되었다. 시중에는 이러한 석류의 효능을 이용해 만들어진 다양한 제품들이 수입, 제조 판매되고 있지만 석류는 의약품이 아니며 건강에 도움이 되도록 보조적으로 섭취할 수 있는 과일이라는 점을 잊어서는 안 된다. 따라서 다량 섭취하거나 지나치게 장기간 복용하는 것도 자제하는 것이 현명하다.

‖‖‖ **20대에 폐경?** 1% 여성의 아픔

40대 후반~50대 초반에 자연적으로 폐경이 되면서 갱년기에 접어드는 여성이 있는가 하면, 정상적인 폐경 나이보다 훨씬 일찍 월경이 끊어지는 경우가 있다. 약 1%의 여성에게서 이런 경우가 나타나는데, 환자 가운데 30대는 물론 20대도 적지 않다. 50세 무렵에 폐경이 찾아온 여성은 외형적으로 담담하게 받아들이지만, 이른 나이에 폐경이 온 여성의 상실감은 이와 비교할 수가 없을 정도로 크다.

조기폐경도 일반적인 폐경과 마찬가지로 완전히 폐경이 되기 전에 생리가 불규칙해지면서 각종 폐경 증세가 조금씩 나타난다. 증상은 50대의 자연 폐경 증상과 똑같다. 피부를 비롯해 모든 조직이 약해지고 얼굴이 쉬 빨개지며 우울감에 잘 빠진다. 또 성욕 감퇴, 질 건조증 등이 생긴다. 여기에다 또 다른 아픔이 추가되는데, 우선 다른 여성보다 빨리 늙고 피부를 비롯한 모든 조직과 관절이 약해진다. 또 각종 폐경 증세가 찾아오는 속도가 빠르고 우울, 좌절의 정도가 심하다. 골다공증, 심장병 등이 갑자기 닥칠 위험도 일반적인 폐경보다 더 크다.

조기 폐경이 되는 원인으로는 비만, 유전적 요인(조기폐경 된 어머니나 자매가 있는 경우, 터너증후군), 자가면역질환(에디슨씨 병, 근 무력증, 류머티즘 관절염, 루프서 증후군, 갑상선 및 부갑상선에 생기는 몇 가지 질환들), 난소 결핵, 광범위한 난소 낭종수술, 고용량의 방사선 치료(X-ray는 아님)나 항암치료 또는 화학 치료와 수술, 독성 물질에 의한 난소 파괴, 그리고 기타 알지 못하는 요인들 때문에 발생한다.

즉, 자연 폐경의 나이가 오기 훨씬 이전에 난소 기능에 문제가 생기면서 월경이 없어지게 되는 것이다. 자연적으로 폐경 된 것이 아니라 하더라도 폐경이 조기에 되었다는 것은 어떤 원인에 의해서든지 신기(腎氣)가 허해져서 천계(天癸)가 고갈되어 난소 기능에 문제가 생겼다는 것을 의미한다.

　　한방에서는 허약해진 신기(腎氣)를 보충해주고, 생식과 임신에 관여하는 임맥(任脈) 경락의 기운을 통(通)하게 도와주는 한약재를 처방해서 난소 기능을 회복시키도록 돕는다. 치료기간은 개인별 증상과 원인에 따라 달라지지만, 없어졌던 월경을 다시 찾는 기쁨을 한방치료로 찾을 수 있다.

▐▌▌▌ **빈궁마마** 증후군

빈궁마마 증후군이란 자궁 질환으로 자궁을 적출하는 수술을 받고 수술 후 곧바로 폐경되는 경우를 말한 것인데 조그만 자궁의 질병에도 일단 자궁을 들어내고 보던 시절엔 한창 '빈궁마마 증후군'이 유행어처럼 세간에 오르내리기도 했다. 주로 자궁 근종이나 자궁암 초기에 자궁 적출 수술을 받게 되면서 폐경이 된 것이므로, 자연 폐경에 비해 증상의 유형은 비슷하나 훨씬 더 급격히 신체 변화가 일어난다.

　　특히 수술 후 어지럽고 기력이 없으며, 매사에 의욕이 떨어지고 자신감이 상실되는 증상은 자연 폐경에 비해 훨씬 심하다. 또한 조기 폐경인 사람과 마찬가지로 같은 나이의 다른 여성에 비해 빨리 늙고 성욕이 감퇴하며, 질 건조증이 생기고 관절이 약해진다.

　　이런 경우는 수술 후 몸조리하는 기간에 보약을 복용하는 것이 좋다. 수술 후 회복이 빠르고, 심하게 어지럽고 기력이 없는 증상을 최소화하는 데 도움이 되며, 폐경으로 인한 여러 가지 증상이 심하지 않도록 예방해

주는 목적도 있다. 그리고 수술 후에 차차 폐경 증상이 여러 가지로 나타나
면 자연 폐경의 치료와 마찬가지로 증상을 개선하는 한약을 일정기간 처방
하는 것이 좋겠다.

∭ 다시 **여자로** 산다

갱년기 증상이 심하지 않은 경우는 치료할 필요까지는 없다. 시간이 지나
서 몸이 어느 정도 적응이 되면 증상이 저절로 개선되기 때문이다. 그러나
증상이 심하게 나타날 때는 적절한 치료가 없으면 직장생활뿐 아니라 일상
생활에도 지장을 초래하게 된다. 양방과 달리 한방에서는 몸의 자연스러운
변화를 인위적으로 막기보다는 호르몬 분비의 저하로 인해 개개인별로 심
하게 나타나는 증상들을 개선해서 갱년기를 지혜롭게 잘 극복할 수 있도록
도와주는 방향으로 치료한다.

　　마음을 다스리는 장기인 심장을 시원하고 맑게 해줌으로써 안면홍
조 · 식은땀 · 감정변화 · 불안 · 초조함 등의 심혈관 증상과 정신적인 증상
을 개선하는 처방과, 비뇨생식기와 신장의 기능을 강화함으로써 골다공
증 · 요실금 · 배뇨장애 · 불감증 등의 증상을 개선하는 처방을 주로 사용한
다. 대표적으로 사용하는 처방이 소요산(逍遙散), 귀비탕(歸脾湯), 온담탕(溫膽湯)
등인데, 이러한 처방들을 개개인의 상황에 맞게 가미해서 증상을 개선하
고, 정신 신경계 · 내분비계 · 순환기계를 조절해서 부작용 없이 몸이 편안
해지도록 돕는다.

　　한방치료와 함께 하면 도움되는 것으로는 '운동'이 단연 최고다. 폐

경을 당당하게 맞이하겠다고 마음먹은 사람이라면 당장 운동부터 시작해야 한다. 폐경 이후 가장 문제가 되는 질환이 골다공증인데 걷기, 달리기, 에어로빅, 테니스, 골프같이 하중을 받는 운동을 규칙적으로 하면 골다공증을 효과적으로 예방할 수 있다.

귀찮고 우울하다고 몸을 움직이지 않으면 뼈에서 칼슘 등 미네랄이 급격히 빠져나가 골다공증이 심해진다. 그러나 운동을 하면 스트레스 호르몬은 사라지고 기분을 좋게 하는 엔도르핀 같은 호르몬이 분비되므로 갱년기 우울증 예방에도 효과적이다. 뿐만 아니라 폐경 이후 심장병이나 뇌졸중 같은 심혈관 질환을 예방하고 면역력을 증강하는 데도 도움이 되니 일석다조의 치료 방법이라 할 수 있겠다.

갱년기 때의 운동은 유산소 운동(빨리 걷기, 수영, 에어로빅, 달리기, 자전거 타기)과 근력 운동(아령, 역기, 모래주머니나 기계를 이용한 운동)을 6대 4의 비율 정도로 병행해서 하는 게 좋다. 유산소 운동이 각종 생활습관병을 예방한다고 알려지면서 근력 운동은 하지 않고 유산소 운동만 하는 사람이 많은데, 갱년기에 접어들면 근육이 급속도로 퇴화되므로 반드시 근육 운동도 병행해야 한다. 근육은 인체에서 뇌 다음으로 에너지를 많이 소모한다. 따라서 근육이 줄어들면 조금만 먹어도 살이 찌는 체질로 변한다는 사실도 명심할 필요가 있다.

유산소 운동은 처음 운동하는 사람은 하루에 5~15분씩 1주 3회 걷는 운동부터 시작해서 서서히 운동 강도와 빈도를 늘려 차차 하루 30~60분씩 1주 3회 꾸준히 해야 한다. 근력 운동은 처음에는 무리가 되지 않는 가벼운 무게로 시작해서 점차 횟수와 무게를 늘리는 방법으로 운동하되 1주일에 2~3회가 적당하다. 특히 근력 운동을 하기 시작하면 근육이 강화되면서 뼈도 튼튼해져서 골다공증을 예방하고 체력을 기르는 데 많은 도움이 된다.

Leisure & Wellbeing

당신의 Leisure&Wellbeing 지수는?

· 매일 방해받지 않는 혼자만의 시간을 한 시간 이상 갖고 있다.

· 매일 일정한 시간 동안 명상이나 기도 혹은 정신수련을 한다.

· 업무가 있는 날이면 아침 6시 전후로 일어난다.

· TV 시청 시간이 하루에 1시간 이하다.

· 심취해서 적극적으로 활동하고 있는 취미 관련 활동이 한 가지 이상 있다.

· 자기 계발, 잠재능력 향상을 위해 매일 일정한 시간을 투자하고 있다.

· 정기적으로 산이나 숲과 같은 자연과 접하는 횟수가 한 달에 두 번 이상 된다.

· 정기적인 봉사활동을 하면서 더불어 나누는 삶을 살고 있다.

위 항목 중 5가지 이상에 해당되면 당신의 생활은 상당히 웰빙하다. 3가지 이상에 해당되면 웰빙 생활에 관심을 가지고 자신에게 좀더 투자해야 할 필요가 있다. 한 가지도 해당사항이 없다면 당신은 웰빙한 삶은 고사하고, 현재 몸과 마음에 병이 들어 있을 가능성이 크다.

잘 쉬는 사람이 일도 잘한다

휴일을 잘 보내는 기술, 休테크

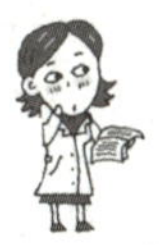

ⅢⅢ 주말이 더 **피곤해**

평소에는 똑 소리 나게 자기관리를 잘하는 사람도 주말에 자기 절제와 관리에 실패하면 심각한 월요병, 즉 '주말 증후군'을 앓게 된다. 바로 그 순간 주말은 더 이상 휴식이 아닌 스트레스의 원인으로 돌변한다. '충분한 휴식'이란 취지와 달리 주말에 '무리'를 한 직장인들이 월요병을 톡톡히 경험하게 되는 경우는 흔하다.

월요병의 구체적인 증상으로는 졸음과 피곤(50%), 무기력증(22%), 쉽게 짜증(14%), 멍한 상태(10%), 두통(2%)의 순으로 조사되었다. 주말에 잘 쉬고도 아이러니하게도 왜 졸리고 피곤하다는 건지 알다가도 모를 일이 아닌가. 그러나 원인은 의외로 간단하다. 주말에 피로가 더 쌓이게끔 시간을 보냈기 때문이다.

휴일이 하루 늘었다고 토요일 오전 내내 잠을 자는 사람이 많다. 그러면 정말 피로가 가실까? 밥 먹는 것을 비유해보자면, 하루 종일 굶었다고 저녁에 몰아서 하루 먹을 양을 먹는 것과 같은데, 이렇게 생활하면 십중팔구 위장병이 생긴다. 잠도 같은 이치다. '평일에 모자랐던 잠을 보충해야지' 하는 생각으로 토요일, 일요일까지 내내 잠을 자는 것은 건강에 해롭다.

해가 중천에 뜰 때까지 내내 잠을 자고 일어나보라. 머리가 묵직하고 쑤시면서 몸은 또 얼마나 무거운지. 그리고도 하루 종일 졸린 기운이 가시지 않아 비몽사몽으로 휴일을 보내게 된다. 사실 많은 직장인들이 '수면이 부족하다'는 강박관념이 있고, 그래서 '휴일은 푹 자야 한다'고 생각하기 쉽다. 하지만 휴일 아침에 억지로 잠을 더 자면 수면 습관만 깨져 평일 바쁜 업무를 위해 컨디션을 맞춰야 할 때 더 힘들기만 할 뿐이다. 휴일에도 취침, 기상시간은 길어야 앞뒤로 한 시간 정도만 더 잠을 자는 것이 신체리듬을 깨지 않는 비결이다.

휴일에 고단하다는 이유로 꼼짝 않고 소파나 침대에서 TV만 보는 사람도 많다. 이렇게 종일 TV를 시청하고 나면 눈도 피로할 뿐 아니라 휴식이 필요한 뇌를 계속 활동시켜 '신경 피로'를 누적시키는 결과를 초래한다. 또한 소파나 침대에 고정된 자세로 장시간 있기 때문에 허리에 무리가 오기 쉬우므로 가장 피해야 할 여가 활용 방법인 것이다. 월요일 또는 연휴 다음날 한의원을 찾는 직장인들의 가장 흔한 질병이 '요추 염좌 (허리 삐는 것)'와 '낙침(자고 일어나서 목을 돌리기 힘들게 결리고 아픈 것)'인 것도 이와 무관하지 않다.

또 휴일 동안 집에서 시간을 보낼 때는 움직이는 것에 비해 과하게 먹게 된다. 집에서 쉴 때는 운동량이 적기 때문에 식사량을 줄여야 근육에 쌓인 피로물질을 몰아내는 데 이로운데 반대로 하는 사람이 많은 것이다.

하루종일 쉬는데도
왜 이렇게 머리가 띵하고
허리도 뻐근한지 ..
도대체 왜 이러지???
소파에서 장시간 그렇게 있으면
신경피로가 더 누적이 돼요.

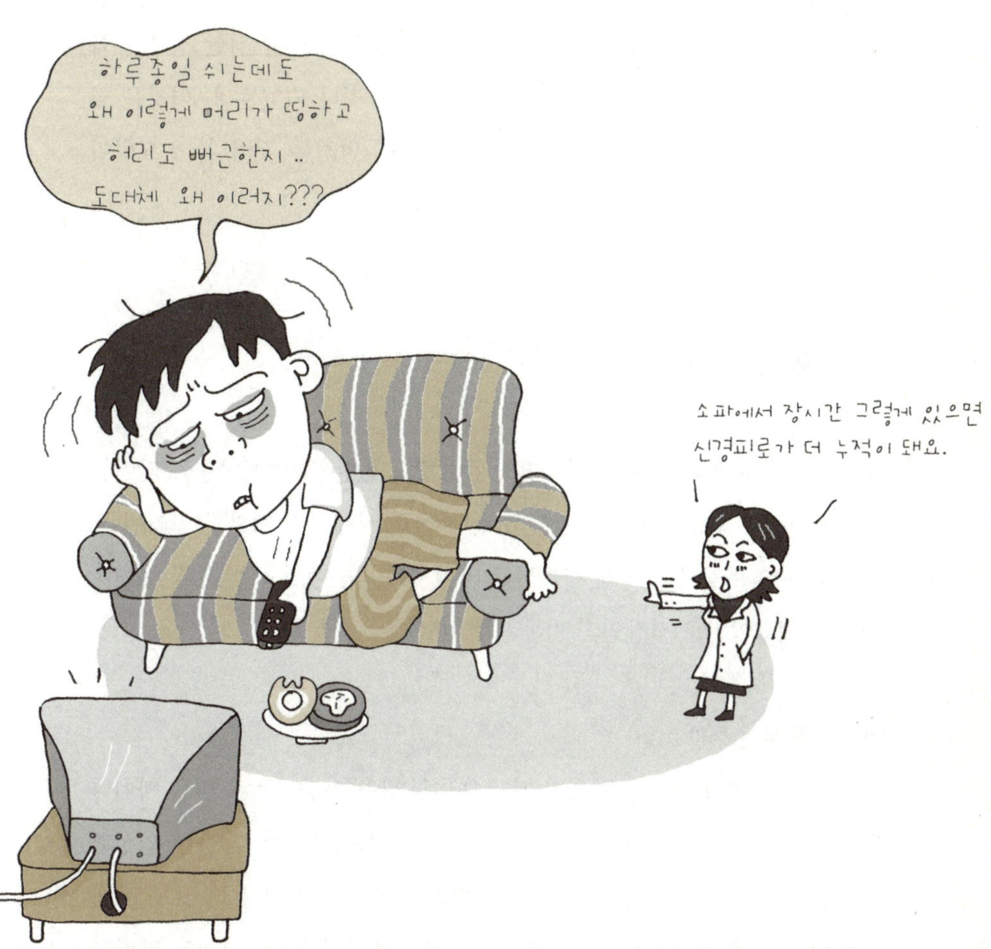

주말이 더 피곤해

그래서인지 월요일 오전은 주말 동안 생긴 배탈 때문에 한의원을 찾는 사람이 꽤 많다.

　　이런 월요병이 극복되는 시점을 조사한 발표에 의하면 월요일 점심시간 전(28%)이나 점심시간 직후(27%)가 가장 많으니, 곧 월요일 오전은 피곤하고 졸리고 멍한 상태로 시간을 보낸다는 것을 의미한다. 심한 경우는 화요일이 되어서야 월요병이 극복된다는 경우도 16%나 되었는데, 이것은 월요일 하루는 종일 비몽사몽간에 보낸다는 것을 말하는 것이니, 월요병이 심각한 근무 장애 요인이라는 것을 알 수 있다.

⁞⁞⁞⁞⁞ **연휴**를 보내는 기술, '**휴(休)테크**(Tech)'

그러면 도대체 어떻게 해야 월요병도 금요병도 없는 상쾌한 아침을 맞이할 수 있을까. 그 요령은 의외로 간단하다. 지극히 상식적인 기본만 지키면 후유증 없이 한 주를 상쾌하게 시작하고 마칠 수 있다. 주말 연휴를 잘 보내는 기술, 휴테크야말로 직장인의 기본기가 아닐까.

○●피로를 푸는 주말 여행

주 5일제가 시행된 이후, 금요일 저녁시간은 퇴근 차량과 수도권을 빠져나가는 나들이 차량으로 외곽도로가 심한 정체로 몸살을 앓는 모습이 일상화되고 있다. 이렇게 금요일에 출발해서 밀리는 길에서 시간을 다 보내고 밤늦게 낯선 길을 달려 자정이 넘어서야 목적지에 도착한다. 그리고 빡빡한 일정 속에 2박 3일을 보내고, 일요일 오후에 집으로 돌아가는 길도 여지없

이 주차장 같은 고속도로에서 시간을 허비한 후 파김치가 되어 귀가한다.

만약 이런 일정을 잡고 있다면 지금이라도 당장 계획을 수정하기 바란다. 모처럼 마음먹고 집을 떠나는데 알뜰하게 보내고 싶은 마음이야 이해하지만, 주말여행은 출발과 끝맺음에 여유를 둬야 비로소 '피로를 푸는 여행'이 된다는 점을 명심하자. 꽉 짜인 주말여행 스케줄은 평일의 업무 스트레스를 풀어내기는커녕 오히려 더 큰 스트레스로 정신과 신체에 큰 부담이 되기 때문이다.

조급한 욕심은 과감히 버리자. 주말여행을 계획했다면 금요일 저녁에 일찍 귀가해 푹 자고 토요일 아침 일찍 출발하는 것이 좋다. 여행지에서의 관광 또한 여백이 있어야 휴식이 된다. 꽉 짜인 일정은 피하고 몸과 마음에 여유를 찾을 수 있는 일정으로 느슨하게 시간 안배를 하는 것이 좋다. 그리고 일요일 점심때쯤이면 집으로 돌아와 나머지 오후와 저녁시간은 집에서 저녁을 먹으면서 여행 피로도 풀고, 다음날 아침 출근을 위해 체력을 안배할 수 있도록 계획해야 한다.

또 여행의 피로는 목적지에서보다는 이동 과정에서 쌓이게 된다. 장거리 운전으로 인해 어깨가 경직되어 뒷목~어깨 근육이 뻣뻣해지며, 페달을 깊게 밟았다 뗐다를 반복하면서 한쪽 허리에 부담이 가중되고 허리 근육에 피로가 쌓여 허리가 아프게 된다. 여름철에는 창문을 꼭꼭 닫고 냉방된 상태로 아무 생각 없이 한두 시간씩 달리기도 하는데, 지나친 냉방으로 머리가 아프고 차 안 공기도 건조해지기 쉬워서 수분부족 현상이 생길 수도 있다. 따라서 여행지로 출발하기 전에 미리 생수 한 병 정도는 준비해두어야 하고, 두 시간에 한 번은 휴게소에서 몸은 물론이고 차도 쉴 수 있도록 해야 한다.

매주 금요일마다 밤늦게까지 술을 마시고 토요일은 늦잠을 자는 것이 평소 생활습관이 되어버린 사람은 모처럼 누릴 수 있는 황금의 48시간 연휴를 헛사용하고 있는 사람이다. 주말은 토, 일요일의 이틀간이 아니라 금요일 오후부터 시작하는, 2.5일이라고 생각하라. 금요일 저녁시간부터 제대로 된 주말을 위해 준비하자. 평일엔 밤까지 꽉 짜인 생활로 도저히 운동을 할 수 없다면, 주말만큼이라도 건강을 위해 운동에 시간을 할애하는 것이다. 피곤하다고 집안에서 처져 있는 것보다는 몸을 움직이는 것이 오히려 피로 회복에 좋다. 남이 좋다는 것보다는 자신에게 맞는 방식을 찾아보라. 1~2 시간 동안 운동을 하고 나면 주중의 피로가 싹 풀어지면서 활력이 솟는다.

ⅠⅢ **야유회와 체육대회**가 남기는 것들

봄이면 대부분의 회사가 야유회, 사내 체육대회, 등반대회 등을 치른다. 평일이나 주말을 이용해 운동으로 평소 체력을 잘 관리한 사람은 이런 행사 후에도 별 문제가 없는데, 그렇지 못한 사람은 이런 행사를 치르고 나면 그야말로 온몸에 병이 난다.

○●종아리 근육 근섬유 손상

평소 운동이라곤 해본 적이 없던 S기업 B부장(남, 45세)은 어느 날 회사 야유회에 가서 직원들과 족구를 했다. 볼이 몸 쪽으로 날아오는 것을 보고 한쪽 발로 힘껏 볼을 찼는데, 그 순간 땅을 디디고 있던 반대쪽 다리의 종아리 근육을 무언가가 아주 심하게 내려치는 것 같은 느낌을 받으면서 그 자리에서 풀썩 주저앉고 말았다. 물론 B부장의 종아리를 뒤에서 내려친 사람은 아무도 없었다. B부장은 절룩거리면서 억지로 족구를 끝까지 마치기는 했지만, 금세 종아리 근육이 부어올랐고 통증 때문에 걷기조차 힘들었다.

다음날 한의원에 온 B부장의 종아리를 살펴보니 종아리 근육(비복근) 중 안쪽 근육의 미세 근섬유가 손상되었다는 것을 알 수 있었다. 손상된 근육을 위주로 2주간의 침 치료를 해서 회복은 되었지만 2주 동안 한쪽 다리를 불편하게 절면서 다녀야 했고, 거래처와의 약속도 모두 뒤로 미루어야 하는 손해를 감수해야 했다.

문진을 해보니, B부장은 족구 하기 직전에 준비운동으로 근육을 풀어주는 과정을 생략했고, 10년 만에 처음으로 했던 족구여서 마음만 급했던 것이 원인이었다. 프로 선수들도 운동 전에는 충분히 근육을 풀어서 근육을 예열시키는 과정을 거치는데, 평소 운동이라곤 전혀 하지 않던 B부장은 자신의 몸을 너무 과대평가했던 모양이다.

B부장처럼 간만에 운동을 해서 다치는 경우가 많긴 하지만, 늘 운동을 하던 사람이 야유회나 체육대회 때 다치는 사례도 흔하다. 평소 주말 축구로 키워온 체력을 믿고 회사 체육대회 때 다른 부서와의 경기에 선수로 출전한 H보험사의 J씨(남, 30세). 그는 경기를 하던 중 갑자기 방향을 바꾸려고 정지하는 순간 허벅지 근육에 강한 통증을 느끼면서 주저앉았다. J씨도 2002년 월드컵 축구경기 때 프랑스 국가대표팀의 지네딘 지단처럼 대퇴 사두근의 근섬유 손상이 원인이었다. 이처럼 운동을 많이 하던 사람도 허벅지 근육에 손상을 입고 절룩거리면서 한의원을 찾는 사례는 무수히 많다.

○●허리 염좌

체육대회의 대미를 장식하는 것을 역시 예나 지금이나 줄다리기다. 그런데 평소 허리 근육이 유연하지 못한 사람은 줄다리기를 하면서 상대팀에게 끌려가지 않기 위해 허리에 힘을 강하게 주면서 버티다가 허리를 삐는 사례가 아주 많다. 한쪽 허리 근육에 강한 통증을 느끼면서 꼼짝 못하게 되는 것이다. 젖 먹던 힘까지 보태서 죽기 살기로 영차영차 힘을 주다보면 어이없게도 이렇게 허리 근육이 상하는 일이 있다는 점을 잊지 말자.

○●무릎 통증

H화장품 회사에 다니는 N씨(여, 25세)는 사내 댄스 경연대회에 팀 대표로 참가하기 위해 한 달 이상을 매일 저녁마다 동료와 댄스 연습을 했다. 그런데 어느 날 연습을 끝내고 집에 돌아가는데 평소와는 다르게 한쪽 무릎에서 열이 나고 무척 쑤셨다. 안 하던 댄스 연습을 한 달간 너무 심하게 해서 한쪽 무릎 연골에 부담이 가중되면서 붓고 통증이 생긴 것이었다. 그날부터 일체의 운동을 금하고 한 달 이상을 침 치료와 한약 투여를 병행해서 부은 무릎 관절을 가라앉히고 통증을 제거해야 했다. 물론 팀 대항 댄스 경연대회에 N씨는 참여할 수 없었다.

운동, 하려면 제대로 해라

藥이 되는 운동, 毒이 되는 운동

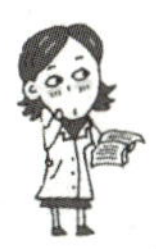

|||||| 운동을 너무 안 하는 사람, 너무 많이 하는 사람

회사 내에서 일을 주도적으로 처리하면서도 몸과 마음이 모두 여유로운 사람들은 그렇지 않은 사람들에 비해서 자신의 신체 컨디션을 최상의 상태로 잘 유지하는 나름의 비결을 갖고 있다. 그 비결은 몸을 부지런히 움직이는 것이다. 수영, 등산, 조깅, 걷기 등등 어떤 종목이든 상관없이 한두 가지의 유산소 운동을 쉬지 않고 꾸준하게 해온 사람이라면 틀림없이 자신이 하는 운동이 어떤 효과가 있는지 정확히 알고 있다. 일단 운동을 통해 자신의 컨디션을 최상으로 끌어올려 일하는 데 활력을 불어넣는 방법을 아는 사람은 혹시 운동을 잠시 쉬고 싶어질 때라도 운동을 그만둘 수가 없는 것이다.

　그러나 '운동'이 고민이 돼서 한의원에 찾아오는 사람은 '운동을 너무 안 하는 사람'과 '너무 많이 하는 사람', 딱 두 타입이 존재한다. S신문

총무과에 근무하는 B씨(남, 45세)는 일주일에 한 번 조기축구를 한 지 십 년이 넘었다. 축구가 워낙 몸싸움도 많고 발끝으로 상대에게 상처를 입히기도 쉬운 운동이라서 B씨 몸에는 벌써 여기저기 상처 나 있는 곳이 많다.

한의원에는 축구를 하다가 다친 발목을 치료하기 위해 한 달에 한두 번은 꼭 병원에 오게 된다. 워낙 부상이 잦다보니 축구 보험도 들어두었을 정도다. B씨 표현을 빌리자면, "30대 후반까지만 해도 축구를 하다가 부상을 입으면 치료를 안 해도 금방 회복되었는데, 40대를 넘어서니까 회복이 더디고 조금만 뛰어도 무릎이 아파서 오래 뛰기가 겁난다"고 한다.

B씨는 워낙 축구를 좋아해서 지금껏 축구 말고 다른 운동은 해본 적이 없다는데, 필자가 보기에는 B씨가 더 나이가 들어서도 계속 축구를 즐길 수 있을 만큼의 신체적인 조건을 갖추려면 40대 이후부터는 축구 외에 근력강화 운동도 꾸준히 병행해줘야 할 듯해 그렇게 조언을 해주었다. 비단 B씨뿐만 아니라 많은 직장인이 나이는 생각하지 않고 젊었을 때 하던 운동 종목을 중년이 넘어서까지 똑같은 운동 강도와 빠르기로 해내려는 데서 무리함이 따르는 경우가 많다.

▨▨▨ 약(藥)이 되거나 독(毒)이 되거나

많은 의사들은 '운동'이 건강한 노년을 보장하는 유일한 방법이라고 주장한다. 운동은 동맥경화를 방지하고 비만을 조절하며, 당뇨병 발병을 억제하고 골다공증의 진행을 막아주며 심폐기능을 향상시킨다. 또 정신건강에도 좋은 영향을 미쳐 불안과 우울을 감소시키고 스스로 자신감을 준다고 보고되고 있는데, 이는 운동으로 인해 체내에 엔도르핀이 분비되기 때문이다.

30세 전후로 몸이 예전 같지 않다는 느낌을 가진 사람에게 물어보면 운동을 정기적으로 해서 몸을 관리한다는 사람이 드물다. 젊어서도 운동을 전혀 안 하는 사람과 노년이지만 지속적으로 운동을 하는 사람은 실제 나이에 상관없이 건강 상태에 차이가 많이 난다. 인체는 30세부터 노화가 진행된다. 운동을 통한 건강관리는 이때부터 시작해야 성공적이라고 볼 수 있다.

운동을 시작할 때는 무작정 할 것이 아니라 자신의 운동 목표를 정하는 것이 좋다. 운동은 기본적으로는 유산소 운동(운동을 할 때 산소를 소모하는 운동)이 좋다. 에어로빅 체조처럼 뛰면서 숨이 차는 운동이라고 생각하면 된다. 수영, 조깅, 줄넘기, 배드민턴, 자전거 타기, 테니스, 각종 구기 종목 등은 유산소 운동에 속한다. 웨이트 트레이닝은 유산소 운동이 아니다. 유산소 운동을 기본으로 하면서 웨이트 트레이닝으로 근력강화를 병행하는 것이 가장 이상적인 운동 방법이다.

운동의 강도는 운동을 하면서 가볍게 말을 할 수 있는 정도라고 생각하면 되며, 하루 운동시간은 25분에서 45분으로 5분 워밍업－20분 본격운동－5분 마무리로 구성하도록 한다. 운동 횟수는 일주일에 3회 정도가 적당한데 운동을 안 하던 사람이 처음 시작할 때는 갑작스레 한두 시간씩 무리하게 해서 지치도록 하지 말고 첫날은 5분이라도 좋으니 간단히 시작해서 서너 달 동안 운동 시간을 서서히 늘리는 것이 실패하지 않는 비결이다.

현재 꾸준히 운동을 하고 있는 사람이라면 자신의 나이와 체력 수준에 맞는 운동인지 한번 생각해볼 필요가 있다. 운동 후 지나치게 피로를 느낀다면 자신에게 알맞은 수준이 아니다. 또 과거 20대 때 했던 운동량을 생각해서 40~50대에도 그렇게 운동한다면 관절, 심폐기능에 무리가 올 수 있다. 간혹 땀을 흘리기 위해 운동을 한다는 사람을 만나게 되는데, 이것은 잘못된 생각이다. 땀은 운동할 때 체온이 상승하는 것을 방지하기 위한 결과이지 땀을 흘리기 위해 운동하는 것은 아니다. 그래서 사우나에서 땀을 흘리는 것과 운동을 해서 땀을 흘리는 것은 많은 차이가 있다.

▥ 체질별로 운동 요령이 따로 있다

태음인은 땀구멍이 성글고 피부가 곱지 못하며 평소 땀을 많이 흘리는 체질인데, 태음인이야말로 '운동' 면에서 보면 단 두 가지 타입이 존재한다. 너무 게을러서 그야말로 앉은 자리에서 꼼짝도 하지 않고 잠자기만 좋아하는 나무늘보형, 그리고 등산이면 등산, 테니스면 테니스를 수년 동안 빠짐없이 하면서 건강을 관리하는 건강리더형이다.

태음인은 워낙 체격이 좋긴 하지만 나무늘보형은 큰 체구에다 엄청난 복부비만, 거대한 피하지방층까지 더해져서 보기에도 딱한 비만 체형이 되기 십상이다. 건강리더형은 타고난 체격에 운동으로 다져진 근력까지 더해져 다할 나위 없이 좋지만 너무 운동을 과하게 하는 경향이 있으므로 주의해야 한다. 태음인은 운동을 하면서 땀을 충분히 흘리는 것이 몸에 좋으며, 심폐기능이 약하게 타고났기 때문에 단거리 마라톤이나 꾸준한 등산을 하면 도움이 되겠다. 운동 후에 사우나에서 시원하게 땀을 흘리고도 기운 없어 하지 않으며 오히려 몸이 가뿐하다고 느낀다.

소음인의 경우 땀을 지나치게 많이 흘리는 운동은 오히려 몸에 나쁘다. 땀을 좀체 흘리지 않는 체질이기도 해서 조금만 땀을 내면 기운이 쉽게 빠지는 것을 본인이 느끼게 된다. 또 몸이 찬 편이라서 수영처럼 차가운 물에서 하는 운동보다는 완만한 산을 긴 시간 동안 땀이 약간 촉촉이 날 정도의 속도로 등산하는 것이 좋다. 한여름에 가만히 제자리에 서 있다가 일사병으로 얼굴이 하얘지면서 땅 위로 풀썩 쓰러지는 사람은 필시 소음인인데, 그만큼 직사광선에 적응하는 능력이 가장 떨어지기 때문에 햇빛에 몸을 오래 노출하는 것은 삼가야 한다.

　　소양인은 명랑한 성격인데다 운동을 좋아하기 때문에 어떤 운동이든 일단 한 번씩 다 해보려는 경향이 있다. 그러나 싫증을 쉽게 내는 체질이므로 유행에 따라가는 운동보다는 본인이 재미있게 취미를 붙일 수 있는 운동을 택해서 꾸준히 하는 것이 좋다. 상체에 비해 하체가 덜 발달된 체격이므로 많이 걷는 운동을 하거나 하체를 단련시키는 종목을 택하는 것이 도움이 된다. 운동 후에는 땀을 많이 내는 사우나를 피하고, 냉수로 샤워하는 것이 더 상쾌하다고 느낀다.

▍▍▍ **점심시간,** 밥만 먹지 맙시다

한 시간 남짓 되는 점심시간 동안 동료와 어울려 점심을 먹고는 우르르 테이크 아웃 커피점에서 커피 한 잔씩을 사들고 곧장 사무실로 돌아가는 생활을 하고 있다면, 아까운 시간을 매일 그냥 휴지통에 버리고 있는 것과 마찬가지다. 점심을 먹자마자 사무실로 돌아가 앉아 있으면 소화도 잘 안 되고 만성변비도 생기기 쉽다.

흔히 직장인들은 시간이 없어서 운동을 하지 못한다고 변명한다. 운동할 시간을 따로 내기 힘들다면 시간을 만들라. 점심시간이 짧아서 제대로 운동할 여유가 없다면, 식사 후에 회사 주변을 빠른 걸음으로 20분가량 산책해보자. 점심식사 후 졸리는 증상도 없애줄 뿐더러 종일 컴퓨터 앞에 앉아 있어서 하체 운동을 할 시간이 없는 사무직 직원에겐 매우 훌륭한 운동이 된다. 소화도 촉진시키고 변비도 해결해준다.

산책한 다음에는 엘리베이터로 곧장 사무실로 가지 말고 계단을 이용해서 올라가보자. 운동은 꼭 헬스클럽이나 골프장에서 해야 하는 것이 아니다. 일상생활에서 해볼 수 있는 간단한 운동법이 의외로 많다. 필자는 광화문에 한의원이 있는 덕분에 좌우 100미터 내에 대형 유명 서점들이 3개나 자리 잡고 있다. 간단히 점심식사를 끝낸 후에는 20~30분 정도 서점 안을 돌면서 산책도 하고 신간 구경도 하면서 남은 점심시간을 보내고 한의원으로 들어온다. 이때가 하루 중 가장 행복한 시간이기도 하면서 좋은 건강 상태를 유지하는 비결이 아닐까 생각한다.

ⅢⅢ **나이에 맞는 운동**을 찾아라

○●20대, 운동습관을 가지자

운동 습관을 가져야 할 나이로, 체력 증진과 유지에 중점을 두어야 한다. 이 시기에는 운동 강도는 높아도 안전하게 운동할 수 있으며 스포츠, 레저, 레크리에이션 등에 관심이 많다. 어떠한 운동을 해도 소화해낼 수 있는 체력이 있기 때문에 특별한 운동처방 없이도 무리 없이 격렬한 스포츠도 할 수 있다.

하지만 운동하기 가장 좋은 나이임에도 불구하고 사회적으로 바쁜 시기라 운동할 시간이 없다는 사람이 많다. 이로 인해 급격히 체력이 저하되고 만성피로와 폭식, 폭음으로 건강을 서서히 망쳐가는 시기이기도 하다. 처음 운동을 시작하는 20대에게 권장할 만한 운동은 하루 20~30분씩 1주일에 3일 이상 가벼운 조깅을 통해 근육기능, 폐기능, 순환계기능을 향상시키는 것이다.

○●30대, 몸이 예전 같지 않네

체력이 하강하는 시점으로 체계적이고 규칙적인 운동이 필요한 시기다. 무리한 스포츠는 자제해야 해야 하며, 사람에 따라 성인병이 빨리 올 수 있고 사회적으로 스트레스를 많이 받기 때문에 건강에 적신호를 느끼기 시작한다. 건강을 유지하고 증진시키기 위해 체계적이고 규칙적 운동을 해야 하는 때다.

처음 운동을 시작하는 30대에게 권장할 만한 운동은 빨리 걷기나 가벼운 조깅으로 컨디션 조절기간을 갖는 것이 좋으며, 처음 20분간은 꾸준히 걷는다. 2개월 이후에는 40분 정도로 운동 강도로 강화한다. 1주일에 1~2회 테니스, 축구, 배드민턴 등 구기운동을 함께 하는 것도 바람직하다. 헬스센터를 찾아 구체적으로 운동프로그램을 받아보는 것이 좋다.

○●40대, 성인병이 시작되는 나이

성인병이 시작되는 나이로 운동은 필수적이다. 이 시기에는 건강상태가 급격히 떨어지며 사회적으로도 가장 스트레스가 많은 때로, 성인병이 서서히 시작된다. 따라서 그 어느 때보다도 운동이 필요하며, 적극적인 신체활동이 권장된다. 그러나 운동을 처음 시작한다면 전문가와 상의하여 필요하면 운동 부하 검사를 받아서 운동 중에 일어날 수 있는 심장마비 등의 위험에 대비할 필요가 있다.

여성의 경우는 골다공증이 발생하는 시기이기 때문에 골절을 일으킬 수 있는 운동은 주의하며, 체중지지 운동을 많이 해야 한다. 수영이나 빨리 걷기, 등산 등이 추천되며 실내운동이나 주 2~3회 골프연습장에서 골프 연습을 하는 것도 좋다.

○●50~60대, 체력소모가 많은 운동은 위험!

건강에 위험한 요인이나 질병을 한두 개쯤 가지고 있기 때문에 지나친 운동은 삼가는 것이 좋다. 근력이 약해지고 순간반응이나 평형감각이 떨어져 체력소모가 많은 운동은 위험할 수 있다. 50대는 주 3~4일 20~60분 동안 운동하는 것이 좋으나, 땀을 뻘뻘 흘리는 과격한 운동은 인체 면역계나 노화에 오히려 악영향 끼칠 수 있기 때문에 삼가도록 한다.

하루 30분 정도 러닝머신을 이용하면 효과가 있다. 60세가 넘어서 운동을 할 경우는 전문의와 상담한 후 운동을 시작하는 것이 좋으며, 하루 30~40분 정도 편안한 운동화와 운동복 차림으로 산책을 하거나, 맨손체조나 고정식 자전거타기 등의 유산소성 운동이 권장된다.

▥ **만성질환자**에게 운동은 **'절실'** 하다

'생활습관병'이라고 부르는 각종 만성질환(고혈압, 당뇨, 고지혈증)이 있는 직장인들은 그렇지 않은 사람보다 더 운동이 필요하다. 하지만 여러 가지 주변 여건이 안 되거나 아무런 생각 없이 그냥 생활하는 경우가 많다. 그러나 멀리 내다보았을 때, 생명보험을 몇 개씩 가입해두는 것보다 직장생활 제대로 하고 있을 때 몸에 관심을 갖고 찬찬히 관리해두는 것이 훨씬 중요하다.

○●당뇨가 있는 사람, 식후 운동이 관건이다

다른 어떤 질환보다 당뇨병은 운동이 중요하다. 과로, 스트레스, 운동부족으로 혈당이 치솟는 줄도 모르고 집과 회사만 오가다보면 당뇨 합병증으로 시력을 잃거나 만성피로, 사지 저림증, 심지어는 중풍까지 발생하는 경우가 있기 때문에 운동이 생활 자체가 되지 않으면 안 되는 사람이 당뇨 환자다. 적합한 운동은 걷기, 달리기, 자전거 타기와 같은 유산소 운동을 하루 30분~50분씩 일주일에 5회 정도 하는 것이 좋다. 그러나 식전에 운동하는 것은 혈당을 너무 떨어뜨려 자칫 저혈당 쇼크가 올 수 있으므로 피하고, 식후 30분 후부터 하는 것이 좋다.

　　당뇨가 있는 사람이라면 반드시 아침식사를 챙겨 먹어야 하며, 자가용보다는 공공 교통수단을 이용해서 아침식사 후 걷기운동을 출근시간에 해결하면 효과적이다. 점심식사 후에도 바로 사무실로 들어가지 말고 20~30분 정도 사무실 근처를 돌아보고, 저녁식사 후에도 마찬가지로 걷는 운동이 몸에 배어야 한다. 또한 당뇨가 심하지 않더라도 여하튼 당뇨가 있다면, 술은 끊는 것이 현명하다. 안일하게 생각하고 음주 습관에서 헤어나지 못하면 훗날 당뇨가 심해져서 직장생활이 힘들어지는 것은 물론이고, 일상적인 생활도 불가능해질 수 있다. 그때 가서 후회한들 무슨 소용이랴.

○●혈압이 높은 사람, 다섯 가지만 지키자

선천적으로 어릴 때부터 혈압이 높았던 사람은 제외하고 나이가 들면서 서서히 혈압이 높아진 사람은 다섯 가지를 지키면 약에 의존하지 않고 자신이 혈압을 컨트롤할 수 있다. 특히 혈압 약을 먹기는 애매한 정도의 혈압을 유지하는 사람이라면 더더욱 지켜야 한다.

첫째, 체중을 줄이자. 체중을 1/10 줄이면 혈압이 뚝 떨어진다.

둘째, 조깅이나 수영 같은 유산소 운동을 일주일에 4일 이상 꾸준히 하자. 이런 운동을 마친 상태의 혈압은 평소보다 낮아지는데 이렇게 낮아진 혈압은 보통 2시간에서 4시간 동안 지속된다. 사람에 따라서는 길게는 이틀까지도 지속되기도 한다. 그러므로 일주일에 4일 이상 꾸준히 운동하면 약을 먹지 않고도 혈압을 계속 안정시킬 수 있다.

셋째, 짜게 먹는 습관을 없애자. 짜게 먹는 습관이 고혈압을 유발한다는 것은 많이 알려져 있지만, 평일 점심과 저녁식사를 거의 외부에서 사 먹어야 하다보니 입맛대로 요구할 수 없는 형편이다. 그렇더라도 되도록 짠 음식은 피하도록 한다.

넷째, 술이나 카페인 음료가 혈압을 높인다는 사실을 알아야 한다. 줄이거나 끊는 것이 바람직하다.

다섯째, 스트레스에 너무 민감하게 반응하는 것을 컨트롤해야 한다. 스트레스 받는 상황을 "열 받는다", "혈압 오른다"라고 표현하는데, 실제로도 이런 상황에서는 혈압이 순간 치솟게 되며 평소 혈압의 변화가 심해지는 원인이 되기도 한다. 마음수련을 하든지, 명상, 기훈련, 요가 등을 통해 심신을 안정시키는 훈련을 하면 도움이 된다.

건강검진 후 중성지방이 높다거나 콜레스테롤 수치가 높다는 결과를 받아들고 어떻게 해야 하나 고민하는 직장인들이 많다. 그러나 이런 경우 육류를 무조건 제한한다고 몸이 좋아지지는 않는다. 식사 조절도 물론 중요하지만 운동이 더 큰 효과를 가져다준다.

고지혈증을 개선하기 위해 운동할 때는 약간 힘들다는 느낌이 들 정도가 좋다. 일주일에 3~5회 정도 빨리 걷기, 자전거 타기, 수영, 야산 오르기와 같은 운동을 하면 도움이 된다. 중성지방은 4개월 정도, 콜레스테롤의 수치가 높으면 1년 정도 꾸준히 해야 운동 효과를 볼 수 있다. 운동을 하더라도 저지방식의 식이요법은 반드시 지켜야 하며, 담배나 커피와 같은 기호식품을 될 수 있는 대로 멀리하는 것이 좋다.

‖‖‖ 뱃살 빼는 다섯 가지 노하우

진찰실에서 심각한 표정으로 상담을 요청하는 남성 환자들의 공통된 고민거리는 단연 '뱃살'이다. 결혼 후 갑자기 체중이 늘었거나 30대 후반으로 접어들면서 서서히 뱃살만 늘었거나……. 원인이야 어찌됐건 남자의 경우 허리둘레가 35인치, 여자는 31인치 이상이면 '복부 비만'이다.

이렇게 복부가 비만해지면 따라오는 질병이 무수히 많다. 당뇨병, 고혈압, 고지혈증, 동맥경화, 중풍, 심장병 등 죽음으로 직결되는 질병들의 원인이 바로 '복부 비만'이다. 거꾸로 생각해보면 뱃살만 뺄 수 있다면, 이 때문에 오는 각종 질병들도 눈 녹듯이 사라질 수 있다는 말이다. 뱃살을 뺄 수 있는 노하우를 다섯 가지로 정리해보았다.

○●걷는 것을 사랑하라

운동을 안 하는 사람은 평상시의 기초 대사량이 낮아져서 식사를 조금만 해도 배가 쑥 나오게 된다. 특히 식사 후에 바로 사무를 보거나 거실에 누워쉬지 말고 5분 정도 걷는 습관을 기르는 것이 복부에 지방을 쌓지 않는 비결이다. 뱃살을 빼기 위해 걸을 땐 허리는 쭉 펴고 팔은 앞뒤로 크게 흔들면서, 무릎은 쭉 펴고 발뒤꿈치부터 먼저 땅에 닿도록 걸어야 한다.

TIP

허리 근력을 강화하는 운동(15회 이상 반복)

1. 바닥에 엎드려 힘을 빼고 손을 머리 뒤에 얹는다.

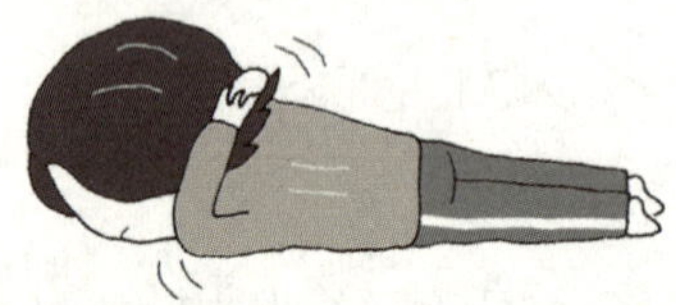

2. 천천히 머리를 들어올려 허리 뒤쪽 근육을 수축시킨 상태로 3초간 버틴 후 내려온다. 내려올 때도 근육 수축을 유지해야 하며, 시선은 전방을 주시하도록 한다.

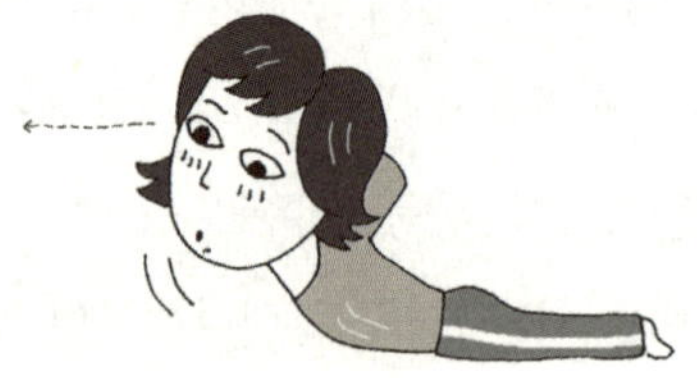

○●술자리를 줄여라

뱃살을 빼고 싶다는 남자 환자들은 대부분 술을 좋아하는 공통점이 있다. 술만 줄여도 뱃살은 쏙 빠질 텐데, 직장생활을 하다보면 마음대로 안 된다. 술은 영양가는 특별히 없으면서 칼로리는 아주 높아서 복부에 지방이 쌓이게 하는 대표적인 음식이다. 게다가 칼로리 높은 안주도 문제다. 안주는 되도록 과일이나 야채 위주로 먹는 것이 숙취해소에도 도움이 될 뿐 아니라, 칼로리 섭취를 줄이는 데 도움이 된다. 어떤 음식을 어떻게 먹든 간에, 술과 안주의 전체적인 섭취량을 대폭 줄이면 뱃살은 놀랍게 빨리 빠진다.

○●폭식습관, 당장 고쳐라

아침은 거르고 점심은 한꺼번에 두 그릇씩 먹는 식습관이 있다면 그것부터 고쳐야 한다. 식사를 곧잘 거르고 한 번 먹을 때 폭식을 하는 습관 자체가 비만의 전형적인 식습관이다. 급하게 몰아서 음식을 먹으면 뇌에서 포만감을 느끼기도 전에 너무 많은 칼로리를 섭취하게 되기 때문에 먹는 양을 도저히 조절할 수 없게 된다. 식사는 천천히 여유가 있게 포만감을 느껴가면서 먹도록 하며, 3백 음식(백미, 밀가루, 흰 설탕)은 피하고 소화되는 시간이 많이 걸리는 현미, 잡곡, 콩류 등을 챙겨 먹는 식습관으로 바꿔야 한다.

○●어설픈 살 빼기 시도, 아니 한만 못하다

원 푸드 식이요법이나 아예 일정기간 굶는 방법 등 단기간 동안 무리하게 살을 빼려고 하면 십중팔구 실패한다. 설혹 성공해서 어느 정도의 체중 감량에 성공했다 하더라도 평소의 식습관을 그대로 유지하면 체중은 다시 이전 상태로 돌아오다 못해 체중이 더 많이 늘어나는 요요현상이 일어나게 된다. 특히 하루 종일 사무실 의자에 가만히 앉아 있는 직장인들의 특성상 지방은 복부로 몰리게끔 되어 있어서 복부 비만의 고리를 끊을 수 없게 된다. 기간을 길게 잡더라도 식습관 자체를 고쳐서 평상시에도 늘 유지할 수 있는 식습관으로 생활한다면 요요현상 없이 뱃살을 뺄 수 있다.

○●복근 운동과 허리 근력 운동을 동시에 하라

뱃살을 줄이는 방법은 복근 근력을 강화시켜서 지방을 연소시키는 방법이 최고다. 그러나 복근만 신경 쓰지 말고 허리 근육의 근력도 동시에 키워주어야 한다. 인체는 앞뒤 근육의 힘이 동시에 퇴화되고 강해지기 때문에 허리 근육을 튼튼하게 하면 결국 복근의 근력 회복이 빨라진다.

여가를 이용한 운동과 부상 예방법

인라인, 스키, 마라톤

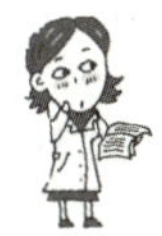

▏▏▏▏ **인라인 스케이트**, 매력적인 하체근력 **강화운동**

인라인 스케이트는 20대는 물론, 롤러스케이트에 대한 향수가 있는 386세대에게도 꾸준히 사랑받는 운동 종목이다. 초보자도 인라인 동호회에 가입해서 한 달 정도 배우고 나면 어느 정도 능숙하게 탈 수 있고, 과거에 롤러스케이트나 스케이트를 타본 경험이 있는 사람은 바로 익숙해질 수 있다. 인라인 스케이팅은 하체의 근력에 부하량이 많아서 종일 사무실에 앉아있는 사무직 직장인에게는 하체근력 강화에 절대적인 운동이라는 매력이 있다. 게다가 주말에 경치 좋은 한강변을 인라인 스케이트로 달리기라도 하면 평일 동안 쌓인 피로와 스트레스를 시원하게 날려 보낼 수 있으니 주말 스포츠로 인기 만점인 이유가 충분한 셈이다.

그러나 이렇게 인기가 있는 만큼 인라인 관련 부상도 많아졌다. 월요일에는 아침 일찍부터 주말 레저로 인한 부상 환자들이 한의원을 많이 찾는데, 그중에서 인라인 스케이트 부상자 수가 상당히 많다. 대부분 초보자가 부상을 많이 입는데, 간간히 인라인을 수준급으로 타는 강사들도 부상을 입어서 침 치료를 받으러 오기도 한다.

인라인 스케이트로 인한 부상은 스피드 때문에 발생하며, 넘어지거나 부딪치는 사고로 인한 부상이 대부분이다. 거친 표면에서 스케이트를 타다가 균형을 잃으면서 넘어지거나 정지동작이 불안한 경우, 자신의 몸을 조절할 수 없을 정도로 빠른 스피드 때문에 생기며, 보호장비를 갖추지 않았거나 기초교육을 제대로 받지 않은 것도 원인이다.

TIP

인라인 부상을 예방하려면

■ 보호장비가 상해를 줄인다

사고를 당한 사람 중 85%는 보호장비를 제대로 갖추지 않았다는 조사결과가 있다. 국내 네티즌 대상 설문조사 결과를 보면 취미로 인라인을 하는 사람 중 26%가 상해를 입었고, 이중에서 보호대를 제대로 착용한 사람은 5%에 불과했다고 한다. 가장 많은 부상 부위인 손목을 보호하는 손목 보호대는 87%까지 상해를 줄인다. 손이 심하게 까지거나 절단되는 것을 막을 수 있으므로 필수적인 장비다. 팔꿈치 보호대는 82% 정도, 무릎 보호대는 32% 정도 상해를 줄여주며 찰과상을 예방해준다. 보호장비를 제대로 하고 타더라도 부상을 100% 예방할 수 있는 것은 아니지만 심각한 부상은 막을 수 있으므로, 보호장비는 반드시 착용하도록 한다.

■ 안전하게 넘어지는 법 정도는 배우자

초보 때는 기초교육을 제대로 받은 후 즐겨야 한다. 적어도 안전하게 넘어지는 법 정도는 배우고 타야 하는 것이 기본. 가장 손상이 잦은 손목 부상을 예방하려면 넘어질 때 보호장비로 무장한 무릎 → 손목 → 팔꿈치 순으로 넘어지면 충격을 최소화할 수 있다. 또한 인라인스케이트를 탈 때 상체와 무릎을 구부려 무게중심을 낮춰야 넘어져도 부상이 적다.

부상의 절반가량은 손목과 팔목 사이 뼈의 골절이며, 그 다음이 팔과 다리의 손상이다. 손목 부상이 많은 이유는 넘어질 때 빠른 스피드 때문에 손이 먼저 땅에 닿기 때문이다. 골절상은 부목을 대고 고정을 해주는 기간이 필요하다. 인대손상의 경우는 간단한 부목으로 고정하는 기간 동안 침, 뜸 치료를 동시에 실시하면 부종도 빨리 가라앉고 회복이 빠르다. 손상 정도가 심한 경우는 어혈을 풀어주고 부종을 없애주는 한약을 처방해서 회복을 돕는다.

▨▨ 스키, 오후 3시를 조심하라

주 5일제 실시 이후, 겨울이면 주말을 이용해 스키장을 다녀오는 사람이 엄청나게 늘었다. 겨울철을 내내 스키와 함께 보내는 직장인도 많다. 그런데 아이들은 처음부터 폼도 배우고 기술도 제대로 익혀야 한다며 스키 강습반에 보내면서, 정작 자신은 위험한 폼으로 적합하지도 않은 코스에서 스키를 타는 바람에 부상을 입는 어른들을 더러 보았다. 오히려 아이들은 몸이 유연해서 스키 부상을 덜 입는 반면, 40대가 넘어서 제대로 배우지도 않고 마음만 앞서서 스키를 타려고 하면 심각한 부상을 입게 된다.

겨울이 시작될 때 한껏 스키를 탈 생각으로 시즌권을 끊었다가 초반에 무릎 인대 부상을 입어서 겨울 내내 스키는 고사하고 한의원 치료만 받는 환자도 있다. 즐기려면 부상을 입지 않아야 하고, 부상을 입지 않으려면 스키 부상에 대해 어느 정도 알고 타야 하는 것이 기본이다.

스키로 인한 부상으로는 낙상과 충돌 등 물리적인 충격으로 인한 관절부위의 부상이 가장 많다. 특히 추운 날씨로 인해 우리 몸의 관절들이 굳어 있는 상태에서 격렬하게 하는 운동이기 때문에 작은 충돌에도 크게 다치기 쉽다. 사고가 가장 많이 일어나는 시간대는 오후 3시경이다. 이때는 스키어가 가장 피로한 시간대이면서 기온이 가장 높이 올라가고 눈이 많이 녹는 시간대이기 때문에 회전이나 멈춤 등이 잘 되지 않아 사고 위험률이 높아질 수 있기 때문이다.

보고에 따르면 스키를 타다가 가장 많이 다치는 부위는 머리 부분, 얼굴, 무릎, 종아리, 쇄골, 어깨 등의 순이다. 나이별로는 스키를 많이 즐기는 20대가 45%, 30대가 28%로 대부분을 차지하며, 실력별로는 초급자, 중급자, 상급자의 순서로 부상이 많다고 한다. 실제로 스키 부상으로 병원에 오는 환자들은 대부분 무릎이나 엄지손가락 부상 환자이며, 초급자가 많다.

스키로 인해 가장 많이 일어나는 부상으로는 무릎부상, 특히 전방 십자인대 파열이 전체 스키 부상의 20~30%를 차지할 정도다. 중심을 잃고 뒤로 주저앉는 과정에서 무릎이 구부러지면서 전방 십자 인대가 끊어지는 증상인데, 수술을 해야 할 정도로 심각하다. 물론 수술 후 재활치료 과정에서 침, 뜸 치료가 큰 도움이 되긴 하지만, 이런 부상으로 수술을 하고 나면 눈물을 머금고 그렇게 좋아하던 스키를 평생 접어야 하는 사태가 발생할 수도 있다, 조심 또 조심하는 것이 최상의 방법이다.

또 다른 무릎 부상은 스키 도중 넘어질 때 바인딩이 풀어지지 않고 스키를 신은 채로 다리가 틀어지면서 무릎 안쪽 인대에 손상을 입는 경우다. 또 다리는 바깥으로 벌리고 무릎은 안으로 모으는 자세로 넘어지게 되도 무릎 안쪽 인대에 손상을 입게 되는데, 이런 경우가 한의원을 찾는 스키 부상 환자의 대부분을 차지한다. 손상 정도에 따라 무릎 뒤에 부목을 고정해야 하고 6~8주, 또는 그 이상의 기간 동안 침, 뜸 요법과 한약투여로 치료한다.

스키 도중 넘어지면서 바인딩이 풀어지지 않고 다리가 심하게 틀어지며 발목 바깥쪽 뼈(경골, tibia)가 부러지는 손상을 입는 경우도 있다. 상급자 스키어 중에는 바인딩이 쉽게 풀어지지 않도록 임의로 수치를 높이는 경우가 많은데, 잘못하면 경골이 부러지는 부상을 입어 수술해야 하는 지경이 될지도 모른다. 따라서 바인딩 수치를 너무 높이지 말고 신체 조건에 맞춰 조정하는 것이 중요하다.

넘어지면서 엄지손가락에 감아쥐고 있던 폴(스키 손잡이) 손잡이가 엄지손가락을 누르기 때문에 엄지손가락 인대가 늘어나는 손상을 입는 사람도

TIP

스키 부상을 예방하려면

- 자신에게 맞는 슬로프를 선택해서 무리한 레벨 업을 금지하고 스키장비를 잘 점검해야 한다.
- 스키와는 별도로 하체를 단련하는 운동과 무릎 관절을 유연하게 하는 운동을 꾸준히 하면 도움이 된다.
- 스키 타는 시간을 하루에 3~4시간을 넘지 않도록 조절해야 한다. 몸이 피곤해지면 반사 신경이 둔화해 돌발적인 상황에 제대로 대처할 수 없다. 실제로 부상자 중에는 3시간 이상 탄 뒤에 다친 사람이 많다. 피곤해지기 전에 슬로프를 떠나는 것을 생활화하자.
- 스키 타기 전에 준비운동을 충분히 하라. 적어도 10분 이상 준비운동을 해서 근육을 유연하게 푸는 것이 중요하다. 실제로 부상자 중 준비운동을 하지 않은 경우가 77%에 이른다. 2~3시간 동안 스키를 탄 후에는 따뜻한 곳에서 30분~1시간 정도의 휴식을 취하며 체온을 높이고, 수분 및 탄수화물 위주의 영양을 보충한다.

많다. 손가락 인대 늘어난 것쯤이야 금세 좋아지겠지 하는 생각은 오산이다. 엄지손가락은 평상시에도 사용하는 빈도가 높기 때문에 좀처럼 인대 손상이 회복되지 않는다.

특히 초보자의 경우 엄지손가락 부상이 아주 많은 편인데, 초보자가 넘어질 때는 그 순간엔 폴대를 놓치더라도 손가락에서 폴대를 놔줘야 손가락 부상을 입을 확률이 낮다.

손목이나 손가락을 다치지 않으려면 넘어질 때 손을 땅에 짚지 말고 몸 쪽으로 가져가고 다리는 모은 자세를 유지해야 한다. 또한 어깨 부상은 팔을 벌리고 넘어질 때 많이 생기게 된다. 그러므로 넘어질 때 가급적 양팔을 몸에 밀착하는 동작을 연습하는 것이 좋다.

ⅢⅢ <u>스노보드</u>, 넘어지는 것도 **기술이다**

스노보더들이 부상을 입는 가장 큰 이유는 추락이고, 그 다음은 충돌이다. 부상자는 역시 초보자가 대다수며, 손목 부상이 가장 많다. 초보자에게 흔한 손목 부상은 65%가 손목뼈가 부러지는 사고다.

이에 반해 상급자들은 발목 손상이 많은 편인데, 발목 손상은 점프 후에 착지할 때 발목이 눌리며 안으로 돌아가면서 많이 발생한다. 주로 발목 염좌(인대가 늘어남)가 흔하지만, 발목 바깥 복사뼈 돌기에 금이 가는 상황이 발생하기도 한다.

부상이 심각한 경우는 척추 골절도 생길 수 있는데, 점프 후 착지 과정에서 뒤로 떨어지면서 척추가 다치는 일이 잘 발생한다. 최근 일본 학회에서는 '점퍼골절(jumper's fracture)'이라는 병명이 등장할 정도로 스노보드로 인한 척추 골절이 빈번하다. 그밖에 스노보드는 회전할 때 몸과 다리가 한 방향으로 함께 움직이고 스키보다 길이가 짧아서 무릎 손상은 스키에 비해 상대적으로 덜한 편이다.

골절상(骨折傷, 뼈가 부러지거나 금 간 경우)은 부목을 대고 고정을 해주는 기간이 필요하고, 인대손상의 경우는 간단한 부목으로 고정하고 그 기간 동안 침, 뜸 치료를 동시에 실시하면 부종이 빨리 가라앉아서 회복이 빠르다. 손상 정도가 심한 경우는 어혈을 풀어주고 부종을 없애주는 한약을 처방해서 회복을 돕는다.

▨▨ **마라톤,** 달리지 않으면 **견딜 수 없다?**

검색엔진에서 '국내마라톤대회일정'이라고 입력해서 검색해보라. 1년 동안 크고 작은 국내 마라톤대회가 전국적으로 약 백여 개가 열리고 있으며, 특히 봄볕이 좋은 3, 4, 5월에는 전국 10~20군데에서 마라톤 대회가 개최된다. 그만큼 마라톤으로 건강을 유지하는 사람이 많다는 이야기다.

직장 내에 마라톤 동호회도 많이 생겼고, 한의원에도 다양한 제목의 마라톤 대회에 출전하기 위해 맹연습을 하던 중에 부상을 입어 찾아오는 직장인들이 많다. 다른 운동에 비해 하체에 지속적으로 체중이 부하되기 때문에 부상은 주로 무릎과 발목에 집중된다.

특히 다리가 'O'자로 많이 휜 사람은 발을 땅에 디딜 때 발목이 안쪽으로 회전하기 때문에 아킬레스건에 염증이 발생하기 쉽다. 한국사람, 특히 남성의 경우 다리가 휜 사람이 대부분이다. 장딴지 근육에 심한 피로가 쌓이면 달릴 때 아킬레스건에 과도한 부담이 전달된다. 하루 주행거리를 너무 많이 잡거나, 속력을 올리거나, 심하게 경사진 언덕을 달리면 아킬레스건에 부담을 많이 주게 돼서 건염의 원인이 된다.

아킬레스건을 건강하게 유지해서 좋아하는 마라톤을 오래도록 즐기려면 운동 전에 장딴지 근육과 아킬레스건의 스트레칭(다리를 쭉 펴고 앉아 발끝을 손으로 잡고 몸 쪽으로 지그시 끌어당기면서 열까지 센 후 놓는 동작을 반복)을 충분히 해줘야 한다. 또한 연습에 욕심내지 말고 연습량을 적절히 조절하는 것이 중요하다.

그러나 이미 아킬레스건에 염증이 생겨 있다면 우선 달리기를 중단해야 한다. 마라톤을 좋아하는 사람들이 한결같이 하는 말은 "마라톤은 중독성이 있어서 달리지 않으면 견딜 수 없다"는 것이다. 무릎이나 발목이 아파도 일단 달리기 시작하면 만사가 잊혀지고 마음이 편안하다고 한다. 그래도 일단 부상이 생기면 쉬어야 한다. 인정하고 싶지 않아도 몸이 따라주지 않는 것이기 때문에 쉬면서 치료하는 것이 최상의 방법이다. 치료는 염증이 생긴 아킬레스건 부위에 침과 뜸 치료를 반복적으로 시술한다.

마라토너의 무릎만큼 혹사당하는 관절도 드물다. 오죽하면 runner's knee라는 병명이 있을까. 아마추어 마라토너를 꾸준히 괴롭히는 무릎 통증은 주로 무릎뼈(슬개골) 아래쪽이나 옆쪽에 생기는데, 무릎 연골이 약해지고 닳은 것이 원인이다. '슬개골 연골 연화증(膝蓋骨 軟骨 軟化症)'이라고도 불리는 이 증상은 아팠다 안 아팠다가 반복되고, 일정 거리까지는 통증이 없다가 일정 거리 이상만 뛰었다 하면 통증이 나타나며, 심할 때는 붓기도 한다. 무릎을 구부렸을 때는 연골이 부딪히는 것처럼 삐꺽거리는 것이 느껴지고 소리도 들을 수 있다.

누구나 이런 증상이 생기는 것은 아니다. 허벅지 앞쪽 근육(대퇴사두근)이 피로하거나 근력이 약해지거나 무릎 뒤쪽 근육(슬곡근)과의 근력 균형이 맞지 않으면, 달릴 때 무릎 연골이 계속 자극받아 증상이 생기게 된다. 언덕 달리기, 특히 내리막길에서 통증이 심해지고 울퉁불퉁한 길을 많이 달릴 때도 상태가 악화된다.

TIP

족저근막 스트레칭

족저근막도 늘 스트레칭으로 관리해주면 병이 덜 난다. 족저근막 스트레칭은 한쪽 무릎을 접은 상태로 바닥에 앉아서 발목을 몸쪽으로 구부린 후, 발가락이 발목을 넘어서도록 서서히 당겨서 10초간 정지했다 풀어주는 동작을 열 번 정도 반복하는 것이다. 간단하면서도 효과 만점인 스트레칭 방법이다.

치료는 달리기를 중단하고 무릎과 허벅지 근육 주위의 경혈 자리에 침과 뜸을 시술하는 동시에, 하체(대퇴사두근, 슬괵근, 종아리 근육) 근력을 강화하는 운동을 병행해야 한다. 수영, 수중 러닝 등 무릎 관절에 부담을 주지 않는 운동으로 재활을 꾀하는 것이 좋다.

마라토너의 발 또한 혹사당하는 부위다. 발뒤꿈치 근처에 염증이 생기는 '족저근막염(plantar fascitis)'이 발생할 가능성은 항상 존재한다. 족저근막염 환자들은 "아침에 자고 일어나서 첫 발을 내디딜 때 통증이 가장 심하다"고 표현하는데, 이는 그때가 근막이 가장 굳어 있는 시간이기 때문이다. 몇 발자국 걷고 나면 통증은 금세 감소한다.

달리기할 때 발바닥을 덮고 있는 얇은 근막(족저근막)에 지속적으로 스트레스를 준 것이 원인이다. 평소 아킬레스건이 굳어 있는 사람, 발의 족궁이 높으면서 굳은 발을 가진 사람, 또는 발을 디딜 때 발이 안쪽으로 많이 뒤틀리게 되는 평발을 가진 사람은 더 발생 빈도가 높다. 또한 낡은 신발이나 근막이 늘어날 정도로 딱딱한 신발을 신고 달리기를 하는 것도 원인이 될 수 있으니, 아마추어 마라토너들은 발 건강을 늘 염두에 두고 좋은 러닝화를 구입하는 것에도 투자를 아끼지 말아야 한다.

▥ **축구**, 지나친 승리욕을 **절제하라**

주말에 한 번씩 축구를 하는 것으로 건강을 관리하는 직장인이 많다. 축구로 인한 부상은 시속 120~140km를 넘나드는 대단한 공의 속도와, 격렬한 몸싸움으로 인한 충돌 때문에 생긴다. 시속 120~140km의 축구공과 발이 만날 때 순간 충격에너지는 무려 250~300kg이나 된다고 하니, 이 충격을 발목이 다 받아내려면 어지간히 강력한 발목을 가진 사람이라도 크고 작은 부상은 입게 마련이다.

직접 무릎을 부딪치거나, 정상 관절운동 범위를 벗어날 정도로 무릎이 꺾이거나 달리다가 갑자기 방향을 꺾거나, 갑자기 멈추는 동작에서 무릎과 발목 인대에 무리가 가면서 발생한다. 대부분의 손상이 타박상과 염좌와 같은 가볍고 직접적인 손상이 대부분이어서 다른 종목에 비해 고질적인 외상은 적은 편이라는 것이 다행이라면 다행이다. 수술이나 깁스 등 심각한 정형외과적인 치료가 필요한 경우가 아닌 경우는 침, 뜸, 부항, 테이핑 요법 등의 한방 치료가 효과적이다.

TIP

축구 부상을 예방하는 방법

경기 전에 충분히 스트레칭과 워밍업을 하는 것이 필수적이다. 그리고 주말에 주로 운동하는 사람은 평일에 3일 정도는 달리기나 근력 운동을 해야 한다. 아마추어 선수들은 승리욕 때문에 무리하다가 다치는 경우가 많은데, 즐기는 마음으로 해야 건강에 좋다. 또한 몹시 더울 때는 경기 전과 도중에 틈틈이 물을 충분히 마셔야 한다. 인체에 수분이 부족하면 집중력이 떨어져 다치기 쉽고, 심할 경우 탈진해서 병원에 실려 갈 수도 있음을 명심하자.

미래의 전략, 골프
준비운동과 통증 치료법

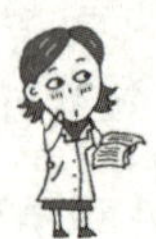

⫼⫼ **골프도** 일이다

"30대에 시작하면 싱글, 20대에 시작하면 이븐"이란 말이 있다. 모든 스포츠가 그렇겠지만 특히 골프는 몸이 유연한 젊은 나이에 시작하면 배우기도 쉽고 스코어도 금방 좋아진다. 그러나 지금껏 골프가 젊은 사람들이 누구나 배우고 즐길 수 있을 만큼 대중적인 스포츠는 아니었던 것이 사실이다. 아직도 회원권 가격이 고가이고, 비회원 그린피도 비싼 편이라 샐러리맨들에게 골프는 경제적인 부담이 되는 운동임이 틀림없다.

그럼에도 골프는 젊은 직장인들에게 매력적인 운동으로 점차 인식되고 있다. 술은 못해도 되지만 골프를 못하면 일을 하기 힘들다는, 골프가 곧 '일'이라는 공감대가 형성되고 있고, 골프 권하는 사회에서 살아남는 법은 골프를 하는, 그것도 아주 잘하는 것밖에 없다는 생각 때문이 아닐까?

게다가 기왕에 배워야 할 것이라면, 한 살이라도 젊었을 때 차근차근 배워두는 것이 낫다고 주위에서도 충고를 아끼지 않으니, 미래를 위한 투자 내지는 자기계발을 위한 필수과목이라는 생각이 들게 된다.

실제로 필자의 한의원에 오는 20~30대 남자 환자들 중에서 골프를 수년째 하고 있거나 이제 막 골프를 배우기 시작한 사람이 50%를 넘는데, 골프를 시작하게 된 동기가 대부분 골프가 미래의 전략이라고 생각했기 때문이란다. 재미가 한참 붙을 때는 새벽 4시에 일어나 연습장에 들렀다가 정시에 출근하기도 한다니, 일이건 골프건 부지런하고 도전정신이 있는 사람은 뭐가 달라도 다르다.

처음엔 공 멀리 보낸다고 좋아하지만 차차 다음 타를 읽는 법을 배운다. OB(Out of bounds)내고 잘하면 더블로 막을 것을 욕심내다 '더블파' 하면서 마음을 다스리게 되고, 안 되는 날은 캐디 잘못 만난 탓을 하다가 어느덧 '나'를 돌아보게 된다. 게다가 골프는 무조건 공을 때리는 게 아니라 위기상황에서 벌타를 적게 먹고 점수를 덜 까먹으면서 그 홀을 빨리 벗어나는 능력을 필요로 하는, 전략이 필요한 운동이라는 점이 매력을 더한다. 처음 만난 동반자라도 함께 골프를 쳐보면 성격이 급한 사람인지, 위기에서 당황하는 사람인지, 실수했던 홀을 잊지 못해 다음 홀까지 영향을 받는 사람인지 금방 성격을 알 수 있다.

골프의 이런 특성 때문에 책상을 마주앉아 딱딱하게 이야기할 때보다 훨씬 인간적으로 빨리 친해질 기회를 잡을 수 있는 사회적인 운동으로 평가되고 있다.

⫶⫶⫶ **골프하면** 원래 여기저기 **아프게 마련이다?**

예전에는 한의원을 찾는 동통 환자의 대부분이 만성 관절질환 환자였다. 그러나 십여 년 전부터는 양상이 바뀌어서 스포츠 손상 환자가 많아졌고, 젊은 사람들의 한의원 이용률이 높아지면서 골프 손상으로 인한 통증 환자가 대폭 늘어났다. 특히 필자의 한의원은 직장인들을 주로 치료하고 있어서 내원 남성 환자의 동통 질환 원인의 대부분이 골프로 인한 손상이다.

어떤 운동이든지 숙련되기 전에는 항상 부상이 도사리게 마련이다. 골프처럼 몸의 특정 부위에 순간적으로 힘이 집중되는 종목은 특히 더 그렇다. 대체로 골프를 시작한 지 얼마 안 된 초보 골퍼의 경우는 주로 허리와 척추 통증을, 핸디캡 9 이하의 상급 골퍼들은 상대적으로 손목관절의 통증을 호소한다. 초보자는 힘만 주는 과도한 스윙으로 요추관절이 과회전되기 때문이고, 숙련자는 손목을 이용한 기술(코킹 또는 땅을 찍어서 볼을 치는 동작 등)을 구사하기 때문일 것으로 생각된다.

전체적으로는 허리와 척추 부위 통증이 가장 많고 손목, 어깨, 가슴 순으로 부상이 많이 발생한다. 골프 손상의 주된 원인을 짚어보면 거의 대부분이 잘못된 스윙 메커니즘으로 스윙했거나, 몸의 유연성이 떨어지는 시간대(새벽 골프) 또는 컨디션이 좋지 않을 때 준비운동 없이 무리하게 라운딩했거나, 너무 빈번한 라운딩 혹은 연습장에서의 과도한 스윙연습 때문이다.

골프가 흥미로운 운동이다 보니 통증이 생겨도 계속 빠져드는 경우가 많은데, "골프 할 때는 여기저기 아프게 마련이다", "운동은 운동으로 풀어야 한다"는 주위의 조언을 듣고 계속 공을 치다보면 증상은 더 악화되고 스윙 자세도 나빠지게 된다.

여성 골퍼는 신체조건과 기술구사방법 등에서 남성 골퍼와는 전혀 다르다. 따라서 부상에도 커다란 차이를 보인다. 연구결과를 보면 남성은 척추 부위를 주로 다치며, 여성은 상체를 많이 다친다고 한다. 이런 차이를 보이는 것은 남성 골퍼의 다운스윙 속도가 여성보다 빠를 뿐 아니라, 남성 골퍼가 몸통 회전(體幹回轉, trunk rotation)이 훨씬 강해 허리에 무리를 주기 쉽기 때문이다. 여성 골퍼들은 몸통의 유연성이 좋아 척추 부위를 다칠 가능성이 그만큼 적지만, 상체와 팔의 근력이 약해서 스윙할 때 한쪽 팔의 리드가 남성에 비해서 떨어지기 때문에 어깨나 손목 등 상체를 많이 다치게 된다.

오랫동안 골프를 해온 사람들 중에는 척추디스크가 심하게 손상된 경우가 흔한데, 무리하게 운동을 계속하면 돌이킬 수 없는 지경에 빠지기도 한다. 스윙 준비자세에서 상체의 굴곡과 골반을 뒤로 빼내는 자세의 반복, 임팩트 동작에서 과도한 골반 회전, 특히 치핑과 퍼팅 때 잠시 허리 근육을 긴장시키는 동작이 원인이다.

골프는 웬만한 경지에 오르기 전까지는 힘을 빼고 자연스럽게 스윙하기가 쉽지 않으며, 스윙 과정에서 허리 근육은 물론 몸 전체 근육에 심한 긴장과 수축을 가져오는 게 일반적이다. 스윙을 할 때나 끝난 후 많은 사람이 요통을 느끼는 것은 이 때문이며 대부분의 골퍼가 척추디스크 내에 변성이 와 있는 것을 흔히 볼 수 있다. 골프는 그만큼 허리에 부담을 많이 주는 운동이다. 허리 부위의 통증이 있는 사람은 한 시즌 동안 골프를 중단하고 스트레칭과 웨이트 트레이닝을 통해 허리의 유연성과 근력을 강화한 뒤 다시 골프를 시작하는 게 좋다.

척추의 힘을 기르는 동시에 유연성을 강화하는 것은 골프로 인한 손상에서 벗어날 수 있는 유일한 방법이며, 골프의 비거리를 늘리고 샷의 정확성을 높이는 데 중요한 요소다. 그러니 볼을 치는 연습만 해서 골프 실력이 늘어나길 바라는 것은 욕심이다. 중년이나 노년 골퍼들이 골프가 잘 되지 않는 큰 이유 중 하나가 바로 유연성 부족 때문이며, 젊은 골퍼들도 유연성이 부족한 사람이 태반이다.

그런데 유연성이 부족한 사람들의 공통점이 유연성을 길러주는 '스트레칭'을 싫어하니 악순환이 반복될 수밖에 없다. 따라서 골프를 제대로 하려면 스윙 연습, 스트레칭, 웨이트 트레이닝, 이 세 가지를 모두 꾸준히 해서 유연성, 지구력, 힘을 골고루 갖춰 '기술'을 뒷받침해줘야 한다.

ⅢⅢ **몸이** 곧 **재산**이다

L그룹에 다니는 B씨(40세, 남)가 월요일 아침 일찍 허리가 틀어진 채로 내원했다. 앉았다 일어서기도 힘들 지경이고 치료실 침대에도 겨우 올라가 눕는 눈치다. 월요일 아침부터 어찌된 영문인가 했더니 전날인 일요일에 새벽 골프를 갔는데, 그 전날 늦게까지 회식이 이어져서 눈도 붙이는 둥 마는 둥 새벽에 집을 나설 때부터 이미 컨디션은 엉망이었다고 한다.

골프장에 도착해서 몸을 제대로 풀지도 않고 첫 홀에서 티샷을 했던 것이 허리에 무리가 돼서 18홀 내내 허리를 움켜쥐고 라운딩을 했다고 털어놓는다. 그리고는 그 상태로 밀리는 고속도로를 자가운전해서 두 시간이나 걸려 집에 도착했더니 허리가 아파서 운전석에서 일어날 수가 없을 정도였다는 것이다. 밤새 통증 때문에 잠도 제대로 못 자고 고생하다가 아침 출근길에 한의원으로 온 것이라 한다.

월요일 오전에는 B씨와 같은 환자가 제법 많다. 주말 골프만 가능한 직장인들이라 이렇게 다치게 되면 한 주의 시작이 엉망이 된다. 새벽 골프를 해야 할 때는 전날 충분한 수면을 취해줘야 몸속의 근육도 제대로 말을 듣는다. 그리고 티 박스에 서기 전 스트레칭도 평소보다 두 배는 열심히 해줘야 B씨와 같은 부상이 생기지 않는다. 몸이 곧 재산 아닌가.

⫴ 스윙을 직접 담당하는 **목, 팔, 손목, 손가락**

머리를 고정하고 목을 축으로 회전시키는 운동이 골프이다 보니, 임팩트 후에도 시선을 땅에 고정한 채 어깨만 회전하면서 목 부위의 디스크가 찢어지거나, 신경이나 근육이 늘어나거나, 놀라서 수축하게 된다. 또 운동 전에 목 스트레칭이 없이 바로 스윙을 해서 목 위, 옆의 근육, 인대가 '염좌(捻挫, 삐는 것)'되는 일도 잦다. 이렇게 되면 목을 잘 움직일 수 없을 뿐 아니라 뻐근한 통증이 생겨서 괴롭다.

골프로 인한 통증의 대부분은 한방치료로 좋은 효과를 얻을 수 있다. 운동을 쉬면서 압통점을 따라 수회에 걸쳐 침 치료를 받으면 조금씩 좋아지며, 증상이 심하면 한약 요법도 병행한다. 치료 후에 풀 스윙이 완전히 가능하고 통증이 없는 정도면 운동을 시작해도 좋다.

어깨 손상의 경우, 오른손잡이 골퍼는 왼쪽 어깨 손상이 많다. 백스윙의 탑 또는 임팩트 순간에 부상을 입는 경우가 흔하고, 어깨 회전근육이 주로 손상된다. 시니어 골퍼의 경우 골프로 인한 어깨 손상이 원인이 되어 흔히 오십견(五十肩)이라고 부르는 '동결견(凍結肩, Frozon shoulder)'으로 발전하기

폼은 좋은데, 글쎄~

도 한다. 그래서 스윙 아크가 작아지고 비거리가 더욱 줄어드는 것은 물론이며 어깨가 아파서 잠도 편하게 못 자게 되니, 참으면서 스윙연습만 할 것이 아닌 것이다. 골프로 인한 어깨 손상의 한방치료는 손상 정도에 따라 치료 기간과 방법이 달라지며, 만성적인 어깨통증일 경우는 장기간의 치료가 필요한 경우도 흔하다.

골프를 하면서 팔꿈치 한 번 안 아파본 사람이 없을 정도로 팔꿈치 부상은 골퍼에게는 흔하게 발생한다. 스윙 또는 임팩트 순간 골프채를 통해 직접 팔로 전달되는 반복적인 충격이 원인이며, 오른손잡이 골퍼의 경우 왼팔 팔꿈치 바깥쪽의 튀어나온 뼈 부위에 주로 발생한다. 흔히 '골프 엘보'라고 부르는 질환인데, 만성적인 과다사용(overuse)이 원인인 만큼 이미 증상이 시작되었을 때는 팔꿈치 관절의 부담이 장기간 축적되어 있는 상태라서, 치료가 쉽지 않으며 재발하기도 쉬워 치료에 인내를 요한다.

양방에서도 간단한 소염제만으로는 치료가 잘 되지 않아 국소 스테로이드 주사를 놓거나 프로로 테라피 요법을 사용하고 있으며, 스윙을 일체 중지하고 장기적인 치료를 받아야 하는 것으로 알려져 있다. 국소 스테로이드 주사요법으로 금세 증상이 호전되는 장점만을 생각해서, 골프 라운딩을 계속 하고 싶은 급한 마음에 반복적으로 주사를 맞게 되면 건(腱) 파열을 초래한다. 그래서 결국 건(腱, 힘줄)조직이 재생할 수 없는 지경이 될 수 있으므로 주의를 요한다. 또한 수술 요법도 치료 성공률이 높지 못하다.

한방에서의 치료는 약침(봉독요법 포함)과 뜸 치료를 위주로 하며 증상이 심하면 한약요법도 병행해야 한다. 치료 중에는 골프를 쉬어야 하며 부득이 라운딩을 해야 할 때는 엘보 밴드를 구입하여 착용해야 한다. 치료기간은 2개월 이상이며, 4~5개월이 소요되는 경우도 있다.

손목과 손의 손상은 비교적 젊은(30대 중반 전후), 그리고 핸디캡이 낮은 골퍼에게 많이 나타나는 경향이 있으며, 왼쪽 손목에 통증이 많이 발생한다. 손목과 손은 골프 스윙의 역학상 가장 직접적으로 타구 순간의 충격과 힘을 그대로 받는 부위이며, 타구 시의 충격에 의한 가벼운 손상이 축적됨으로써 건(腱, 힘줄)이나 인대에 손상을 입게 된다.

왼손을 많이 돌려 잡는 스트롱 그립을 사용하는 경우 손목에 과도한 부담이 될 수도 있다는 보고도 있다. 초보자의 경우 너무 세게 클럽을 잡거나, 손목 코킹을 지나치게 하거나, 코킹 방향이 엄지손가락 쪽이 아닌 손등 쪽으로 하게 되는 경우, 그립의 끝을 손바닥에 감아쥐고 찍어 칠 때 손바닥에 충격이 가해지면서 손상되는 경우, 다운스윙 시 손목 코킹이 풀리는 경우 등으로 인해 손가락이나 손목에 무리가 가는 것이 원인이 된다.

건염(腱炎) 또는 건초염이라는 진단을 받고도 스윙을 쉬지 않는다면, 치료가 점점 어려워질 수 있다. 그립을 거머쥐는 왼 손가락 3, 4, 5지가 잘 펴지지 않거나, 손목 중앙과 바깥쪽이 붓고 통증이 있거나, 손바닥 중앙에 압통이 생겼을 때도 골프를 쉬고 한방치료를 병행하는 것이 좋다.

‖‖‖ 갈비뼈에 금 간 사실, 모를 수 있다

옆구리 통증도 흔한 골프 손상 중 하나다. 스트레칭 없이 바로 드라이버 풀 스윙을 하고 났을 때나, 몸이 유연하지 못한 새벽에 잠도 제대로 못 자고 라운딩을 다녀온 후, 또는 초보자가 과도한 스윙연습으로 평소 안 쓰던 옆구리와 등 근육을 정도 이상 꼬느라 애쓴 후에 주로 나타난다. 옆구리뿐 아니라 등과 어깨까지 결리고 아파서 스윙을 못하는 것은 물론이고, 심할 경우는 제대로 숨도 쉬지 못할 정도로 아프다.

이런 통증은 늑간근(갈비뼈 사이의 근육)이 파열됐기 때문인데, 가벼운 증상은 스윙연습을 1~2주 중지하고 격일 간격으로 침 치료를 받는 것으로 호전되지만, 심한 증상은 완전히 근육이 정상으로 회복될 때까지 스윙연습을 중지하고 꾸준히 침 치료를 받아야 한다.

아예 늑골(갈비뼈)에 금이 가는 경우도 흔하다. 누구에게 맞거나 어딘가에 부딪쳐야 갈비뼈에 금이 간다고 생각한다면 오산이다. 늑골이 한꺼번에 부러지는 것이 아니라, 늑골을 붙잡고 있는 늑간근에 스트레스가 누적되면서 늑골에 서서히 금이 가는 피로골절(疲勞骨折)이 생기기 때문에 통증이 심하긴 해도 늑골에 금이 갔다는 생각까지는 못하는 수가 많다.

보고에 의하면, 300명의 골퍼를 대상으로 X레이 사진을 찍어본 결과 이 중 5명의 갈비뼈에 과거에 금이 갔던 자국이 있었지만, 정작 본인은 그 같은 사실을 모르고 있었다고 한다. 일단, 옆구리가 심하게 결릴 때는 골절인지 확인하기 위해서 방사선과 검사가 필수적이다. 골절이 많이 발생하는 부위는 스윙의 목표방향 쪽(오른손잡이의 경우는 왼쪽) 4, 5, 6번 늑골이며, 두개 이상의 늑골이 골절되는 사례가 많다. 골절 부위를 중심으로 염증이 생기면서 심한 통증과 방사통이 생기기 때문에 심호흡이나 기침을 할 때 극심한 통증을 호소하게 된다. 방사선과 진단으로 늑골 골절이 진단되면, 즉시부터 스윙을 중지해야 하고 대략 8주가량의 침 치료가 필요하며, 골절된 늑골을 잘 붙게 하고 통증도 제어하기 위해서 한약요법이 병행되어야 한다. 치료시기를 포함해서 한 시즌 동안은 라운딩을 하지 않는 것이 바람직하다.

▥ **스윙을** 든든히 지탱하는 **골퍼의 하체**

골프 스윙 과정은 한마디로 트위스트(twist) 동작이다. 발목과 장딴지는 고정하고 허벅지와 허리를 강하게 회전시킴으로써 스윙의 파워를 높이는 운동이다. 그러나 이 동작이 무릎에는 상당한 무리를 가하게 된다. 특히 회전하면서 무릎뼈 사이에 끼여 있는 연골 부위에 손상을 입을 가능성이 크다.

이 반월상 연골에 문제가 생기면 무릎 전체에 통증이 나타나고 관절 틈을 따라 압통(壓痛)이 생기는데, 압통이 생기는 부위는 손상된 연골 부위와 일치한다. 다친 직후에는 무릎 관절에 피가 찰 뿐 아니라 관절에 물이 차오르고 극심한 통증으로 무릎을 제대로 펼 수가 없다. 걸을 때 갑자기 다리에 힘이 빠지기도 하고, 특히 자갈길을 걷거나 계단을 내려갈 때, 높은 곳에서 뛰어내릴 때 주저앉을 것만 같은 기분이 든다.

반월상 연골판이 손상되었는지 여부는 무릎관절 MRI 촬영을 하면 진단이 가능하다. 심할 경우는 연골판을 이식하는 수술을 받아야 할 지경이 되기도 한다. 가벼운 경우는 1~2주간 부목으로 고정하고 얼음찜질을 하면서 무릎 관절의 부종을 가라앉힌다. 그리고 무릎근육을 강화하는 한약재로 구성된 처방을 복용해서 급성 증상을 가라앉힌 후에 수 주간 침 치료를 받는 것으로 마무리할 수 있다.

"본인 사망 외에는 어떤 부상에도 불구하고 반드시 골프 약속은 지켜야 한다"고 고집하면서 무릎을 붕대로 감은 채 절면서 라운딩을 나갔던 무모한 주말골퍼가 결국 연골이식수술을 받아야 하는 지경에 이르는 사태를 본 적이 있다. 그토록 좋아하던 골프를 무릎 부상 때문에 그만둬야 하는 사례를 지켜보면서 얼마나 안타까웠는지 모른다.

　　라운딩 때 경사진 곳을 많이 걷거나, 경사가 심한 곳에서 스윙을 하고 난 후 발목 주위 인대에 무리가 가는 경우, 발뒤꿈치에서 발바닥 쪽으로 통증이 있는 경우(족저근막염), 발뒤꿈치에서 10센티 위쪽 아킬레스건 부위가 붓고 아픈 경우(아킬레스건염)는 흔하다.

　　족저근막염은 로우 핸디캡 골퍼나, 구력이 길고 라운딩 횟수가 잦거나 한 주당 연습장 방문 횟수가 많은 골퍼에게 많이 나타나는 경향이 있다. 간혹 해외 골프여행을 하면서 하루 36홀씩 꼬박 3~4일을 전지훈련처럼 라운드하고 돌아오면 몸에 이상이 오기 쉬운데, 그중에서도 가장 혹사를 당하는 것이 발, 그것도 특히 족저근막은 염증이 생기지 않고는 견딜 재간이 없다. 족저근막염은 아주 천천히 발생하며 아침에 일어나 첫 걸음을 디딜 때 통증이 오다가 조금 지나면 통증이 가시는 특징이 있다. 주로 발꿈치 안쪽으로 많이 생기며, 발가락을 바깥쪽으로 뻗으면 통증이 더 심하다.

　　발바닥이 아니라 발뒤꿈치에만 심한 통증이 올 때는 발뒤꿈치 인대에 무리가 온 것으로 아킬레스 점액낭염을 의심해봐야 한다. 아킬레스 점액낭염은 힘줄(인대)이 쉽게 움직일 수 있도록 힘줄과 뼈 사이에 액체가 들어 있는 조그마한 주머니에 염증이 생기는 것으로, 발을 많이 쓰는 운동선수에게 흔하게 생기는 질병이다. 잘 맞지 않는 신발을 신거나, 아킬레스건을 너무 팽팽하게 하거나, 과도하게 옆으로 비트는 동작을 할 때도 발생한다.

　　아킬레스 점액낭염 역시 아침에 처음 걸음을 디딜 때나 앉아 있다가 걸음을 걸을 때 통증이 심하며, 특히 언덕을 오르거나 바닥이 부드러운 곳을 달릴 때 뒤꿈치에 심한 통증이 느껴진다. 염증이 있는 곳에는 열이 나고 만지면 아프며, 심해지면 신발을 신기 어려울 정도로 통증이 심하므로, 그런 상태로 골프를 한다는 것은 무리다. 한방 치료로는 증상의 정도에 따라

라운딩을 쉬면서 침, 뜸 치료를 하게 되는데, 체중이 가장 많이 실리는 관절인 만큼 충분한 휴식과 꾸준한 치료를 통해 조속히 회복시키지 않으면 차후에 골프를 계속하는 데 큰 걸림돌이 될 수 있다.

ⅢⅢ **골퍼는** 날씨에 굴하지 않는다, **여름골프·겨울골프**

"골퍼는 날씨에 굴하지 않는다"는 말이 있긴 하지만 그래도 한국의 여름 혹서기, 겨울 혹한기에도 날씨에 굴하지 말아야 한다고 하기엔 너무 가혹하다. 더위에 지치거나 추위에 얼지 않고 별 탈 없이 18홀을 무사히 마칠 수 있는 것만으로도 그저 감사할 따름이다.

겨울 골프는 '땅은 얼고, 그린은 튀고, 날씨는 춥고', 이 세 가지 변수 때문에 승부가 갈린다 해서 '운칠기삼(運七技三)'이라고 할 정도로 볼을 컨트롤하기 힘들다. 그만큼 겨울 골프는 골퍼의 몸을 상하게 하기도 쉽다. 겨울에 언 땅에다 아이언을 한 번만 잘못 찍어 쳤다간 겨울 내내 팔꿈치나 옆

TIP

여름 골프를 이기게 해주는 묘약, 생맥산(生脈散)

여름 보약으로 처방되는 '생맥산(生脈散)'은 원기(元氣)를 내는 묘약이라 알려진 처방인데, 여름철 더위에 땀을 많이 흘려 기운이 없고 맥이 빠진 데 효과가 뛰어나다. 여름 라운딩 때 물 대신 생맥산 달인 물을 마시면 일사병을 예방할 수 있을 뿐 아니라, 기운이 쉬 빠지지 않으므로 경기력 향상에 많은 도움을 받을 수 있다. 약재도 맥문동, 인삼, 오미자 세 가지만 준비하면 되기 때문에 만들기도 쉽다. 세 가지 약재를 2 : 1 : 1 비율로 준비하고 물을 넣고 끓여낸 액을 마시면 된다.

구리가 아파 고생한다.

또 추운 날씨 때문에 어깨와 목을 움츠리고 다니다보면 근육이 딱딱하게 굳게 되고 스윙할 때 쓸데없이 근육에 힘이 들어가게 마련이다. 목이나 허리를 다치기 쉬운 것도 바로 겨울 골프 직후다. 겨울에는 다른 계절보다 골프장에 일찍 도착해서 워밍업과 스트레칭에 시간을 더 할애하는 것이 현명하며, 라운딩 전에 더운물에 몸을 담가서 근육을 미리 풀어주는 것도 좋은 방법이다.

여름 골프의 최대 난적은 바로 뜨거운 태양열. 동반자와의 내기보다는 자외선과의 승부에서 살아남아야 하는 것이 여름 골프다. '한낮의 라운드'는 가능하면 피하고 잠시 쉬는 동안은 직사광선을 피하는 것이 요령이다. 또한 작렬하는 태양 아래 8km 이상 걷는 여름 골프를 버티게 하는 힘은 충분하게 섭취하는 물에 있다. 18홀 라운드에는 성인의 하루 섭취 수분량 (1.5~2.5리터)의 2배인 4리터의 수분이 빠져나간다. 따라서 3, 4홀마다 수분을 섭취해주어야 탈진하지 않는다. 이때 골프장별로 준비하고 있는 천연 암반수라면 금상첨화다(국내 골프장 중에는 약수를 제공하는 곳이 몇 군데 있다).

▕▕▏▏ 체질로 알아보는 골프 스타일

○● 태음인 골퍼, 욕심을 버려라

체격이 큰 편이고 하체가 튼튼하며, 집중하고 몰두를 잘하며, 침착하고 말을 아끼기 때문에 골프를 잘할 수 있는 타고난 체질이다. 태음인 중에는 장타가 많지만 섬세함이 필요한 쇼트 게임에는 약한 편. 내기 골프를 좋아하

는 성향이 많은데 표정이 거의 없고 말을 안 하는 타입이기 때문에 동반자
들을 주눅 들게 하므로 내기에 유리하다. 하지만 자기주장이 강하고 승부
에 대한 애착이 강하며 욕심이 많은 편이라 내기에서 크게 지면 심각하게
낙담하기도 한다. 욕심을 버리면 골프가 잘 된다는 말은 태음인 골퍼에게
가장 약이 되는 한마디다. 라운딩 후에는 뜨거운 욕탕 속에 몸 전신을 담그
고 충분히 땀을 내면 하루의 피로가 풀어지고 머리도 맑아진다.

○●소음인 골퍼, 단순하게 생각하라

체격이 작고 마른 체형이 많은 소음인은 생각이 많고 소심하며 꼼꼼한 편이
어서 장타는 아니지만 자로 잰 듯 거리감이 뛰어나고 쇼트 게임에 강하다.
소화기능이 약하고 속이 냉한 편이어서 추위에 약하기 때문에 겨울 골프를
싫어한다. 생각이 많아서 예비 동작이 길고, 후반에 들어가면 체력이 급격
히 떨어져서 후반에 스코어를 망가뜨리는 일이 많다. 내기 골프에서는 소
심한 성격 탓에 '배판'이 나오면 쉽게 무너지고, 동반자의 한마디에 마음이
쉽게 흔들리는 편이다. 미스 샷을 했거나 해서 한 홀의 스코어가 엉망이 되
면 다음 홀, 그 다음 홀까지 계속 미련을 버리지 못하는 것이 단점이다. 추
운 날 라운딩할 때는 따뜻한 정종 약간으로 몸을 데워주면 몸이 편안해지면
서 플레이가 쉬워진다. 또한 라운딩 후에는 욕탕에 전신을 담그고 약간 몸
이 따뜻해졌을 때 바로 나와서 가벼운 샤워로 끝내는 것이 좋다.

○●소양인 골퍼, 서두르지 마라

상체가 발달하고 하체가 약해서 스윙할 때 채를 따라 앞뒤로 상체가 심하게
움직이는 경향이 있다. 성격이 급해서 매사 조급해하고 서두르는 경향이

있어서 스윙 속도도 지나치게 빠른 편이다. 샷이 급해서 OB가 잘 나며 미스 샷을 하고 나면 화를 잘 내는 편이다. 몸에 열이 많아서 더위를 많이 타기 때문에 여름 골프에 약하다. 내기 골프에서는 상대방의 실력에 따라 본인의 스코어 기복이 심하고, 성격이 급한 탓에 열을 잘 받아 내기 골프에서 돈을 잃을 확률이 높은 체질이다. 라운딩 후에는 욕탕에 하반신만 담그고 5분쯤 앉아 있다가 차가운 물로 샤워하는 것이 좋다.

○●태양인 골퍼, 아집을 버려라

상체가 발달한 만큼 하체가 부실해서 오래 걷는 것에 약하므로, 태양인 골퍼는 카트를 타고 다니지 않고 걸어서 18홀을 도는 골프장에서 라운딩하는 것을 좋아하지 않는 편이다. 아집이 있고 우월의식, 자존심이 강해서 내기 골프 때 계속 지는 상황이어도 배짱 좋게 '배판'을 불러서 손해를 보는 일이 많다. 영웅심과 자존심을 잘 다스리고, 마음을 편안하게 먹으면 골프도 더 잘 풀릴 것이다. 라운딩 중에는 맥주 한 잔이더라도 입에 대지 않는 것이 좋고, 라운딩 후에는 차가운 물로 가볍게 샤워만 하는 것이 도움이 된다.

▥ 핸디캡을 줄이는 식사법

골프를 잘 치려면 기술보다는 몸을 최고의 상태로 만들고 최적의 컨디션을 유지하는 것이 더 중요하다. 그래서 골프하는 육체가 필요로 하는 최적의 식사법은 더더욱 중요하다. 만약 새벽에 골프를 시작할 경우, 아침을 거르게 되면 혈당이 감소해서 포도당만을 에너지원으로 쓰는 뇌와 신경계의 기능이 저하된다. 그래서 주의력이 산만해지고 집중력 부족 상태에서 타수를 줄이는 것을 기대하는 것은 무리다.

골프 하기 전에 든든히 식사를 해두고, 골프 도중에는 속이 비지 않도록 틈틈이 간식(바나나, 초콜릿 바 등)을 챙겨 먹는 것이 좋은 스코어를 낳는 비결이다. 골프가 어려운 것은 드라이버 샷의 강렬함, 아이언 샷의 정교함, 쇼트 게임의 정확함, 퍼팅의 세밀함을 조화롭게 안배해야 하기 때문이며, 그만큼 끝없는 두뇌 활동이 필요하다. 그런데 뇌 활동에 중요한 역할을 하는 단백질이 공급되지 않으면 경기 도중 쉽게 피로하고 집중이 되지 않는다.

필드에 나가기 전날은 저녁식사로 고단백 음식을 섭취해서 최적의 컨디션을 만드는 것이 현명하다. 일본에서 가장 인기 있는 식물성 단백질은 클로렐라다. 콩의 단백질 함량이 39%인 것에 비해 클로렐라는 60%의 단백질을 함유하고 있다. 그뿐 아니라 녹황색 채소가 가지고 있는 항산화 영양소, 비타민, 미네랄을 골고루 함유하고 있기 때문에 50세 이상의 일본인 73%가 건강을 위해 먹는 식품으로 클로렐라를 손꼽을 정도다. 골퍼들에게 필요한 단백질도 클로렐라에서 충분히 섭취할 수 있는 것은 물론이다.

또한 골프 도중 그늘집에 들러서 꼭 한두 번쯤은 음료수를 마시게 되는데, 이때 본인의 체질을 잘 알고 있다면 시원한 음료로, 소음인은 인삼이나 홍삼 음료를, 태음인은 매실 음료를, 소양인은 녹차나 알로에 음료를 선택해서 마시면 짧은 시간 안에 기력을 돋우는 효과를 볼 수 있다. 평소 몸이 약한 골퍼는 봄가을에 한차례씩 한의원에서 기운을 북돋워주는 한약을 처방받아 복용하는 것도 좋다. 라운드 내내 지치지 않고 마지막 홀까지 정신을 집중할 수 있도록 체력을 크게 뒷받침하는 데 도움이 된다.

현대인의 오아시스, 요가

운동 효과와 주의사항

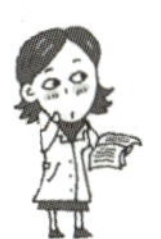

▥ **심신의** 평안까지 얻을 수 있는 **탁월한 선택**

선진국들이 웰빙 시대의 가장 합리적이고 미래 지향적인 방법으로 요가를 지목하면서 요가 붐이 세계를 뒤덮고 있다. 현재 미국의 백 수십 개의 의과 대학에서 요가를 중심으로 하는 대체의학을 정규 교과과정에 포함하고 있고, 많은 병원이 환자들의 회복 프로그램으로 요가를 활용하고 있다.

마돈나, 귀네스 펠트로 등 할리우드 스타들과 우리나라 대중 스타들 사이에 불고 있는 요가 열풍은 요가가 건강관리뿐 아니라 정신 수양에도 도움이 되며, 다이어트와 아름다운 체형미를 가꾸는 데도 탁월한 효과가 있다는 것을 입증한다. 초기엔 몸매를 가꾸기 위한 젊은 여성들이 대부분이었던 요가 인구가 점차 그 영역이 넓어져서 초등학생은 물론이고 중, 고교생, 40대 직장인, 60대 이상 노년에 이르기까지 연령과 성별에 상관없이 증가하고 있는 것은 많은 점을 시사한다.

여자 골퍼 세계 랭킹 1위인 스웨덴의 애니카 소렌스탐이 요가를 배운 해에 승승장구로 한해 13승을 거뒀다는 사실은 널리 알려진 얘기다. 그 외에도 수많은 골퍼가 요가를 하는 것으로 알려져 있는데, 이렇게 골퍼들에게 요가가 인기 있는 이유는 요가가 전신 근육강화, 균형감, 호흡조절에 도움이 되기 때문이다. 게다가 요가가 신체 건강을 넘어서 내적 수양의 수단으로서도 훌륭한 수행법으로 자신을 다스릴 수 있는 능력을 가질 수 있도록 해준다는 점도 매력적이다.

건강관리나 운동에 전혀 관심이 없던 여성도 요가는 해볼 만하다고 느끼도록 만든 데에는 매스컴의 영향이 컸다. 각종 오락프로나 CF에서 요가 동작을 무수히 방영했기 때문인데, 요가엔 분명 무언가 있다고 느낀 직장인, 특히 여성들은 오늘도 퇴근 후 요가 수련원으로 발길을 옮기고 있다.

▥ 요가로 얻을 수 있는 대단한 효과

요가를 잘 모르는 사람은 스트레칭과 비슷한 체조라고만 생각하기 쉽지만 이런 동작은 요가 수행법의 다섯 원리 중 하나일 뿐이다. 요가는 정확한 이완, 육체적인 훈련, 정확한 호흡, 식사 조절, 명상을 통해 완성되는 수련법이다.

요가로 얻을 수 있는 효과는 무수히 많다. 요가 자세는 척추를 자극해서 기울어진 몸을 바르게 만들어주고, 균형 잡힌 체형을 유지해주며, 신체 에너지 순환을 촉진하고 전신 근육에 유연한 탄력을 갖게 한다. 뿐만 아니라 내분비선과 자율신경 기능을 활성화해 빠른 시간 안에 피로를 회복시키고 원기를 되찾게 해주기 때문에 장시간의 컴퓨터 조작과 운전, 그리고 운동부족으로 굳을 대로 굳고 상할 대로 상해 버린 현대인의 몸을 바른 자세로 교정해준다.

요가 동작은 산, 나무 같은 자연물이나 학, 코브라, 낙타 등 동물들의 모습을 본뜬 것들이 많은데, 자연은 그 자체로 완벽하기 때문이다. 이들 동작 하나하나는 골격을 바로잡고 체형을 균형 있게 가다듬어 생명 에너지가 심신을 자유롭게 순환하도록 도와준다. 흔히 보는 요가 동작은 '이완', 즉 몸 전체에 휴식을 주고 근육의 긴장을 풀어주는 동작인데, 전·후·좌·우·상·하 6방(方)을 골고루 사용해서 신체 각 부분을 체계적으로 발전시키는 과정이다. 이 과정이 '육체적 훈련'으로, 근육과 인대를 조이고 늘려 신체의 불균형이나 쏠림을 바로잡아 주는 과정이다.

요가에서 호흡은 자세만큼이나 중요한데, 자연스러운 여러 가지 호흡을 통해 생명의 기운을 증가시킨다. 요가의 호흡법에는 적응 호흡, 명상 호흡, 정뇌 호흡, 각종 증상별 특수 호흡 등이 있다. 요가 호흡은 어느 정도 숙달된 뒤엔 숨을 들이마시고(吸息) 멎고(止息) 내뱉는(吐息) 시간을 1 : 4 : 2 비율로 하라고 권하지만, 이는 '교과서적 지침'에 해당한다.

이 호흡법은 자율신경을 조절해 심신을 안정시키는 데 유용하지만, 부작용도 주의해야 한다. 자신의 호흡도 느끼지 못하는 바쁜 일상에서, 들숨뿐만 아니라 평상시 소홀히 했던 날숨에 신경을 쓰고 머리에 떠오르는 생각을 잡지 말고 지나가게 놓아두는 것이 중요하다. 자기 호흡이 얼마나 짧은지 알게 되고, 긴 호흡 속에 인내심을 기를 수 있다.

식사법의 기본은 신선하고 가볍고 영양이 많은 음식이 마음을 깨어

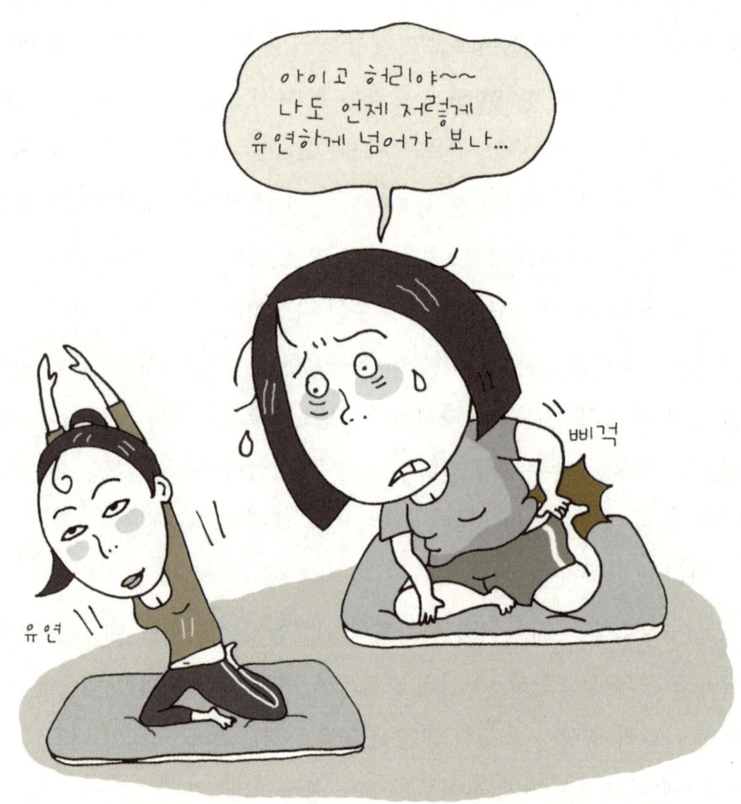

3개월 후면 당신도…….

있게 하며, 몸에 기운을 불어넣는다는 것이다. 즉 적게 먹으라는 이야기다. 요가 수련법 중 우리나라에서 가장 대중적으로 퍼져 있는 하타 요가에서는 위장의 반은 음식으로 채우고 나머지 3분의 1은 물로 채우되, 나머지는 공기가 자유롭게 드나들도록 비워둘 것을 강조한다. 천천히 먹고, 채식하며, 자극적인 음식을 피할 것, 그리고 한 번 익힌 것을 다시 익힌 음식, 조리한 지 오래된 음식, 기름에 튀긴 음식은 생명에 이로운 기가 없기 때문에 금하라고 경고한다.

요가에서 명상은 빼놓을 수 없는 수련법이다. 요가의 효과 중에 중요한 점은 바로 명상을 통해 흐트러진 정신을 한곳으로 집중시키며 한결같이 한 방향으로 고요히 흐르게 해서 스트레스, 편견, 집착 등 부정적인 생각을 초월해서 내면의 평화를 얻을 수 있다는 것이다. 요가 명상이 주는 탁월한 스트레스 해소 효과는 "요가 명상은 수면보다 3배의 휴식 능력을 준다"는 미국 미시간대학의 연구보고로도 알 수 있다. 또한 미국 국립보건원(NIH)의 연구에 따르면, 명상은 스트레스 관련 호르몬 '코티졸'치를 감소시키고, 혈압과 맥박, 혈중 콜레스테롤 수치를 떨어뜨리며, 불안감과 만성통증을 완화하는 것으로 나타났다고 하니 실로 대단한 효과라 할 수 있겠다.

이러한 요가의 기본 원리들은 곧 건강 상태의 호전과 직결된다. 격렬한 운동은 산소의 체내 공급을 늘리지만 소비량도 큰 반면에, 요가 동작들은 최소의 에너지를 소비하게 하기 때문에 결과적으로 더 많은 양의 산소를 신체에 공급하게 되므로 건강 상태가 점점 좋아진다. 그래서 다른 운동과는 달리 요가는 노약자나 임산부 심지어 환자들에게까지도 권장할 수 있는 것이다.

이렇듯 현대인에게 적합한 요가지만 주의해야 할 사항은 있다. 우선 나이와 건강 상태, 자신의 체형, 골격, 근육을 감안해서 시행하라는 것과, 적어도 3개월은 지속적으로 해야 한다는 점이다. 또 과격한 포즈는 취하지 말며, 성급하게 욕심을 부리지 말고 정확히 동작을 수련하고, 식후 2~3시간 지나서 공복에 하는 것이 좋다.

요가를 처음 시작할 때는 50, 60대의 경우 주 1~2회, 20~40대는 주 2~3회, 한 번에 30분~1시간 정도 하는 것이 적당하다. 또 요가를 시작한 뒤 1주일 또는 1개월이 지나면 근육통이 심해서 포기하는 경우도 적지 않지만 자연스러운 현상이므로 조금씩 운동량을 늘리면서 극복해보라. 그리고 요가는 동작에다 호흡을 맞춰야 하는 수련법이므로, 처음 시작할 때 혼자서 하지 말고 일주일에 한 번이라도 전문가의 도움을 받아서 시작하는 것이 좋다. 또 단기간 자주 하는 것보다는 주 1회라도 꾸준히 연습하는 게 중요하다.

요가를 배우다가 한의원으로 오는 직장인은 여성이 많은 편인데, 대부분 요가를 배우기 시작한 지 1~3개월밖에 안 된 초급자다. 뒷목, 등, 허리 등의 일정 부위 근육이 너무 땅기고 통증이 있다며 찾아오지만, 요가를 처음 시작해서 생기는 근육통인 경우가 대부분이므로 아픈 곳을 위주로 침 치료를 받으면서 조금씩 요가에 빠져들다보면 이내 통증은 없어진다.

직장인 건강, 한방에 답이 있다

초판 1쇄 | 2013년 2월 1일

지은이 | 정이안
펴낸이 | 김성희
펴낸곳 | 맛있는책

기획 | 북케어(www.bookcare.co.kr)

출판등록 | 2006년 10월 4일(제25100-2009-000049호)
주소 | 서울 광진구 중곡동 639-9번지 동명빌딩 7층
전화번호 | 02-466-1207
팩스번호 | 02-466-1301
전자우편 | candybookbest@gmail.com

ISBN 978-89-93174-28-1 13510